赴美行医：故事、观点和指南

U0218817

主　　编　　李嘉华　　阳　晨　　刘雨洲

作者名单　　范潇文　　付亦男　　高　磊　　高　山　　高天岱　　胡向欣

　　　　　　黄慧雅　　姜博洋　　江　倩　　赖青颖　　李鸿波　　李　华

　　　　　　李嘉华　　李晓阳　　李　旸　　李翊嘉　　刘　霜　　刘雨洲

　　　　　　吕　毅　　罗祎明　　裴　蕾　　谭博伟　　王　昆　　王维嘉

　　　　　　王晓雯　　卫　昕　　文雨萌　　吴凌凌　　徐　海　　薛若冰

　　　　　　阳　晨　　杨华俊　　杨　岩　　易曦雁　　余　劼　　喻文贵

　　　　　　岳　兵　　张凌欣　　张　颐　　张宇晖　　赵　越　　周　艳

　　　　　　卓　敏　　邹运韬

插画作者　　娄　莹

中国协和医科大学出版社

图书在版编目（CIP）数据

赴美行医：故事、观点和指南／李嘉华，阳晨，刘雨洲主编．—北京：中国协和医科
大学出版社，2017.3

ISBN 978 - 7 - 5679 - 0786 - 7

Ⅰ.①赴…　Ⅱ.①李…　②阳…　③刘…　Ⅲ.①医药卫生管理—概况—美国　Ⅳ.①
R19

中国版本图书馆 CIP 数据核字（2017）第 060030 号

赴美行医：故事、观点和指南

主　　编：李嘉华　阳　晨　刘雨洲
责任编辑：雷　南

出版发行：中国协和医科大学出版社
　　　　　（北京东单三条九号　邮编 100730　电话 65260431）
网　　址：www. pumcp. com
经　　销：新华书店总店北京发行所
印　　刷：北京捷迅佳彩印刷有限公司

开　　本：787×1092　1/16 开
印　　张：29.25
字　　数：400 千字
版　　次：2017 年 4 月第 1 版
印　　次：2023 年 11 月第 4 次印刷
定　　价：65.00 元

ISBN 978 - 7 - 5679 - 0786 - 7

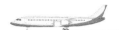 # 自序：你要去美国做医生吗？

中国医学院的毕业生可以去美国当医生吗？

答案是：当然可以！

从改革开放到 2010 前后近 25 年间，毕业于中国医学院而最终在美国行医的医生们，多数都是通过先做基础研究的方式到美国打拼若干年，之后再转行回临床医学。基础研究固然有吸引人的地方，但悬壶济世、治病救人的满足感是基础研究不能替代的。

那么，我们能不能绕开做科研，直接从中国医学院毕业后去美国行医呢？

试想一下，十年前，连去美国领事馆签证都要受专门培训，需要讲理论讲方法。在过去那样的环境中，没有很好的复习材料，没有充足的信息来源通道，没有登陆美国的途径，直接去美国行医确实听起来像天方夜谭。

然而，我们的时代真的在转变！在国内渐渐有了一小群"不安分"的人，借助逐渐普及起来的网络，探索出来了一条崭新的直接赴美行医之路。

2007 年，第一个 USMLE 讨论组在北京的一个茶餐厅里诞生；

2008 年，在国内直接考出 Step1 高分，可行；

2009 年，Step1 考试的高分理论模型，可复制；

2010 年，在国内直接考出 Step2CK 高分，也是可行的；而且这个模式可以复制；

2011 年，第一个直接赴美的中国医学院毕业生，开始了美国住院医师培训；同时，也探索出了直接从中国去美国考 Step2CS 并且一次通过的可复制模型；

2012 年，证明国内医学院毕业生直接申请美国住院医师培训的模式是可复制的，第一批登陆者出现；

2013 年，在国内的医学院学习期间，备考 USMLE 成为了一股新风气；

2014 年，中国医学生在毕业后 0 ～ 2 年内成功申请到美国住院医职位成为赴美行医的常态；

2015 年，当年第一批登陆美国的人完成了住院医师培训，开始在美国独立行医……

从 2007 到 2015 年，这八年是中国医学生探索美国行医的道路，迅速发展和变革的时代，很多个"第一次"横空出世，这些"第一次"又都落入凡间，成为一个让普通人可以复制而成功的模型。

本书想要呈现给大家的，就是一名立志从医的学生，从进入中国医学院大门起，到成为一位美国医生的完整过程。我们穷尽经验、知识与能力，为你分析讨论这个过程中所涉及的方方面面。

为了不让大家迷失在细节中而失去全局感，让我先带大家鸟瞰一下全书的结构。本书一共分为 10 章：

■ 第 1 章 "立下志向"，主要探讨为什么要考 USMLE，以及是否要去美国行医；

■ 第 2 ～ 5 章是 USMLE 考试篇，主要介绍 USMLE 各部分考试；

■ 第 6 章 "教你玩转'美国临床轮转'"，主要解决如何获得美国临床经验；

■ 第 7 章 "带你进入'美国住院医师培训'"，主要讲如何申请美国住院医师职位；

■ 第 8 章 "美国住院医师的工作和生活"和第 9 章 "为独立行医做准备"，主要介绍美国住院医师的工作、生活，以及未来职业发展；

■ 第 10 章是 "USMLE 资料库"，主要介绍各种有用的资料。

无论是从头到尾读，还是跳读，除了直接查找目录外，还可以通过下述方法，第一时间找到适合的内容。

如本书题目所述，这里有三种类型的文章：故事、观点和指南。根据读者需求不同，可以有三种阅读的基本模式：鸡汤故事型、观点辨析型、工具指南型。

对考 USMLE 和美国行医过程的真人、真事、真性情感兴趣的读者，和在艰苦学习过程中需要一点烛光温暖，或一针"鸡血"刺激的同学，可以选择"鸡汤故事型"章节阅读：

2.4.1　全职备考 Step1 的体验（Step1 265）

2.4.2　独自备考却不孤独的 Step1 考试体验（Step1 270）

2.4.3　医学生备考 Step1 的体验（Step1 264）

2.4.4　"国奖"好学生的 Step1 考试体验（Step1 257）

3.4.1　"我，并没有放空自己的习惯"（Step2CK 268）

3.4.2　"不想让分数成为我唯一的标签"（Step2CK 266）

4.3.1　挂掉 Step2CS，一段比分数更珍贵的经历（《失而复得的 Step2CS》）

4.3.2　"过度"准备 Step2CS 考试带来的 9 个锦囊

4.3.3　有惊无险：没有 CK，Step2CS 也可以过

4.3.4　完美击杀：还是没 CK，Step2CS 的高表现通过

4.3.5　我是硬上 CS 的女学霸

6.5　在美国，做临床轮转是一种什么样的体验？

8.1.1　内科住院医的一天

8.1.2　内科第一年随感

8.1.3　急诊住院医的一天

8.1.4　外科第一年住院医的生活

8.1.5　病理科住院医的一天

8.1.6　儿科一天：住院医生培训、专科医生培训（新生儿）

8.2　在美国住院医培训期间，怀孕又生娃是一种怎样的体验？

8.3　住院医师工资够用么？

9.4　心脏科主治医师的找工作经历

还在纠结"要不要考 USMLE？"，或正好走在"考 U 的岔路口"，不知道何去何从的读者来说，下面的观点型文章对争议性的话题有着深入和科学的剖析，为读者解开心结。"观点辨析型"章节：

1.3　美国行医？中国行医？利与弊的对比

1.4　什么人适合考 USMLE？什么人适合去美国行医？

1.6　准备 USMLE 考试，全职好还是兼职好？

1.7　想在国内行医，考 USMLE 有什么意义？

2.5　Step1 考完后该怎么办？

3.5　Step2CK 考完后该怎么办？

4.5　Step2CS 通过之后怎么办？万一没有通过又该怎么办？

5.2　Step3 的成绩有什么用？什么时候考 Step3 合适？

7.8　Match 大形势：越来越难？还是越来越容易？

9.2　美国独立行医的职业选择

对于已经下定决心要去美国做医生的读者，或者已经正在路上的实干派同学来说，更关注解决方案与技巧。下面的"工具指南型"章节，正是为你们准备的！

1.1　什么是 USMLE？

1.2　考 USMLE 需要具备什么条件？如何报名？

1.5　成为美国医生的过程，要花多少钱？

2.1　Step1 考试长啥样？

2.2　Step1 分数怎么计算？ Step1 成绩有什么用？

2.3　科学地备考 Step1 : Step1 路标系统

3.1　Step2CK 考试是什么样子的？

3.2　Step2CK 的成绩有什么作用？

3.3　如何准备 Step2CK 考试？

4.1　Step2CS 考试长什么样？

4.2　Step2CS 考试是如何评分的？成绩有什么用？

4.4　如何正确地备考 Step2CS ？

5.1　Step3 是一个什么样的考试？

5.3　如何准备 Step3 考试？

6.1　什么是美国临床轮转？为什么要参加美国临床轮转？

6.2　申请美国临床轮转需要什么材料？

6.3　医学生，如何申请美国临床轮转？

6.4　毕业生，如何申请美国临床轮转？

6.6　如何做好美国临床轮转？

6.7　话说"推荐信"

7.1　美国住院医培训简介

7.2　进入美国住院医培训的流程：Match

7.3　申请需要哪些材料？

7.4　如何了解和挑选住院医项目？

7.5　如何在面试中留下好印象？

7.6　你到底想"嫁"给谁？（如何正确填写 ranking order list）

7.7　J1 签证还是 H1b 签证，哪个更适合我？

7.9　Match 量表 V4.1

9.1　选择亚专科医师培训（Fellowship）

9.3　培训期间如何为独立行医做准备？

10.1　USMLE "书"评

10.2　医疗美剧推荐

10.3　考 U 实用工具推荐

10.4　美国行医相关的信息获取网站

有些章节除了主线内容外，还设有和主线内容并列相关的"番外篇"：

1.8　番外篇：中国医学毕业生在美国行医的概况

3.6　番外篇：牙医如何赴美行医

4.6　番外篇：Step2CS 考试的前世今生

7.10　番外篇：如何选择偏科研型住院医项目

8.4　番外篇：家长们如何看待子女美国行医之路？

9.5　番外篇：从医院管理者角度看美国行医

对于一些技术性或者时效性非常强的文章，文章全文将放置于百歌医学的官网，可扫描二维码或使用链接地址获得。由于本书会大量提及网络内容，在此我们制作了一个本书的外链汇总页，以便大家查阅。

聊完本书的正确打开方式，现在让我们来听听这些 USMLE 大潮的弄潮儿为你逐一回答赴美行医各项问题吧！

http://baigemed.com/
be-a-doctor-in-us/au-
thor/

李嘉华

2016 年于美国

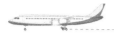

目　录

自序：你要去美国做医生吗？ ·· 1

第 1 章　立下志向

1.1　什么是 USMLE？ ··· 3

1.2　考 USMLE 需要具备什么条件？如何报名？ ····················· 5

1.3　美国行医？中国行医？利与弊的对比 ······························· 9

1.4　什么人适合考 USMLE？什么人适合去美国行医？ ··············· 13

1.5　成为美国医生的过程，要花多少钱？ ······························· 19

1.6　准备 USMLE 考试，全职好还是兼职好？ ························· 25

1.7　想在国内行医，考 USMLE 有什么意义？ ························· 29

1.8　番外篇：中国医学毕业生在美国行医概况 ························· 40

第 2 章　详解 Step1 考试

2.1　Step1 考试长啥样？ ··· 49

2.2　Step1 分数怎么计算？Step1 成绩有什么作用？ ················· 54

2.3　科学地备考 Step1：Step1 路标系统 ······························· 59

　　2.3.1　第 0 阶段 ·· 60

2.3.2 第 1 阶段 ·· 64

2.3.3 第 2 阶段 ·· 69

2.3.4 第 3 阶段 ·· 72

2.3.5 总结与建议 ··· 73

2.3.6 附录 1：USMLE 题库练习时，用"标注题目"提高正确率的技巧 74

2.3.7 附录 2：路标系统的起源与发展 ·· 76

2.4 备考 Step1 是一种什么样的体验？ ·· 80

2.4.1 全职备考 Step1 的体验（Step1 265） ······························· 80

2.4.2 独自备考却不孤独的 Step1 考试体验（Step1 270） ············ 89

2.4.3 医学生备考 Step1 的体验（Step1 264） ··························· 99

2.4.4 "国奖"好学生的 Step1 考试体验（Step1 257） ·············· 109

2.5 Step1 考完后该怎么办？ ·· 115

第 3 章　详解 Step2CK 考试

3.1 Step2CK 考试是什么样子的？ ·· 121

3.2 Step2CK 的成绩有什么作用？ ·· 128

3.3 如何准备 Step2CK 考试？ ··· 131

3.4 备考 Step2CK 是一种什么样的体验？ ····································· 136

3.4.1 "我，并没有放空自己的习惯"（Step2CK 268） ············· 136

3.4.2 "不想让分数成为我唯一的标签"（Step2CK 266） ··········· 145

3.5 Step2CK 考完后怎么办？ ·· 150

3.6 番外篇：牙医如何赴美行医 ··· 153

第 4 章　详解 Step2CS 考试

4.1 Step2CS 考试长什么样？ ·· 161

4.2 Step2CS 考试是如何评分的？ 成绩有什么用？ ························· 167

4.3 备考 Step2CS 是一种什么样的体验？ ······································ 173

4.3.1 挂掉 Step2CS，一段比分数还珍贵的经历（《失而复得的 Step2CS》）··· 173

4.3.2 "过度"准备 Step2CS 考试带来的 9 个锦囊 ················· 179

4.3.3　有惊无险：没有 CK，Step2CS 也可以过 ················ 191

4.3.4　完美击杀：还是没 CK，Step2CS 高表现通过 ············ 197

4.3.5　我是硬上 CS 的女学霸 ·································· 203

4.4　如何正确地备考 Step2CS？ ································ 208

附录："胸痛咳嗽"模板 ·································· 216

4.5　Step2CS 通过之后怎么办？万一没有通过又该怎么办呢？ ···· 219

4.6　番外篇：Step2CS 考试的前世今生 ························ 221

第 5 章　详解 Step3 考试

5.1　Step3 是一个什么样的考试？ ···························· 227

5.2　Step3 的成绩有什么用？什么时候考 Step3 合适？ ·········· 232

5.3　如何准备 Step3 考试？ ·································· 234

第 6 章　教你玩转"美国临床轮转"

6.1　什么是美国临床轮转？为什么要参加美国临床轮转？ ········ 239

6.2　申请美国临床轮转需要什么材料？ ······················ 243

6.3　医学生，如何申请美国临床轮转？ ······················ 246

6.4　毕业生，如何申请美国临床轮转？ ······················ 250

6.5　在美国，做临床轮转是一种什么样的体验？ ·············· 257

6.6　如何做好美国临床轮转？ ······························ 271

6.7　话说"推荐信" ······································ 281

第 7 章　带你进入"美国住院医师培训"

7.1　美国住院医培训简介 ································ 291

7.2　进入美国住院医培训的流程：Match ···················· 294

辐射：NRMP Match 算法解释 ·························· 295

7.3　申请需要哪些材料？ ································ 297

7.4　如何了解和挑选住院医项目？ ························ 303

7.4.1 递交申请前，如何了解和挑选住院医项目？ ·········· 303

7.4.2 面试之前，如何了解和挑选住院医项目？ ·········· 308

7.4.3 面试当天，如何了解和挑选住院医项目？ ·········· 309

7.5 如何在面试中留下好印象？ ·········· 312

7.6 你到底想"嫁"给谁？（如何正确填写 ranking order list） ·········· 323

7.7 J1 签证还是 H1b 签证，哪个更适合我？ ·········· 327

7.8 Match 大形势：越来越难？还是越来越容易？ ·········· 330

7.9 Match 量表 V4.1 ·········· 333

附录 1：Match 量表推荐意见的解读 ·········· 336

附录 2：历史考古：Match 量表的五个发展阶段 ·········· 345

7.10 番外篇：如何选择偏科研型住院医项目 ·········· 346

第 8 章　美国住院医师的工作和生活

8.1 美国住院医师的日常工作和生活 ·········· 353

8.1.1 内科住院医的一天 ·········· 353

8.1.2 内科第一年随感 ·········· 357

8.1.3 急诊住院医的一天 ·········· 362

8.1.4 外科第一年住院医的生活 ·········· 366

8.1.5 病理科住院医的一天 ·········· 371

8.1.6 儿科一天：住院医生培训，专科医生培训（新生儿） ·········· 375

8.2 在美国住院医培训期间，怀孕又生娃是一种怎样的体验？ ·········· 381

8.3 住院医师工资够用么？ ·········· 386

8.4 番外篇：家长们是如何看子女美国行医之路的？ ·········· 390

第 9 章　为独立行医做准备

9.1 选择亚专科医师培训（Fellowship） ·········· 397

9.2 美国独立行医的职业选择 ·········· 402

9.3 如何为独立行医做准备？ ·········· 407

9.4 心脏科主治医师的找工作经历 ·········· 410

9.5 番外篇：从中国高端私立医院管理者角度看美国行医·························· 414

第10章 USMLE资料库

10.1 USMLE"书"评 ····················· 421

10.2 医疗美剧推荐 ······················ 435

10.3 考U实用工具推荐 ················· 445

10.4 美国行医相关的信息获取网站 ·················· 448

第 1 章
立下志向

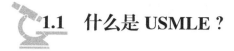 1.1　什么是 USMLE？

USMLE 全称是 United States Medical Licensing Examination（美国执业医师考试），含有 Step1、Step2CK（Clinical Knowledge，临床理论）、Step2CS（Clinical Skill，临床技能）和 Step3，共三个步骤、四个考试。美国医学生在毕业之前会通过 Step1、Step2CK 和 Step2CS，随后进入住院医培训阶段，并在此期间完成 Step3，最终取得在美国独立行医资格。国际医学毕业生（International Medical Graduate，IMG）在美国以外获得医学学位，如果希望在美国获得行医资格，也同样需要通过 USMLE 考试。对于 IMG 来说，在医学生阶段或毕业之后均可以参加 USMLE 各步考试。

USMLE Step1 是医学基础知识考试，相当于中国医学教育中的基础医学阶段，涵盖解剖、组织和胚胎、微生物和免疫、生化和遗传、生理、药理、病理及行为医学等内容。形象地说，即是从进入医学院开始到离开医学院进入教学医院前的，以学习"解剖学"为起点，"病理学"为终点的阶段。在本书的第 2 章中，会着重介绍此部分内容。

USMLE Step2 Clinical Knowledge（简称 Step2CK）是临床医学考试，相对应于中国医学教育中的临床课和见习阶段。偏向考察学科知识，涵盖内、外、妇、儿、精神、五官等全部临床学科内容，考察流行病、病理生理、预防、症状、诊断、治疗、预后、随访等多个方面。形象地说，即是从开始进入教学医院学习后到见习结束前。在本书的第 3 章中，会着重介绍此部分内容。

USMLE Step2 Clinical Skill（简称 Step2CS）覆盖各种常见病例，专门考察用英语采集病史、医患沟通技巧和病历书写能力。中国的多站式考试亦衍生于此，但是两者差别巨大。比如，Step2CS 考试的考官是医生和标准化病人，只考标准化病人问诊查体和写病历，不考操作等。在本书的第 4 章中，会着重介绍此部分内容。

USMLE Step3 也是临床医学考试，偏向考察各科医学知识融汇和实际应用，涵盖 Step1 和 Step2 所有内容，以及在日常医学实践中的诊疗规范，相对应于中国医学教育中的住院医阶段。本书的第 5 章会着重介绍。

（李嘉华）

1.2　考 USMLE 需要具备什么条件? 如何报名?

美国以外的医学院校学生或者毕业生，报考 USMLE 的资格是由 Educational Commission for Foreign Medical Graduate（ECFMG）决定的。ECFMG 认可的中国医学院可以在其官方网站中找到。

打开网页后，请先选择国家为 China。之后选择城市。需要注意的是，中国城市名称拼音都是默认没有空格的。比如，如果您的学校在杭州，要搜索的是"hangzhou"，而非"hang zhou"。

https://search.wdoms.org/

在被认可的医学院的"临床医学"专业获得"医学学士学位"（Bachelor of Medicine）的人，是一定具报名资格的。由于中国医学专业和学制比较复杂和混乱，如果不是上述情况，并非没有报名资格。请耐心阅读百歌医学官网上的文章《我能参加 USMLE 考试吗？》。

http://baigemed.com/newbie/613/

除此之外，还需注意两点：

■　如果学校新成立或刚改过名，在 ECFMG 认证的名录里面找不到，可以请求 ECFMG 做个案添加处理，但请做好反复文书往来的心理和物质双重准备。

■　如果所就读的医学院有超过一个以上的医学学位（比如"医学学士"、"医学硕士"和"医学博士"），根据现阶段 ECFMG 对外国医学院学位的认证制度，被认证的都是最前面一个学位，所以一定不要拿后面的学位去报名。换言之，根据本书出版时情况来看，除北京协和医学院这样的无八年制出口的医学院外，全中国 160 多所医学院都是用"医学学士"（MBBS）认证报名的，而学士之后的学位是不能用于认证的。

向大家介绍如何报名 USMLE 考试之前，这里需要澄清某些误区：

■　考 USMLE 是为了去美国做医生（相当于工作），而不是去做学生，所以报名、考试乃至考完后，都完全不需要托福和 GRE 成绩。

■ USMLE 的四个考试，全部都不可以刷分。也就是说，一旦 pass（通过）了，7 年之内就不可以再次参加考试。Fail（未通过）考试的人，可以再次参加。但是失败记录会被 ECFMG 保存。多数美国住院医师培训项目都会先滤过掉曾经有考试失败记录的申请者。

■ Step1 和 Step2CK 两个考试，是选拔性考试。美国住院医师培训项目会优先挑选成绩数值高的人。

如何报名 USMLE 考试？

报名 USMLE 的人群，主要分成在校生和毕业生。这两类人的报名程序有点儿不一样。

申请 ID、认证资格、确定考试时间区段这三部分两者相同。具体步骤为：

■ 进入报名网站，通过 IWA（Interactive Web Applications）注册一个自己的 ID 号。

www.ecfmg.org

■ 注册成功后，根据网页上的指示填写在线申请部分（online application），完成考试资格认证。之后选择考试区间（可以选择的考试区间是三个月，比如 1 月 1 日～3 月 31 日）并且交费。

以下为两者不一样的地方：

■ 在校生报名时，需已完成所有基础医学课程。完成如上所述流程后，系统会自动生成 183 表。考生打印 183 表并找学校相关负责人签字。之后把签了字的 183 表及其他相关材料，按照要求寄给 ECFMG，最后就是坐等报名结果啦。

■ 毕业生报名时，完成如上所述的流程后，系统生成 186 表。186 表同样需要打印并找学校负责人签字，负责签 183 表和 186 表的人是同一个。除此之外，毕业生还需要准备学位证、学位证的翻译件、中英文成绩单各一份、两张护照照片以及 345 表，这些材料需要和 186 表一起寄送给 ECFMG。

■ 特殊情况：如果所在医学院参加了 The ECFMG Medical School Web Portal（EMSWP），在校生报名时，系统将会生成 186 表。考生打印 186 表找学校负责人签字，并寄回给 ECFMG 即可。并且之后所有考试报名，只需要学校教务处老师，用鼠标在 EMSWP 上轻轻点击一下即能认证，免去了繁琐的文书邮寄。

ECFMG 收到 183 或 186 报名表之后，主要审核 2 项：

▓ 在纸质表格上的那个签字，是否与其备案在册的人一致；

▓ 在线报名表填写的内容是否属实，ECFMG 会和医学院联络进行确认。

以上都没问题的话，ECFMG 会在 3 ~ 4 周内将准考证（permit）通过电子邮件方式发送到你的信箱里。有了准考证，就可以在之前预定的 3 个月时间段中，开始挑选考试日期了。

具体约考方法是：登录<u>网站</u>，选择自己要考试的国家、城市（Step1 和 Step2CK），之后再按照网站给出的候选日期提示，定下自己的正式考试时间。

www.prometric.com

请注意，整个考试的报名流程每年都会有所调整，读者请在报名之前阅读<u>《手把手教你 USMLE 考试报名》</u>。这篇文章有清晰的图文解释和报名指导视频，并且会随着报名流程的调整而更新，请大家不要错过哦！

http://baigemed.com/newbie/820

如果大家看过了上面的视频，就会发现 USMLE 的报名过程相对较复杂，这里给大家分享几个小贴士：

▓ 翻译：大学出具的英文学位证如果是全英文或者中英对照的，并不需要翻译。如果仅有中文，就需要找翻译公司翻译学位证。学位证的翻译要符合国际要求，不能出现任何中文（包括翻译人的签名，翻译公司的公章）。此外，ECFMG 还有一些具体要求，比如信纸大小、抬头、翻译人签字等，都可以在其官网上面找到。ECFMG 对学位证翻译件的要求十分严格，如果不符合要求，认证过程可能会被拖延数月。因此，如果医学院开具的翻译件不能符合、或者不确定能否符合 ECFMG 要求，那强烈建议还是找家好的翻译公司哦！具体内容可参考<u>《学位证、毕业证的翻译应该怎么做？》</u>。

http://baigemed.com/newbie/33950/

▓ 寄送材料：给 ECFMG 寄送报名材料的时候，寄信人的地址一定要写学校地址。也就是说，一定要保证 ECFMG 看到您的快递单的时候，认为是从您的医学院寄出的。同时，寄出的邮局也要是离学校最近的邮局。曾经有因为落款没有写学校地址，或者寄出邮局和学校所在地不符，被 ECFMG 认为不是学校官方寄出的材料，而被打回重来的先例。所以大家寄快递的时候，务必要充分考虑到这一点哦！

（裴　蕾）

其实，中国有180多所医学院的所有毕业生，都符合上述考 USMLE 的硬性条件，但真正走上 USMLE 之路的人却不多。那究竟为什么要考 USMLE 呢？去美国行医和在中国行医，有什么不一样呢？下一节我们将深入探讨这个问题。

1.3 美国行医？中国行医？利与弊的对比

"中国的医学生可以通过考一个叫做 USMLE 的考试而到美国行医"，听到后，是否突然有了点莫名的冲动。仔细再想，去美国行医可不是一场说走就走的旅行，它意味着人生和事业的大转向。从一个医学生的角度看，美国行医和中国行医各有什么利弊呢？我们一起分析一下。

表1　中美行医利弊对比

| | 考 USMLE，去美国行医 | | 留国内行医 | |
	利	弊	利	弊
基础医学阶段	提早接触医学英语和文献	花费多，占用了科研、社会工作、谈恋爱的时间	按部就班学习，没什么压力	无法将枯燥的基础知识联系起来，死记硬背熬考试
临床医学阶段	自己比身边同学们懂得更多	感觉很孤单，融不进临床圈子，带教老师都不想跟自己说话	各种跑腿打杂打听，开始为自己选科留院铺路	很多东西想学，但是学了都记不住
住院医专科医阶段	工资能够养活自己，培训时间短，效果明显，很快就独立了	放弃国内现成机会，折腾半天，比同辈晚了好几年才做上住院医。没有去自己想去的科，去的医院听起来好像不是很出名。另一半不愿意出国，分手了	无惊无险就留在大医院干着自己喜欢的科。也开始学着写标书、开学术会议刷脸	工资养不活自己，感觉上级不放手，成长期好长
	工作受社会和患者尊重	好像有点融不进去外国人的圈子	院内院外也慢慢混开了，偶尔也能带老同学刷脸挂号	社会和患者还是不尊重医生，碰见难缠的患者会担心人身安全
独立行医阶段	医疗权独立自主，大部分常见病都自己搞定	自己查房很冷清。当年还不如自己的同学已经是全国知名专家了	多年媳妇总算熬成婆了，查房后面跟几十号人好拉风	仅明白自己的"一亩三分地"，其他病心里没底

续表

考 USMLE，去美国行医		留国内行医	
工资阳光，也很高	缴税太多	收入不比国外差	工作太辛苦，有时间赚钱没时间花
好山好水	乡愁	家人朋友都在身边	太拥挤了，想喘口气
静下来的时候想什么	想回国吃香喝辣	想出国安享生活	

比较来比较去，没有一条绝对的"利"能让我下定去美国行医的决心，但也没有一条绝对的"弊"让我放弃去美国行医的可能。但是，后来两件事打破了利弊的平衡。

第一件事是，我在美国贝勒医学院实习了三个月，亲身体会了美国医生的临床培训。美国住院医生训练讲究教学与医疗实践相结合。医学院刚毕业的低年资医生在服务患者的同时，也会接受全方面的教学，住院医生的成长很快。这与我在中国看到的低年资医生的受训现状是完全不同的。

第二件事是，赵越师姐获取美国塔夫茨医学院（Tufts Medical Center，Boston）内科住院医职位。我向她取经时，她说，去美国追求的是"医生职业道路选择的自由"：医生科学家 / 研究者、医生教学者、纯医生。医生科学家 / 研究者将绝大部分的时间精力用在科研上，衡量业绩好坏标准是文章发表的数量质量以及获得的科研资金。医生教育家的工作是在临床工作，同时培训青年医生，对他们的评价主要建立在系统地评价教育成果上。纯临床医生，顾名思义，只从事诊疗工作，对他们的评价主要是建立在临床工作的质量上。

在美国，有很多维度去衡量一个医生的成功，而当医生的满足感也来自方方面面。与此形成鲜明反差的是，国内成功的医生几乎只能走医生科学家 / 研究者道路——没有文章就不能升职称，没有基金便没有话语权，科研挂帅让很多喜欢临床的医生缺少上升空间。

我的志向是做一名血液肿瘤科医生。在中国，要完成这一目标，我在 8 年制毕业后，先要完成 3 年住院医生规培，之后是 3 年专科医生规培，然后要做住院总、发文章、才在医院有空缺的前提下晋升主治；30 岁出头（可能有老婆有孩子）时，我需要去国外进修 1~2 年，发更多文章；回国申请国家自然科学基金等一系列基金，想办法晋升副高；这样才真正意义上成为一个独立带组的血液肿瘤科医生。然而，这当中有很多不可控的因素，比如：

■ 我满足了所有条件，但是医院没有职位聘我为主治；

■ 我做实验发文章不顺利；

■ 医闹事件让我职业生涯中断；

■ 医疗政策又发生改变

■ 我的想法变了……

一切顺利的话，35 岁时我可以成为带组的副高，即我大学入学后的第 17~18 年，我才真正完成职业生涯的独立。如果运气不好，时间还可能再拖后 3~5 年。

而在美国，我仅仅需要做 3 年内科住院医师培训，再做 3 年血液肿瘤科专科培训。只要 6 年，我就成为一个独立的血液肿瘤科医生了。就算我在国内把 8 年制读完，也仅用 14 年就平稳达到目标。如果我想法有所改变，在美国做一名医生也有很多选择：比如想要成为医生科学家，那么我可以选择在专科培训阶段增加纯科研培训时间，也许会做出不少科研成果，还能成立自己的实验室；这个途径花的时间与国内同行的同龄人应该是相似的；如果想做临床教育家，那么我会花更多的时间参与住院医生或者专科医生的教学，也许能当上项目主管；如果只想做一个纯粹的医生，那么我可以把所有的时间都花在为患者服务上。重要的是：一切发展可以随我的意愿而变动。

因此，作为一个医学生，我要赴美行医的原因是希望趁自己年轻时拥抱更多的职业发展机会。不管由于什么原因，赴美行医都是一项费时费力费心的工程，尽早立定志向，明确自己为什么要走这条路，才能够在遇到困难时坚持下去。

（刘雨洲）

下一节，让我们一起来探讨：什么人适合考 USMLE？什么人适合去美国行医？

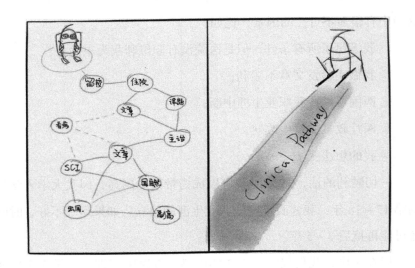

1.4　什么人适合考 USMLE？什么人适合去美国行医？

　　通过阅读以上章节，大家应该已经对中美行医的利弊有初步判断。除此之外，还有多种多样考 U 的理由。应该不应该，是一方面；合适不合适，又是另外一方面。什么人适合考 USMLE 和去美国行医？这个问题没有标准答案，好比小马过河，深浅自知。不过没关系，把"考 USMLE"和"美国行医"分成两个问题，容我一一道来。

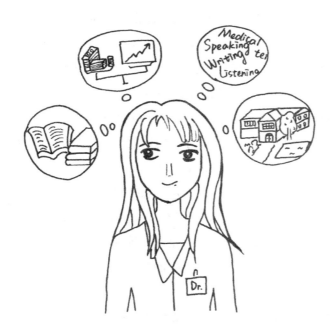

1. 不太讨厌英语的人，适合考 USMLE

　　注意，这里的用词是"不太讨厌"。换句话说，当下的英语水平怎样并没有多大关系。英语基础好的先入门，英语基础差的则把英语基础打好了再入门。只要不太讨厌英语，就能提高。考 U 英语分日常英语和医学英语两类。医学英语好比是"珍珠"，日常英语则像是"线"。有"线"有"珍珠"才构成"珍珠项链"。这个"线"不讲究深奥的语法和生僻的单词，只需要能把医学现象解释出来就够了。日常英语大概在英语四级的水平也就够了。而医学英语，不管在哪所医学院学习，绝大多数人在开始准备 USMLE 时，医学英语都在同一条起跑线上。所以只要不讨厌，英语是能慢慢积累和提高的。

有人问，我英语底子差，连看美剧都要看字幕，会不会去美国之后听不懂患者说话呀？实不相瞒，我看美剧也是看字幕的。考 U 的英语水平不需要达到字幕组的高度；反过来说，达到字幕组的英语水平，考 U 也不一定成功。英语只是考试的一个载体，可以舒服地用英语来获取知识就足够了。只要英语到达这个水平，就不再影响考 U 结果。

2. 对（医学）新事物好奇的人，适合考 USMLE

注意，这里的用词是"好奇"。相当多考 U 成功的人，并不是学校里面的 GPA 学霸，但却都爱问为什么。就观察来说，国内学校成绩的好坏不一定和医学知识的运用能力相关。USMLE 虽然也有不少需要背诵的知识，但更多考察的是终身学习能力和运用医学知识的能力。要习惯去问"为什么"才能考好。杨岩就是一个很好的例子。他是首医临床 5 年制的学生，医学院成绩以 C 和 D 为主，跟传统意义的学霸不沾边，但他就爱深究为什么，并愿意把自己的理解写出来，分享给大家。甚至在 Step1 备考期间，仍有《女生为什么要来"大姨妈"？》《内外源凝血那些事儿》《生命的元素》等深入浅出的医学科普文。他的 Step1 考试成绩，自然也在 250+ 的高分之列了。

3. 既喜群居又善独处的人，适合考 USMLE

子曰："学而不思则罔，思而不学则殆"，从考 U 的角度理解，"学"是刷题刷书的过程，非独处不可。而"思"则是同行考友之间讨论并互相启发的过程，得找小伙伴一起练。但需要提醒的是，不要走向两个错误的极端。

一个极端是把讨论组当成万灵药。现在大家流行组成考 U 讨论组，在 2007～2009 年，国内 USMLE 考试信息十分缺乏，形成讨论组，抱团取暖、分享信息，这种方式是先进的。但讨论组并非万灵药。没有单独练足功夫，小组讨论的时候就是一具僵尸粉。如果组里面这样僵尸粉一多，小组讨论的质量就是"随机双盲"——对自己和他人都不负责任的"你盲我盲耍流氓"。

另一个极端则是自己闷着看书，不与别人交流。这很容易钻牛角尖，一个知识点可能要用十倍时间去理解。然后，进一步陷入"理解不了就硬背，背多了知识的准确度和容量很快都达到瓶颈"的死循环，到头来感觉累个半死却正确率卡在中低端，不再长进。

这两个极端都不能考 U 成功。有人天性喜欢独处，有人天性喜欢群居，而成功的人都善于在两种天性之间平衡。

4. 进取且有冒险精神的人，适合考 USMLE

进取，是勇于挑战自己，勇于探索未知的心态。

冒险精神，是要探索一条不寻常道路的执着。

"USMLE 是世界上最难的考试，没有之一"，这话一点也不为过。而想推倒它的人总是带有一股"我牛，我要更牛"的气势。要不是有这口气儿，不少人早就被 USMLE 干翻在半路上了。

以作者本人为例，从 2009 年放弃北医 8 年制学位，选择本科毕业出国读博士，2013 年 Match 上美国内科住院医师，2016 年完成住院医师培训后，到哈佛肾内科做专科培训。这一路起起伏伏走了 7 年，2008 年 Step1 考出 258 分，2009 年 Step2CK 考出 262 分，然后 CS fail 一次（故事可见《4.3.1 Step2CS Fail，一段比分数还珍贵的经验》），担心博士毕不了业，担心 Match 不上回家种地——虽然最后结果圆满，但其间也险象环生。

而我当年的同班同学，2009 年二级学科选择进入北大医院肾内科，2011 年毕业留院做住院医，2014 年做肾内病房主治，2015 年被派到哈佛肾内科做访问学者。很多人认为"国内的专科主治医生相当于美国专科培训医生"，如果照这么说，这 7 年一圈，两个人又回到了同一起点。所以，并不是考 U 就是比留国内牛，留在国内也需要勇气。

在我看来，考 U 族和留守族在能力、毅力、今后成就上不会有太大差异，能考 U 赴美的，留在国内也照样吃香喝辣；在国内吃香喝辣的，当年考 U 也能当上美国医生。喜欢冒险的人选择考 U，厌恶风险的人选择留守。关键是，要有进取心。

5. 会理财的人，适合考 USMLE

注意，这里的用词是"理财"，而不是有钱。考 USMLE 无法"空手套白狼"，从零开始到成功 Match 得花大约 20 万人民币，如果途中大手大脚，还会更多。不过家庭经济条件一般的同学，不要一开始就被几十万的开销吓住了，心想"我一个工薪家庭的穷学生还是断了这个念头吧"。一定要知道的是，这笔钱是分阶段、试探性、逐渐的支出，而且丰俭由人；家庭经济条件优越的同学，不要以为多砸钱就能获得超级回报。

考 U 这事儿在花钱方面，边际效应明显，也就是说花在核心点上回报很大，花在了没用的地方全打水漂。我们在《1.5 成为美国医生的过程需要花多少钱》中，会算一笔细账，说明哪些是固定支出，哪些是可变支出，哪些地方能省，哪些地方可以用时间换金钱。所谓"理财"，就是减少不必要损失和开支，在合适时机投放合适的金钱，换取最好的结果。有时候，这是一种控制本能冲动的技能。

举个例子：比如 Step1 路标系统反复强调"没有充足、客观的模考成绩前，不要报名约考位"。但每年都有人早早报名约考，之后模考成绩不理想，忍痛弃考，白白浪费了几千元的报名费。如果硬着头皮去考试，成绩出来不理想（比如低于 230 分，这是 2015 年 Step1 的平均分），即使多花几万到十几万人民币参加临床轮转，都不一定能够弥补不理想的成绩。

最后，钱是重要因素，但不是决定因素。当真的不愿意向家里要钱去备考时，可以选择把备考时间延长一些，先将花费少的步骤完成，然后工作一段时间，攒点钱再把剩余步骤做完，也是很好的。

说了那么多，相信读者也已发现"是否适合考 USMLE"这个问题可以从很多个角度进行分析，没有一个人完全适合考 U。如果一旦下定决心要考，那就应该更加努力，调整自己。

下面我们来简单说一下，什么样的人适合去美国行医。

1. 只想做纯粹医生的人，适合去美国行医

目前，在国内做医生要出人头地，绝大多数还是得教学科研临床一把抓。纯粹做临床的医生，在国内很难晋升。而在美国，医生的职业途径更多样。喜欢科研的可以在大学里面做医生科学家，按照大多数中国附属医院升迁模式发展；只喜欢临床的话，也可以做纯粹的临床医生，只要看病本领过硬，纯做临床也能有声有色；如果有经商兴趣和头脑，还可以自己创业，开办自己的诊所、医生集团甚至医院；如果愿意多点私人时间少点操心，也可以选择做一个雇员医生，领一份旱涝保收的工资。

中国目前正在朝这个方向改革，方向是正确的，路途是崎岖的，能走到吗？要多久呢？

2. 喜欢安静舒适，自由生活的人，适合去美国行医

在美国，一个全职临床医生年收入最少有 20 万美元。这样的工资在美国可以轻松进入前 5%，让一个家庭过上优质的中产生活，比如丰厚的退休金、住好学区的别墅、开宝马奔驰、子女送私立学校、每年度假等。在国内做医生赚的比美国多的有吗？一定有，而且人数并不少。但因为有些收入的可测性、延续性甚至安全性都有问题。而在美国，合法的劳动收入已经足够，不用钻营，不用算计，甚至不用应酬，不需要太在乎"主任""院长"这些角色，踏踏实实工作，看好患者。人可以活得轻松很多，如有余力，还可以钻研学习新东西。

我们听说过的各个版本中美行医的成功失败故事，这些都是真的，也都是假的。因为看到的表面"条件"，不一定跟结果有必然联系。每一个考 U 的人都是独特的，而且这个独特的"你"也在时时刻刻变化着。所见的成功例子里，条件不是天生具备，有些条件现在没有，不代表将来没有，开始可能很不合适，但越走越合适。谁的人鱼线不是从一块肉练出来的？哪个大学霸没有当过被碾压的小学渣？请

抱着一个开放的心态，辩证地、动态地去看待考 U 和出国行医，只有亲自思考过尝试过，才知道是否适合。

（李嘉华）

　　读到这里，不妨先停一下，也写一写自己适合和不适合的理由？下一节我们一起来探讨，成为美国医生的过程需要花多少钱？

1.5　成为美国医生的过程，要花多少钱？

想要在美国成为一名有独立行医资格的医生，需要花费一定的时间和金钱。众多途径中，"在国内医学院攻读临床医学本科专业，同时完成 USMLE 考试，毕业后奔赴美国参加并完成住院医师培训"这一条路，无论在金钱还是时间上，应该都是最节约成本的选择。

在本章，我们来一起算一笔经济账，看看这条道路大致需要花多少钱（以 2015 年底价格为标准）。

为了方便大家理解，我们可以套用游戏里装备的概念，把整个过程中的开销比喻成：裸装 + 标准装 + 豪华装 + 媒钱。由于汇率时刻变动，这里为了方便和准确，我们统一以美元价格进行计算。

1. 裸装

是指参加每一步考试的考试费以及各种必需的申请费，包括：

▣ USMLE Step1 考试费：$1030

▣ USMLE Step2CK 考试费：$1050

▣ USMLE Step2CS 考试费：$1535

▣ USMLE Step3 考试费：$830

▣ ECFMG 认证：$65

▣ ERAS 登入令牌：$105

▣ USMLE 成绩单：$80

▣ J1 签证费：$465

▣ NRMP 申请费：$70

▣ ERAS 申请费（10 个项目）：$97

▣ "裸装"总计：$5327

$5327 是想要成为美国住院医最低的开销。这个数字意味着：不使用任何参考书，不使用任何题库，不参加任何培训班，不参加任何临床轮转，不使用任何交通工具去美国考试或面试，只申请 10 个项目，面试时也不在衣食住行方面花一分钱。

凭这样的"裸装"要打倒 USMLE 这个大怪兽，只有"大神"或者特殊情况（比如内定）才可以做到，否则"死亡率"极高！

所以，99.99% 的人"打怪"都至少要穿着"标准装"。

2. 标准装

这是指绝大多数人都会选择、提升"战斗力"的产品组合和衣食住行所花费用，包括：

▇ UW Step1 60 天在线题库 + 自我测评：$219

▇ UW Step2CK 60 天在线题库 + 自我评测：$199

▇ UW Step3 60 天在线题库 + 计算机化病例模拟测试 + 自测：$239

▇ Kaplan Step1 在线题库：$199

▇ Kaplan Step2CK 在线题库：$199

▇ Kaplan Step3 在线题库：$179

▇ NBME Step1 测评 + 正误反馈（Form 11 ~ 13，15 ~ 17）：$60/每门

▇ NBME Step2CS 测评 + 正误反馈（Form 4，6，7）：$60/ 每门

▇ Kaplan Step2CS 课程：$2999

▇ USMLE Step1 全套精讲课程（以百歌医学为例）：￥7000 ~ 9000元，约合美元 $1000 ~ 1300

▇ 考试准备书籍：$500（这个不需要全部购置，按照中低配置计算）

▇ 在美国的食宿交通：$50 ~ 70/ 天

▇【标准装】总计：$4000 ~ 7000

以上费用如果按照各步考试细分，花销分别是：

▇ Step1 阶段：$2000 ~ 2200

- Step2CK 阶段：$1000
- Step2CS 阶段：$150 ~ 3500（取决于是否参加美国本土的培训班）
- Step3 阶段：$500 ~ 600

这一套"标准装"，每人都会在考试进行过程中的不同时段，根据情况逐渐购置，来组成适合自己的"上场装备"。

这套"标准装"是如何组成的呢？首先，Step1 和 Step2CK 是两个选拔性文本考试，成绩数值对 Match 结果至关重要。从前人的经历以及统计的结果来看，好成绩是可以通过参加培训班和优质辅导材料来取得，同时还可以缩短考试复习周期。而 USMLE Step2CS 是一个通过性操作考试，最好保证一次通过。如果底子不好，参加培训课程可以提高一次通过的概率。Step3 对 Match 的作用不大。

以上这些复习材料的选择丰俭由人，但 USMLE 考试一旦通过就不能重考，如果为了省钱，而考试成绩不佳，难以再有翻盘机会，这将不可逆地影响到最终 Match 的成功率。

所以，绝大多数人都选择了适合自己的"标准装"上场。

3. "豪华装"

现如今，想要增加自己的 Match 成功率，去美国做临床轮转必不可少。

轮转的费用和接收单位有关：有些地方免费，但是申请人数多，需要早申请；有些地方收费，申请时间就灵活些。总体费用个人之间差别很大，具体内容请见《第 6 章　教你玩转"美国临床轮转"》。

需要指出的是，并不是说购买越多的临床实习，Match 上概率就越大。这同样存在效用边际递减效应：有美国临床实习经历比没有是一个飞跃，但 12 个月的实习不一定能比 6 个月的效果更好。本书也是要教会大家如何做好临床实习，用最短的时间、最少的花销获得最大的收益。

根据 2016 年我们统计，这一套"豪华装"大概要花费 $12000 ~ 20000。

4. "媒钱"

"裸装"、"标准装"、"豪华装"的作用都是增加闪光度，在

Match 住院医的竞争中立于不败之地。而最后 Match 的过程就像一次大相亲，而接下来我们要讨论的就是这个大相亲的费用："媒钱"。

"媒钱"是指申请项目的花销和面试花销。原则上，同等条件的申请人，申请项目越多，获得面试就会越多，最后 Match 上的概率越高。如果申请人的考试分数和美国临床经验都不占优势，也可以在这个环节一掷千金，尝试用钱来买更多的机会。说得通俗点，就像在相亲过程中，申请人如果"颜值高"（高分、刚毕业、多次轮转经历），少付点"媒钱"，面试也照样拿到手软。如果你长得有点儿"对不起观众"（低分、毕业久、轮转少），那就得多付点"媒钱"来找"对象"。

我们先来看看这"媒钱"是怎么花的：

申请 10 个项目以内是包含在 ERAS 申请费里面的（已经算在裸装费用中），从第 11 到 20 个项目，每个项目是 $11，从第 21 到 30 个项目，每个项目是 $16，从 31 个项目以后，每个项目是 $26。IMG 基本上都是按 100 个以上的项目来申请。所以，超过 30 个项目，媒钱计算公式是：媒钱 =110+160+26×（申请项目数 −30）。如果申请 100 个项目，费用是 $2090；申请 200 个项目的话，花费就是 $4690。

算完申请费用后，还要算旅行费用。从申请项目数量到衣食住行标准，每人差别较大。算平均值的话，大概每去一个面试需要花 $200。而有些人会请专业的公司修改申请文书，还会参加付费的模拟面试或使用一对一面试顾问服务，这部分花销常在 $1000～2000。

根据既往统计数据和经验公式，100 个申请平均获得 10 个面试，而 10 个面试能保证 70% 以上的 Match 率，媒钱大概是：$2090 + $200×10 = $4090。

下面我们再次总结一下，成为美国医生的过程需要花多少钱：

■ "裸装"（必不可少的考试和申请费用）：$5327
■ "标准装"（"裸装"考试辅助材料费用）：$4000～7000
■ "豪华装"（美国临床轮转及生活费）：$12000～20000
■ "媒钱"（申请费用及面试费用）：$4090

如果把这些简单化一下，可以看到：裸装：标准装：豪华装：

媒钱 ≈ 1：1：3：1。每1份花费大约是 $5000，整个花费大约是
$30000，约折合 20 万人民币。

　　我们再看一下这四套装备在选择上，如何搭配更有效果：

　　■ "裸装"百分百不能压缩；

　　■ "标准装"可压缩空间非常有限，压缩稍多就会对成绩造成不
可逆影响，得不偿失；

　　■ "豪华装"水分较大，多动心思、多吃点儿苦能省下不少。假
如在标准装上多花了 $1000 美元提高硬实力，那么在豪华装上可能少
花 $2000 ～ 3000，最终也能达到同样效果；

　　■ "媒钱"取决于硬成绩和轮转表现。之前做得好，这里可以再
省上 $2000 ～ 3000。

　　总体来说，这里的原则如同"临床三级预防"。在一级预防（标
准装）上多投入，难以收拾的"并发症"发生率就会下降很多，最终
"结果更好而费用更低"。

　　还有一点值得注意，这 3 万美元并不是一笔支付，而是在 2 ～ 4
年之内逐步花出，前少后多。如下图所示：复习考试阶段（裸装 + 标
准装），是"花时间多而花钱少"；轮转与申请部分（豪华装 + 媒钱），
是"花时间少而花钱多"。

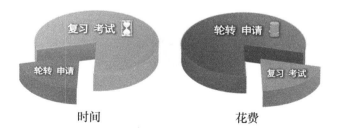

时间　　　　　　　　花费

　　3 万美元并不是一个绝对数值。随着我们对美国临床轮转认识的加
深，以及面试申请技巧的提高，今后"豪华装"和"媒钱"这两方面，
都可能进一步压缩。本书目的之一，就是要告诉大家："如何正确使用
各种提高考 U 成绩的手段（第 2 章 ～ 第 5 章），精明地选择美国临床轮
转（第 6 章），花更少的钱拿到更多的面试机会（第 7 章）。"

如果对比一下美国医学院动辄 30 万美元起步的四年学费，我们这些 IMG 们 "武装到牙齿"，不过 3 万美元。美国住院医的工资一年大概有 4 万~7 万美元，做上住院医 1~2 年就可以回本。平均 3~5 年的住院医师培训完成之后，成为主治医师，平均年收入都是 20 万美元上下，是不是很划算？

（阳　晨）

看到这里，你是不是已经准备休学或辞职好回家考 U 呢？别急！下一节我们将探讨《1.6　准备 USMLE 考试，全职好还是兼职好？》的问题。

1.6 准备 USMLE 考试，全职好还是兼职好？

USMLE 的征途已经开始，但没过几个星期，就发现当初信誓旦旦设定的学习计划，自己根本做不到。不仅如此，如果还在学校的话，隔三岔五地考试，时常开会搞活动的社团，还有早期接触科研还得要做实验看文献；如果已经开始工作，一天上班 12 个小时，每 4 天还得值一个夜班。忽然，恨不得自己能不去上课或者辞职回家，去一心一意全职考 USMLE 的想法在头脑中一闪而过。那么，准备 USMLE 究竟是全职好还是兼职好呢？

在开始话题之前，先容我说几句。前面已经介绍过，USMLE 一共是三个步骤四个考试，分别为 Step1、Step2CK、Step2CS 和 Step3。从备考的强度和对 Match 结果的影响程度上来说，都是 Step1 ≥ Step2CK > Step2CS > Step3。虽然 Step1 和 Step2CK 的难度和重要性相似，但正常情况下考生都是先从 Step1 开始的，等到完成 Step1 再备考 Step2CK 的时候，已经有了经验和基础。显而易见，对于初学者而言，最艰难的考试就是 USMLE Step1。

当我们面对这样一个难度大、耗时长的考试时，是否需要或值得抛开一切工作学业，全职复习？可以一边兼顾工作学业，同样拿下 250+ 好成绩吗？全职准备和兼职准备，对结果会有影响吗？

根据我们多年的数据积累上来看，USMLE Step1 考试的准备过程，无论全职或者兼职，都有人能够考得很好。关键的问题并非是全职还是兼职，而是能否专心而且有充分资源去备考。请听我慢慢道来，这里面玄机甚多！

先说"全职"v.s."兼职"学习模式的优劣和关键技能的不同。

全职的优点是时间多，纷扰少，学习时间和休息时间基本都可以保障；但全职备考需要对很多事情做出取舍，包括舍掉拿学校奖学金的机会、保研的机会、留附属医院工作的机会，甚至是工作升迁的机会。放弃这些学业和工作中的机会，要花很大决心并付出机会成本，有时候在半途还会受到各种奇奇怪怪的外界压力。并不是每个人都能在这些压力下，还能保持初心静心备考。

全职备考多数是单打独斗的学习，很容易陷入闭门造车读死书的恶性循环状态，过早产生成绩瓶颈。选择全职复习而成功的人，一般都得先找到有效的学习反馈机制（比如参加 USMLE 课程或者找到一起学习的小伙伴儿等），这样可以时刻调整自己的学习方法和内容，避免一个人钻牛角尖，从团队中得到帮助而成长。全职复习与兼职复习相比，对时间安排、执行力的要求更高，要能坐得住，对抗周围环境干扰的能力要强。如果控制不好环境，即使有大块的时间但往往效率还不如兼职。

被称作"全职高手"的吴凌凌，为早期选择全职复习同学提出了如下几点建议：

■ 早期看书阶段最好不要在家复习，去图书馆、自习室这样地方效果会比较好；

■ 早期不要制定太好高骛远的计划，不用安排太满，制定可持续的复习计划；

■ 尽早让如上的作息形成习惯；

■ 不要宅，要走出去！去和考 U 的人混在一起，是督促学习的很好手段（吴凌凌的全套 Step1 复习经验请参见《2.4.1 全职备考 Step1 的体验（Step1 265）》）。

兼职的优点是对原有的学业工作不产生太大影响，"鱼"与"熊掌"哪个都丢不了；但兼职的缺点是要从学业工作的夹缝里面挤出时间，不易保证复习的数量和质量。选择兼职复习而成功的人，一般能分清工作主次，善于取舍，会把生活安排得有条理，高效利用时间，进行多线程工作。

考 U 的绝大多数人都是兼职的，如果想看他们更多的经验和技巧，可以参见本书后续章节的考经。另外，也可以参见百歌医学网站的考经汇总。

一句话概括，兼职复习拼得是"挤"的能力，全职复习拼得是

http://baigemed.com/
category/usmle-exp

"环境控制"的能力。

　　不过，兼职和全职的复习状态也不是一成不变的。更常见的是随着备考的深入，经历从兼职到全职的转换。熟悉考经的同学会发现，极少有人一上来就是全职备考的，也极少有人在临考前一段时间还在兼职。其实，所有人都会经历一次从兼职到全职，化蛹成蝶的过程，蓄力准备考试当天的华丽一击。所以，拿捏好什么时候兼职转全职，也是有讲究的。

　　用经济学的一个概念来帮助做这个决策：控制机会成本，放大机会收益。

　　Step1 考试准备前期，机会收益明显小于机会成本。比方说，考生现在处在路标系统的第 0 阶段和第 1 阶段（路标系统内容请参见《2.3　科学地备考 Step1：Step1 路标系统》），此时没有人敢拍着胸脯保证："我一定能够考出 250+ 的成绩，我一定能够 Match 美国住院医"。一切还都处于未知状态之中。在这个阶段贸然放弃已经存在的工作和学业，投入全职复习之中，预期的机会收益不明，而机会成本比较大，不值得！建议在这个期间按兵不动，按照兼职的学习方式复习，不要一上来就做太大改变。

　　到了 Step1 考试准备中后期，机会收益可能接近于机会成本：如在路标系统的第 2 阶段和第 3 阶段，前面的学习关键技能已经锻炼得炉火纯青了，挤时间的本领也极大提高。此时公邮顾问系统回信，预测说"您已经在考出 250+ 的通道上了"。根据 ECFMG 的官方数据，Step1 能考出 250+ 的话，有接近 70% 的概率可以 Match 上（具体请参见《2.1　Step1 分数怎么算？　Step1 成绩有什么用？》）。这其实也是在暗示：机会收益很可能要接近于机会成本了。这个时期，建议开始计划安排一段时间的全职复习期。

　　当 Step1 考出 250+ 成绩之后，进入机会收益大于机会成本期。从最简单的统计学来看，作为非美国籍的外国医学生（non-U.S. IMGs），此时 Match 率已经高达 70% 左右。而统计上，Step2CK 成绩的三位数数值与 Step1 成绩数值呈高度相关性，极少有人出现成绩的巨幅减退而对最终结果产生影响。而 Step2CS 这个考试的结果，根据 8 年来对周末班假期班同学的统计，在充分准备、小心应对的前提下，一次通过率可以高达 92%。

综上所述，对于毕业年限很短的同学来说，当 Step1 考出 250+ 成绩后，基本可以认定有机会收益（70% 左右的 Match 率）大于机会成本的可能性。同时，这正好也是考 Step2CK、Step2CS、申请临床轮转和准备 Match 的时期。这个阶段任务繁多，环环相扣，更适合全职，如果能够集中精力，放手奋力一搏，则更容易产生丰厚的回报。

再回到一开始的问题，准备 USMLE 是全职好还是兼职好？总结如下：

■ 绝大多数成功者，都经历了兼职到全职的转换，对转换的认识和技巧很关键；

■ Step1 考试是一个试金石，值得通过巧妙切换兼职到全职的方式，努力去尝试一下。如果结果非常好（Step1 250+ 的成绩），机会收益很大，则值得做下去；如果结果不太好，则可以平稳切换回原来的工作学业，不至于产生非常严重的影响。

■ 想要考试结果好，请好好遵循 Step1 复习考试路标系统。一旦出现机会收益远远大于机会成本的各种迹象，就可以考虑转为全职，放手一搏了！

（李　旸）

假如 Step1 考试分数不够理想，或者因为现实情况有变，不得不暂时搁置 USMLE 的计划；或者说，如果以后想在国内行医，考 USMLE 有什么意义呢？下一节中，我们将请来学习过 USMLE，但最终选择在国内行医的人分享经验。

1.7　想在国内行医，考 USMLE 有什么意义？

纵然去美国行医有千般诱惑，但总会有各种各样原因让我们最终选择留在中国。备考 USMLE 对留在国内行医的人有什么意义呢？这一章的四位主角，将用他们亲身经历，来解答这个问题。

第一位是杨华俊，他目前在北京天坛医院的神经内科工作。早在医学院的时候，杨华俊已经开始准备 USMLE，并且一直是百歌医学 USMLE Step1 精讲的资深讲师。他在北京天坛医院做住院医的时期考了 Step1，之后并没有继续考后续的 Steps，而是选择了留在北京天坛医院继续他深爱的神经内科工作。我们先听他跟我们讲讲"未来想在国内行医的人，通过准备 USMLE 可以获得什么？"

==== 文章开始 ====

在谈论"可以获得什么"这个问题之前，很多人会想先问另外一个问题：对于想在国内行医的人来说，准备 USMLE 有意义么？每当想到这个问题，我总是会心一笑。记得当年刚开始接触 USMLE 的时候，我便不是以"去美国行医"为主要动机，更确切地说，当时只是一个陪女朋友学习的"陪读党"。

随着学的越来越多，我对 USMLE 及出国行医这件事的了解逐渐加深，并且参与到了很多与 USMLE 相关的事情当中，渐渐地，我也算是成为赴美行医队伍中的一员。

再后来，又随着读研、毕业、工作这些节点相继到来，一路经历让我不断更新对自己和 USMLE 的认识，也让我不断地调整自己的人生规划。至少到目前为止，我依然是一个扎根在国内，并且有长远打算的医生。然而，即便如此，我与 USMLE 的缘分没有因此而结束，甚至可以说没有丝毫的减弱。我想，这就是我对这个问题的肯定回答："学习和准备 USMLE 对于我来说意义很大，它让我得到了很多东西，让我的国内行医道路获益良多。"

首先，USMLE 是医学学习的另一个支点。

我不知道这样说是否有一些夸张，但从我个人的感受而言，如果要对国内医学教育和准备 USMLE 所给予我的医学知识之间进行一个对比，那么 USMLE 带给我的基本上可以跟我在医学院校所学平分秋色。

在医院工作几年下来，我发现了一件很有意思的事情：在学习的过程中，我们会感受到中国和美国医学教育在方式上、内容侧重上的各种不同，但当来到实际的医疗工作当中，却发现单纯的任何一种教育方式都无法满足对于医疗工作者知识上的要求。

国内的医院里，常常有这样的现象：上级医生嫌小大夫知识水平不行，问啥啥不会；而小大夫则抱怨上级医师什么都不讲。其实双方都没有错，只是因为我们的医学教育满足不了这样的要求。而准备 USMLE 所学习的东西恰恰可以填补这样的缺憾。对于低年级的医学生，USMLE 这种以案例为基础的方式可以加强学校所学理论知识的应用性，知道这些知识是干什么用的；而对于下了临床的医生和实习医生们，USMLE 相关的学习可以巩固此时已经有些薄弱的理论基础，对于临床病例理解会更加深刻和透彻，同时也增加了对很多罕见病的见闻。

有意思的是，一些在国外行医的朋友跟我分享他们的经历时提到，美国的医学生在知识的广度和思维的发散度上强于我们，而我们则在临床经验以及临床思维的逻辑严谨性上强于他们。我想这也从一个侧面反映出了两种医学知识体系上各有千秋，因此我愿意将准备 USMLE 作为与国内医学学习并重的另一个支点。

如果觉得上面说的这些有点虚，那么下面就说点实在的。执业医师考试对于所有在国内行医的同志们都是最为关心的事情之一，而准备 USMLE 对于考执业医考试有着莫大帮助。以我亲身经历为例，因为准备 USMLE，我的执业医是完完全全的裸考，最终高分通过。正是因为备考 USMLE，我的生理、生化等基础理论知识非常扎实，而这些学科又是备考执业医的同志们最为头痛的部分。现在，中国的执业医考试改革后，形式上更为接近 USMLE 的各步骤考试，相信准备 USMLE 对于国内执业医考试的帮助,今后会更大。

其次,USMLE 是学习医学英语的绝佳利器。

学习英语的重要性不言而喻,即便在国内的医院,良好的英语水平,尤其是专业英语水平,是最受重视的素质之一。曾经有很多人问过我:"怎么学好英语? 怎么学医学英语啊?" 我的回答总是离不开 USMLE。应该说备考 USMLE 对于我的英语水平提升很大,而医学英语上,80% 以上的底子是它打下的。学英语其实没有什么玄乎的诀窍,关键就是熟能生巧:一个单词,不同地方见的次数多了自然就会了;一个句子,读的次数多了自然就熟练了。所以就要求我们去多读多看。

然而,重复的过程是非常枯燥痛苦的,而要减轻这种枯燥和痛苦,方法有两个:

一个是让行动有目的性,为了解决一个问题而去读去看;

另一个就是化整为零,将一个艰巨的大任务分解成 n 个相对容易的小任务。

而备考 USMLE 的过程中,这种看书 + 做题的方式恰恰就提供了这样一种以目的为指导、化整为零的训练方式:为了弄明白一个知识点或做对一道题去看相关的书,在不断做题的过程中就会自然而然的读很多英文材料;而与此同时,解决一道题目,这样的任务难度不大,而完成这样一个个相对容易的小任务,要比为了做一个课题去读一篇文献要容易得多。而考试和模拟考中一小时内完成 40 道信息量颇大的题目,也是对阅读和采集信息能力的极好锻炼。

可以说,英语水平提高是准备 USMLE 的一个"副产品",而这个副产品恰恰对于在国内行医的同志们也非常重要。我们知道,赴美国行医不需要 TOEFL 这些英语水平测试,一个 USMLE 的好成绩,已经是英语水平更为过硬的证明。

其三,USMLE 赋予我更强大的自我和更多的可能。

备考 USMLE 是一个艰苦的过程,这不仅仅是简单的学习知识应对考试,而是对一个人自我学习能力、个人时间分配能力、抗压能力乃至是团队协作能力的考验和锻炼。所以,能够坚持下来的人,得到的不仅仅是几个分数,更是全方位的自我历练和提升,最终得到的是一个更加强大的自己。

当然，还有一个巨大的收获不能不提：在百歌医学当讲师的经历。这不仅在备考 USMLE 时与学习过程相辅相成，担当讲师本身也为我职业上的发展提供了更多的可能。每一个备考 USMLE 的人都有机会成为百歌医学讲师，如果你愿意与更多的同学分享成功的经验，愿意帮助更多的同学追求他们的梦想，如果你热衷于医学教育事业，那么准备 USMLE 对你来说可能不仅仅是一个考试，更是一个崭新的职业生涯。当然，在准备 USMLE 的路上还有很多收获，比如这一路上结识的无数同伴和朋友，都将是让我们一生受益的无形财富。

==== 文章结束 ====

以上是杨华俊对于 USMLE 的感受，而下一位出场的主角刘霜跟他的看法很有共鸣。刘霜目前在北京协和医院儿科工作，从在北京协和医院儿科读研开始，刘霜便在准备 USMLE。后来，刘霜还成为了百歌医学讲师团的管理者。她虽然最终没有参加考 USMLE，但她扎实的 USMLE 功底还是为她赢来了讲师团里面"霜姐"的称号。她与 USMLE 的缘分起源于治疗一例真菌合并结核感染的经历。

==== 文章开始 ====

还记得转科时曾经遇到过一个反复肺部感染发热的患者，因为老年人长期卧床，在肺部感染的基础上又经常误吸，所以成了 ICU 和普通病房的长期住户。从痰中可以培养出来各种"小宠物"，比如金黄色葡萄球菌、绿脓杆菌、鲍曼不动杆菌、白色念珠菌等。这个患者长期"临幸"各种不同类型的抗生素，但体温还是难以控制。有一次，在他的痰里依次发现了真菌和结核菌，就加上了康唑类药物和四联抗结核药。前 2 天，患者体温恢复了正常，证明治疗有效，可从第 3 天开始，患者再次出现了发热，而痰培养和血培养并未显示出有新的病原体感染。这时候该怎么办？主管医师百思不得其解。最后只能解释为可能有其他病原菌感染，还需要时间观察体温。

患者的孩子是一位非生物非医学专业的大学教授，回去细细研究了老爷子的病情变化，查阅了很多文献，过了 2 天过来找主管大夫，说："大夫，我查文献上面说抗结核药利福平、异烟肼是肝药酶诱导剂，会降低抗真菌药酮康唑的生物利用度，降低疗效，要不然咱们先停掉抗结核药几天，单用抗真菌药，等真菌打掉了再加上抗结核药试试吧。"主管医生听从了家属的建议。果然，从停掉抗结核药的第 2 天开始，老爷子的体温恢复了正常。感谢这位患者家属给所有的大夫们上了一课。

可是，在 USMLE 复习中，肝药酶诱导剂和抑制剂是必须烂熟于心的考点。如果知道这些药物的相互作用，相信这个患者的问题早就迎刃而解了。

任何一种学习都是枯燥而辛苦的过程，USMLE 也不例外。但若每次的学习中都伴随着可以知其然而知其所以然的兴奋，伴随着对零散知识体系贯穿始终的期待，那也不失为一件有趣的事。

曾几何时，在面对不懂的知识时，我只有去翻那大部头的《内科学》，可是我们都知道，现在的知识更新速度日新月异，曾有人做过研究，一个人大学毕业时，他在大学中学的内容，有超 30% 就已经过时了。在住院医转科期间，在免疫科、血液科转了几个月之后，到了急诊，发现新的指南有了很大的更新，自己连胰腺炎都不会治了。简简单单一本《内科学》已经无法满足更新最新知识的需要了。上级指导说要多看最新英文文献。但是每当我拿起一叠文献时，总是习惯性的逃避，不得已时只能找来谷歌做全文的翻译，可结果大多是面对更加晦涩难懂的中文发呆。

而自从接触了 USMLE 之后，由于花了大量时间研读英文教材，在阅读中不断重复专业词汇和语法的记忆，所谓一回生，二回熟，现在翻开备考 U 的第一本书时，上面还能看到密密麻麻的汉语标注，真的呆萌可爱。而现在的我，不仅阅读专业文献没有太大的障碍，而且在和国外医生交流时，也不会因为专业词汇不知如何表达而卡壳了。这离不开 USMLE 对我的帮助，这让我有了让周围的人觉得牛的资本。

另一个感受是 USMLE 让我拥有了选择的权利。我们一生中总是会面对很多的选择，十字路口的选择之难，大家从电影小说到自己的亲身经历都有体会。那些断臂的，有的成了独臂神尼，有的成了杨过，还有的，就成了杰克·吉伦·哈尔。那些秃头的，有的成了英俊的虚竹，有的就成了耍猴的唐僧，还有的，成了不懂爱的法海。那些苹果，有的遇到了亚当和夏娃，有的砸到了牛顿的头上，还有的被人们一口吃掉。可是随着成长，很多时候，选择是被动的，这样被动的选择我们每天都有经历。有多少人，有多少次，面临的是无法选择的困境。所以拥有选择的权利，痛苦也是幸福的痛苦，在那些最烦闷的时刻，人们是多希望手上多有一张可选择的牌。USMLE 考试的通过，就是这张好牌的筹码。有了这张牌，我们可以选择去美国做住院医师培训，或许接着留在美国行医；我们也可以选择在国内的外资医院自由选择自己的工作；亦或是像李旸那样，选择在医学教育领域闯出自己一番天地。

最后一个感受是选择 USMLE 就是选择了一个圈子，与聪明勤奋的精英为伍。圈子不是中国特有的文化，大家听过很多经验之谈，例如"近朱者赤近墨者黑""孟母三迁"等。这些都是到一个更好的环境，去接触更好的人和事情。我们会不愿跳出自己的舒适区，也偶尔会放松对自己的要求。"这个病上级就是这么治的，没必要看最新的指南了"，"这种病我也没见过，不能怪我，我又不是搞研究的"这类的想法总会时不时地出现。一个人想要更快速的成长，一定要突破自己的"舒适区"，而融入到一个比现在的自己更高阶的环境。在与那些真正和你一起进步一起努力的人共事或交流时，你们创造的就是更加美好的未来。

在我开始奋发复习 USMLE 时，我逐渐认识了很多志同道合的人，大家不断相互鼓励，相互支持，也了解了百歌医学，加入了北京讨论组。讨论组真是个很神奇的存在，每当自己懒怠放松一周没有进展时，来到讨论组看到大家在这一周时间都收获满满，不禁就有了浪费时间的悔恨和落后于别人的自责；每当自己在充分利用一周的空余时间努力看书进步神速时，来到讨论组与大家共同分享知识的同时，不禁就有了充足的信心以及认识到自己知识掌握的漏洞在何处；每当临床工作太忙无暇看书时，来到讨论组又会被大家一起带着往前走，不禁就有了小组学习的幸福感。再后来，我又逐渐认识了很多已经在美国成为医生的朋友，他们有的是我的大学校友，有的是想帮助国内年轻人出国的先驱者，也有已功成志满想要回国再在医学方面干一番事业的开拓者。在与他们的交流中，我逐渐认识到了中美行医环境的区别、中美医生待遇的区别，等等等等。在这里，可以说美国的月亮并不比中国圆，但是在年轻的时候，努力一番，为自己的人生涂抹一些不一样的色彩，并不失为一段精彩经历。

==== 文章结束 ====

第三位是李鸿波，比前面两位的年资都要高。他从医学院毕业之后就一直在外资医院工作，先供职于国际 SOS 组织，后来跳槽来到和睦家外科，然后在和睦家外科工作了十多年。李鸿波是 BUG 讨论组初创时期第一个加入的新组员，也参与了百歌医学创业期的很多工作。他在准备 USMLE 的时候已经成家立业，最终他没有选择考 USMLE，而是把精力花在了和睦家外科的事业上。如果想得到如以下问题的答案"考 U 除了可以为你的职业生涯打开一扇通往美国行医的大门之外，对于最终没有出国行医的医生会有帮助吗？如和睦家医院一半以上的医生都是外籍，那么不想出国行医，而又希望在高端私立医院工作，学习 USMLE 会有帮助吗？这些医院会希望招收什么样的中国医生呢？"他是不二人选。李鸿波将从以下几方面分析一下准备 USMLE 考试对于医学临床实践的帮助：

==== 文章开始 ====

首先，USMLE 作为一项难度最大的魔鬼医学考试，考得非常细，对理解的要求非常高。学习 USMLE 是对所掌握的医学知识系统化、活学活用的过程。当初大家一起学习 USMLE 的时候，经常碰到琐碎难记忆的知识。于是大家就充分发动聪明才智，编了很多"口诀"帮助记忆。我想我会永远记得"GET SMASHED"是胰腺炎的病因，"黄麻腮轮水伤结脊很疯很腺很 SB"这个记忆减毒活疫苗的口诀。对这些难记知识，随口一出，就成为了在老师同学同事面前的炫耀资本。很多知识知其然，还要知其所以然；学懂了，还要经过题库的磨练；自己明白了，还要能给别人讲清楚。各个角度、正正反反的挑战，直到最终彻底搞清楚。很多我在临床中的问题就是在备考 USMLE 的过程中弄清楚的。

其次，USMLE 为我在外资医院工作打下良好基础。外资医院，很多情况与患者沟通要用英语，写所有病历也要用英文，提供给患者的信息一定要 "evidence based（循证）"。新时代的医生必须不断快速更新自己的知识库。我们在工作中经常参阅的临床数据库是 UpToDate。在这里，英文成为了很多中国医生的"拦路虎"。而在考 U 的学习中，学习的永远是原汁原味的最新英文教材。刚开始确实很难，真的要"死磕"一段，但是随着日复一日的努力，一直追赶"吃土"的你终于在某一天可以自由奔跑；之后，就可以永远和陈旧的翻译教材说再见了。最新的知识资讯就在手边随时取用；与国际同行交流的时候，再也不会有"鸡同鸭讲"的感觉了。而考 U 的经历不但扫除了英语这只"拦路虎"，还使临床工作如虎添翼。

第三，可能也是对我帮助最大的，是 USMLE 的学习教会了我怎么做一个好医生。我不光学习了知识、锻炼了临床思维，更有价值的，是学会了怎么样和患者建立更加有效顺畅的交流。特鲁多铭言："to cure sometimes, to relieve often, to comfort always（有时是治愈；常常是帮助；总是去安慰）"是 USMLE 给我最深刻的一课。治愈可以依靠技术、药物、手术、治疗。但怎么帮助？如何安慰？在和睦家，我们碰到过很多鼎鼎大名的中国医生来出诊，他们面对外国患者时遇到的最大问题不是专业知识，而是怎样向患者做自我介绍，可以让患者在 10 秒钟内产生信任；怎样用患者可以听得懂的方法描述医学原理和治疗手段；怎样在治疗中遵循伦理原则；怎样对待不同文化背景的患者。这些内容在 USMLE 的学习中不但都有讲述，而且作为 Behavioral Science（行为科学）方面的考试要点，贯穿于 USMLE 的各步考试中。因为 USMLE 的背景，我曾经协助医院的培训部和人事部，根据 Step2CS 的内容，设计了一些新员工入职培训的文化指南互动环节，效果很不错。外资医院需要每一位医疗人员都具备这样的医疗文化底蕴。

总而言之，在 USMLE 的学习中，除了加深系统化临床知识外，还可以使考生掌握科学的学习与研究方法，也可以补上中国医生不善于与患者交流，不善于表达自己的"短板"，更可以深入地理解医患关系处理中的原则与技巧，更好地服务于患者。当你学贯中西，掌握了知识和方法的精华后，你会发现在你眼前开启的不光是赴美行医的金光大道，还有你身后国内高端医疗机构的一片新蓝海。

==== 文章结束 ====

最后一位出场的是王昆。王昆的年资与李鸿波相仿，他1994年毕业于第四军医大学，先在部队医院做了8年的心血管内科大夫，退伍后在国际SOS组织做了6年的急诊医生，现在一直在以CMO的身份经营着一家私立诊所。

==== 文章开始 ====

2008年中国发生了两件大事：汶川地震和北京奥运会。当年6月份，我在人生40岁的时候借用"中年危机"的激励，毅然投入到USMLE的考试之路，从而开启了行医生涯的一段美妙旅程！

对于我个人来说，由于在国内高端医疗机构的工作经历，以及在美国实习期间目睹了两位私立开业的医生辛苦打拼的工作状态，我选择回国从事家庭医生的工作。国内的医疗市场需要真正体验过美国医疗服务与培训的家庭医生，我也需要与家人朋友们一起在国内共同体验"真脏，真乱，真热闹！"的快活生活。

从潜心修炼内功的Step1到渐入佳境的Step2CK再到实战体验的CS，而最后一鼓作气的拿下Step3，考U之路让我开启了崭新的医疗观念！我思考医学问题的角度改变了。鉴别诊断的思路开阔了。更重要的是，赴美实习行医的经历在潜移默化中把"以患者为中心"的服务理念深深植入我的内心。

"读万卷书不如行万里路，行万里路不如阅人无数。"我因为对医学的纯技术流狭隘观点开始了考U之路，但当我征服了各个考试难关，开始美国医疗实习时，我发现其实自己更感兴趣的，是了解当地美国人的生活。我不放弃一切机会与人交流，不但在节假日期间也泡在医院里与病患，家属以及值班护士聊天，甚至在公共汽车上也与陌生人攀谈。而后我就形成了更加关注人的感受，而相应的制定个体化治疗方案的工作方式。至今8年过去了，在每天都不断感觉到的医学的美妙和新奇的同时，家庭医生的职业便利让我有机会认识了各行各业的朋友，从而体验到了丰富多彩的人生经历，这一切均起源于当初考 U 的冲动决定。

从单纯的学习医学知识来讲，考 U 的经历只不过是万里长征的第一步，而我在美国实习期间接触到的临床工作组织与协调，私人诊所的工作流程，医生如何树立自己的品牌形象，如何经营自己的服务系统等等的工作模式，彻底颠覆了我对于医生工作性质的认知。记得我从美国回来时，SOS 的陈医生问我："你在美国实习最大的体验是什么？"我脱口而出："医生不是仅仅给别人看病的工人，而是一个团队的领导者！"无论在公立还是在私立医疗机构，美国医生们都是处于领导地位，"We made a difference（因我不同）"，医生们的自豪感溢于言表。

自从放弃赴美行医的计划，我的思路反而逐渐清晰明朗，国内风起云涌的高端医疗服务市场，为具有宏观视野、先进理念、并且有领导力才华的医生们提供了充分施展的空间。记得我在 SOS 的同事汪大夫对我说过"你一个一个的看患者，一辈子能看多少？而你作为团队的领导，用先进的医疗理念组建一个系统并带领团队，这样可以服务到更多的病患！"。受这段话启发，我加入了帕森诊所，一方面作为家庭医生服务我的患者（其中许多都成为我的朋友），另一方面又作为帕森诊所的医疗主任，负责组织协调医疗团队，每天的工作都充满了挑战与乐趣。当我和大家一起创造性的工作时，喜悦与成就感油然而生。我也逐渐地改变了自己的思维模式与行为方式，不断关注医疗以外的各行各业的发展变化。而医疗工作也不是曲高和寡的学术专题，而是以市场为导向的服务于大众的各种解决方案。只要市场有需求，我们的团队马上就可以创造出相应的产品。Médecins Sans Frontières（无国界医生组织）的工作目标是：帮助世界各地需要医疗援助的人。那么，当今中国就是最需要我们贡献的地方。"We are frontiers"。更多的中国患者需要优秀的、有家庭医生服务经验的，并且对于最新医学动态有前瞻观念的医生们。

国际 SOS 的创始人 Phillip 医生曾对我说："Although our doctors come from all over the world, but they react the same way（虽然我们的医生来自世界各地，但是他们行为相同）"是的，医生有国籍，

但医生们乐于奉献的行为方式无国界。无论在中国还是在美国，We are ready to help！

==== **文章结束** ====

杨华俊、刘霜、李鸿波、王昆四位医生从各自角度讲述 USMLE 对于在国内行医的意义。他们的话，可以归结如下：备考 USMLE 的过程可以提高医学英语水平、整合医学知识、提升医疗业务水平、拓展职业前景和结交优秀同行。无论是否出国行医，这些历练对每一个医生来说都十分有帮助。

（李鸿波　杨华俊　刘　霜　王　昆）

如果对已成功登陆的中国医学毕业生的概况有兴趣，可顺势向下阅读《1.8 番外篇：中国医学毕业生在美国行医概况》。想了解考试具体内容的读者可直接跳到下一章《第 2 章　详解 Step1 考试》。在下一章中，我们将系统介绍 Step1 和备考 Step1 的方法。

1.8 番外篇：中国医学毕业生在美国行医概况

自改革开放以来，成千上万的中国医学院毕业生（Chinese medical graduates，CMG）去美国寻求发展。最早登陆的一批中国医学院毕业生，多就读或就业于医学研究单位，有少数通过了美国医师执照考试（USMLE），成为美国执业医师。本文主要介绍改革开放后华人在美国行医的概括。

数据来源于以下机构：外国医学研究生教育委员会（Educational Council for Foreign Medical Graduates，ECFMG）、国际医学教育和研究基金会（Foundation for Advancement of International Medical Education and Research，FAIMER）、全国住院医师双配项目（National Resident Matching Program，NRMP）、美国医学会（American Medical Associate，AMA）、州医学委员会、官方执照医生数据库。从以上各个专业或专科医师协会的公开信息中，提取从中国医学院毕业，并在美国持医师执照的医生名录，名录信息汇总入华人医生数据库。根据数据库显示，目前有大约 6000 名 CMG 完成住院医师培训并获得行医执照。从毕业学校上看，北京大学医学部、复旦大学上海医学院和中山大学医学院这三个学校的毕业生在美国行医者大约有 2000 名，约占美加 CMGs 医生总数的三分之一。从事专业上看，内科、病理科和麻醉科是 CMG 医师从事最多的专业。

http://physician.cmg-forum.net

表1 1987~2012 年间由 ECFMG 认证的 CMG 人数（截止至 2012 年）

年份	中国医学院毕业生（CMG）总数	外国医学院毕业生（IMG）总数	CMG 占美国全部 IMG 的比例 CMG/IMG（%）
1987	10	3940	0.3%
1988	9	4203	0.2%

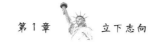

续表

年份	中国医学院毕业生（CMG）总数	外国医学院毕业生（IMG）总数	CMG 占美国全部 IMG 的比例 CMG/IMG（%）
1989	19	4337	0.4%
1990	23	4984	0.5%
1991	41	4940	0.8%
1992	135	12245	1.1%
1993	250	10857	2.3%
1994	308	8709	3.5%
1995	538	9525	5.6%
1996	881	12126	7.3%
1997	642	10296	6.2%
1998	685	11811	5.8%
1999	207	5651	3.7%
2000	123	5131	2.4%
2001	147	5933	2.5%
2002	131	5428	2.4%
2003	285	9162	3.1%
2004	204	6009	3.4%
2005	443	11534	3.8%
2006	406	10815	3.8%
2007	339	10170	3.3%
2008	322	10274	3.1%
2009	356	10406	3.4%
2010	310	9399	3.3%
2011	310	9791	3.2%
2012	245	9624	2.5%

　　从时间轴来看，1987 年时只有 10 位 CMG 获得 ECFMG 证书，占全部 ECFME 证书持有人的比例不到 1%；从 1987 年到 1996 年，

CMG 的 ECFMG 认证达到顶峰，共 881 人，占持有证书的总数的 7.3%；1996 年后，人数开始下降，到 2002 年时进入低谷。2002 年后，人数再次逐步上升，近 10 年来稳定在每年 300 人左右。1996 年的高峰期应该跟 90 年代初的绿卡潮相关，而 2002 年后的上升期应该跟 90 年代末新东方引领的出国留学潮相关。

1987 年到 2012 年这 25 年间，共计有 17369 名 CMG 取得 ECFMG 证书，但在他（她）们之中，只有 6000 多人进入了住院医训练并当上主治医师。所以可以认为，1987～2012 这 25 年间 CMG 的平均 Match 率在 35% 左右。

就在 2012 年，CMG Match 的分水岭于不经意之间出现了。可以大致认为，2012 年之前，参加 Match 的 CMG 的主流方向是"先在美国从事若干年非临床工作，再完成 USMLE 考试之后，重新回到临床工作的曲线救国道路"。而在 2012 年之后，由于国内百歌医学（始于 2007）的影响已经逐渐作用到 Match 阶段，使用新方式的新一代 CMG 们，是在国内医学院期间完成所有 USMLE 考试之后，直接赴美参加住院医培训的，而这部分数据尚未反映在这份报告里面。据 2016 年的百歌医学队列研究统计（具体内容见《7.9 Match 量表 V4.1》的），新一代 CMG 的平均 Match 率在 80% 左右。

表 2 统计了从 1987 到 2016 年间，取得美国和加拿大医师执照人数前二十名的中国境内医学院。虽然全中国境内基本所有的医学院校学生，全部都有报考 USMLE 和去美国当医生的资格，但是因为地域、文化、信息充分度等非个人因素，导致从毕业院校的地区来看，有地域群聚性现象。北京有北医、协和、首医三所医学院入围，上海有上医、上二医入围，广州有中山医、广州医入围。特别要注意的是，这三十年间，很多学校名称发生过多次变化，请大家仔细对照名称和城市。

表 2　国内取得美国和加拿大医师执照人数前二十名医学院（截止至 2016.5.1）

排名	毕业医学院	取得美国加拿大医师执照人数
1	北京大学医学部（北京）	961
2	复旦大学上海医学院（原上海医学院）（上海）	631

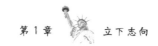

续表

排名	毕业医学院	取得美国加拿大医师执照人数
3	中山大学医学院（广州）	424
4	上海交通大学医学院（原上海第二医学院）（上海）	330
5	四川大学华西医学院（成都）	310
6	中南大学湘雅医学院（长沙）	268
7	华中科技大学同济医学院(原武汉同济医学院)（武汉）	254
8	山东大学医学院（济南）	243
9	中国医科大学（沈阳）	250
10	北京协和医学院（北京）	208
11	首都医科大学（原北京第二医学院）（北京）	183
12	浙江大学医学院（杭州）	179
13	天津医科大学（天津）	134
14	南京医科大学（南京）	126
15	哈尔滨医科大学（哈尔滨）	119
16	郑州大学医学部（原河南医科大学）（郑州）	114
17	吉林大学白求恩医学部（原白求恩医科大学）（长春）	104
18	广州医科大学（广州）	98
19	苏州大学医学部（苏州）	95
20	福建医科大学（福州）	94

2007 年起，百歌医学逐渐发挥作用，中国医学生赴美当医生的条件系统性地日臻成熟，参加考试以及 Match 的同学也不再像过去一样高度地以毕业院校群聚了。

表 3 统计的是各科执业 CMG 人数。从统计之中可以看出，CMG 最常从事的医学专业是病理、普通内科、麻醉科和家庭科。需要指出的是，普通内科不是指全部内科，而是专门的科室，内科亚专业如医院医学（hospital medicine，也就是住院医师的学科）和其他继续内科亚专业的数据分开单独统计了。由于内科每年接受住院医师培训的人

数最多，亚专科又多。而内科亚专科中，从事血液和肿瘤亚专业的医生最多——在前十名专业排行榜上面名列第七位。这与老一代 CMG 往往有科研背景和多种非临床的医学学位相关。在最近几年中许多 CMG 医生已成为各自领域知名的专家、科主任和学术带头人。

表3　CMG 执业医生人数排名前十的专业（截止至 2016 年 5 月 1 日）

排名	专业	CMG 执照医生的人数
1	病理（Pathology）	1286
2	普通内科（General Internal Medicine）	1131
3	麻醉（Anethesiology）	521
4	家庭医学（Family Medicine）	391
5	神经内科（Neurology）	333
6	精神科（Psychiatry）	314
7	血液肿瘤（Hematology & Oncology）	307
8	医院医学（Hospital Medicine）	263
9	儿科（Pediatrics）	310
10	康复科（Rehabilitation Medicine）	202

表4统计了 CMG 医生所分布前十名的州。以加州和纽约州占大多数。如果按地区划分，主要分布在东海岸（纽约州、新泽西州、马萨诸塞州、宾夕法尼亚州、马里兰州）和五大湖区（俄亥俄州、伊利诺伊州），西海岸区（加州和华盛顿州），以及德州三大地方，华人医生的分布与华人聚居地重叠程度非常高。

表4　美国 CMG 医生所分布的前十名的州（截止至 2016 年 5 月 1 日）

排名	美国所在州	CMG 执照医生的人数
1	加州（California）	1090
2	纽约州（New York）	1022
3	德克萨斯州（Texas）	445
4	新泽西州（New Jersey）	333

续表

排名	美国所在州	CMG 执照医生的人数
5	马萨诸塞州（Massachusett）	333
6	宾夕法尼亚州（Pennsylvania）	323
7	俄亥俄州（Ohio）	256
8	伊利诺伊州（Illinois）	226
9	马里兰州（Maryland）	215
10	华盛顿州（Washington）	215

（喻文贵　李　华　张　颐）

　　本节是中国医学毕业生进入美国医疗系统的"既往史"，反应了1987～2012年间中国医学毕业生在美国获得行医执照的概况。而2012年以后，使用新办法进入美国医疗系统的CMG，多数还处于residency（专科住院医实习期）和fellowship（主任医师培训期）阶段，本文中的数据只能部分反应甚至还未能反应他们的情况，而这些人的真实经历和现实状况，与目前正打算去美国做医生的人们更加紧密相关。请您与我们继续阅读，看看他们是怎样为我们打开着一扇崭新的医学职业道路的大门。

第 2 章
详解 Step1 考试

2.1　Step1 考试长啥样?

Step1 考试是 USMLE 中的第一步，主要考查学生是否理解并能够将重要的基础科学概念应用到临床实践过程中，同时强调健康、疾病以及治疗方法的原则与机制。

对于美国医学生而言（American Medical Graduate，AMG），Step1 往往是在他们四年医学院教育中的第二年结束时，参加的第一个 USMLE 考试。对于包括我们中国医学生在内（Chinese Medical Graduate，CMG）的国际医学生（International Medical Graduate，IMG）来讲，考试顺序没有明文规定，但是绝大多数人为了成绩更好，也都会按照从前往后的顺序先考 Step1。

根据 2015 年底的数据，考试内容按照学科划分为：

- 行为医学（behavioral sciences）
- 生物化学（biochemistry）
- 遗传学（genetics）
- 人体解剖与胚胎学（gross anatomy & embryology）
- 组织学与细胞生物学（histology & cell biology）
- 微生物学与免疫学（microbiology & immunology）
- 营养学（nutrition）
- 病理学（pathology）
- 药理学（pharmacology）
- 生理学（physiology）

按照器官系统划分为：

- 行为健康与神经系统／特殊感觉（behavioral health & nervous systems/special senses）
- 生物统计与流行病学／人口健康（biostatistics & epidemiology/

population health）

  ■ 血液与淋巴网状系统（blood & iymphoreticular system）

  ■ 心血管系统（cardiovascular system）

  ■ 内分泌系统（endocrine system）

  ■ 胃肠道系统（gastrointestinal system）

  ■ 基础科学基本原则（general principales of foundational science）

  ■ 免疫系统（immune system）

  ■ 多系统问题（multisystem processes & disorders）

  ■ 骨骼肌肉、皮肤、皮下组织（musculoskeletal, skin & subcutaneous tissue）

  ■ 肾脏／泌尿系统（renal/urinary system）

  ■ 生殖系统（reproductive system）

  ■ 呼吸系统（respiratory system）

从这些内容上来看，Step1 考试对于基础医学知识的覆盖面积相当广泛。在国内医学院，考 U 中的某些科目并未开设，而某些科目仅仅作为考查或选修。也就是说，无论是对于临床医生还是在校医学生，某些科目都相对陌生。同时，临床医生在专科领域的知识深度可能远超 Step1 考试，而在校医学生掌握的知识新鲜度要比临床医生好。不同群体在 Step1 备考中都有各自优缺点，大家同在一条起跑线上。

近些年（2008.6 ~ 2016.5）的考试改革，Step1 考题数量从 350 题逐步降至 280 题，题目有变难变长的趋势。除了原本的学科和器官系统外，Step1 考试提高了对医患交流、信息综合分析能力，以及循证医学的考察。比如：医患交流着重考察各种临床情景题；更多的题目使用图片、音频、视频方式替代文字方式描述体征，或者给出更多冗余数据，着重考察各种症状、体征、临床检查所代表的治疗原理／机理；循证医学着重考察设计和判读各种临床实验，计算和判读各种临床统计数据，用文献数据解答临床问题等。

Step1 的题目，基本都是以描述临床病例（clinical vignette）为出题方式，而考查目标是基础医学知识。这要求考生具备"将基础知识运用在解决临床问题上的能力"。为方便大家理解，这里试举一例：

A 42-year-old woman comes to the physician for a routine

examination. She says that she has felt well except for occasional episodes of constipation，abdominal discomfort，and mild fatigue. She was treated for a renal calculus 10 years ago and was told she had a "lazy gallbladder." Her pulse is 82/min，and blood pressure is 150/80 mmHg. Physical examination shows no other abnormalities. Laboratory studies show：

Erythrocyte count：3 million/mm^3

Serum：

K^+ 4.5 mEq/L

Cl^+ 10^7 mEq/L

Ca^{2+} 12 mg/dL

Phosphorus 2.2 mg/dL

Alkaline phosphatase 95 U/L

The most likely cause of this patient's condition is a small，well-defined nodule in which of the following locations?

（A）Adrenal gland

（B）Anterior pituitary gland

（C）Gallbladder

（D）Kidney

（E）Parathyroid gland

（F）Thymus

结合便秘、肾结石、胆囊动力不足等病史及高钙低磷的实验室检查结果，我们不难发现这个患者很有可能是甲状旁腺功能亢进，所以答案应为 E。通过这道例题可见 Step1 考试重在整合临床与基础知识，绝少会有简简单单一问一答式的送分题。

要说一句的是，不必太担心考试的时候这些化验数据正常范围记不住而无法判断出来正确答案，所有 USMLE 考试时，都有一个全面的正常化验数值的弹出框。当然，如果大家想做到事先心中有数的话，可以多多参考网站上《最全常见化验检查解读》。

http://baigemed.com/ lab_test_huayan

题型除了普通的文字叙述题外，还有：

■ 视频题：主要内容为查体、问诊等阳性体征，要求考生以题干内容作参考，同时结合视频内容做出诊断或者阐述机制等。

听诊题：会相应的提供听诊部位及听诊音频，需要考生自行选择听诊部位，这就要求考生对疾病的鉴别诊断及体格检查有所了解。

配图题：会配有辅助检查如 X-Ray、CT、MRI 的影像片或者人体病理标本、尸检标本、镜下标本、微生物或寄生虫检查等等，要求考生结合病史与配图完成考题。

图表题：会提供或者要求考生选择图表，通常为折线图、直方图、散点图等，平时备考过程中要训练自己的读图能力。

两题连做型题：这种题会在列表中将两道题用黑框圈出，在作答第一题的时候会提醒你只有完成第一题才可以做第二题，且完成第一题后不可以修改答案。通常来讲第二道题可能会提醒考生第一题的答案，两个问题相互关联。

具体内容介绍请登录 USMLE 考试官网下载。通过多种多样的题型，Step1 考试可以全面的考察一名医学生或者医生，将基础知识运用在解决临床问题上的能力，这也是同国内考试的不同之处了。

了解了考试的大体内容，那么究竟是怎么个考法呢？

http://www.usmle.org/practice-materials/index.html

Step1 可以在北京、上海、广州三地的考场进行。考试采用计算机在线答题系统，分成 7 个模块（block）。每个模块限时 60 分钟完成。共计考试时间为 7 小时，另有 45 分钟休息时间与 15 分钟教学视频时间，当然这 15 分钟的教学视频可以提前在官网上观看，这样实际考试的时候就有共计 1 小时的休息时间。

考试时，考生经身份确认后，在考试中心工作人员的引导下来到计算机前。这时，请务必检查好自己的耳机和鼠标。考场中可能会有其他人在进行其他考试，虽然彼此并不交谈，但敲击键盘的声音可能会对我们产生干扰。为此，在之前的模考过程中就要训练自己的抗干扰能力。此外，考场还会为大家准备两张白板和白板笔作为草稿纸。

一个模块完成后（无论是 1 小时答题时间用完，还是自己主动选择结束答题），就无法返回重新作答了，所以如果想更改选项的话，只能在未结束此模块的一小时之内进行。

和我们熟知的其他考试一样，考场内不可以携带各类电子产品及书本笔记，但是考试中心会在休息区准备小柜子以便存放物品，当然，在休息室内是可以看资料的！这么长的考试，补充能量也是必不可少的。在这总共 1 小时的休息时间内，大家可以根据自己的需求，选择平均分配在每个模块之间，或者分段集中休息。

总结一下：

■ Step1 考试共计 8 小时，其中 7 个小时为做题时间，1 小时为休息时间；

■ 考试分为 7 个模块，每个模块有 40 道考题（2016 年 5 月之后的最新情况请以 USMLE 官网为准），限时 1 小时内完成；

■ Step1 考试题型多种多样，重点考察医学生将基础医学知识运用到解决临床问题上的能力，内容广泛涉及各类医学基础知识。

■ 最新的考试改革提高了对医患交流、信息综合分析能力、循证医学以及医疗质量与安全的要求。

（姜博洋）

在下一节，我们会探讨 Step1 分数怎么计算以及 Step1 分数有什么作用。

2.2 Step1 分数怎么计算？Step1 成绩有什么作用？

很多人都说过："整个 USMLE 四个考试里面，最紧张最刺激的时刻，就是打开 Step1 成绩单的那一刻！"

先来看看，这个让我们为之浴血奋战的 Step1 考试成绩单长什么样？

成绩单分为前后 2 页：第 1 页包括"是否通过考试"、"3 位数成绩"，还有平均分、标准差、及格线、常见成绩范围等；第 2 页是根据考试中各个科目系统的正确率绘制的图表。

UNITED STATES MEDICAL LICENSING EXAMINATION ®

STEP 1 SCORE REPORT

This score report is provided for the use of the examinee.

Third party users of USMLE information are advised to rely solely on official USMLE transcripts.

The USMLE is a single examination program consisting of three Steps designed to assess an examinee's understanding of and ability to apply concepts and principles that are important in health and disease and that constitute the basis of safe and effective patient care. Step 1 is designed to assess whether an examinee understands and can apply important concepts of the sciences basic to the practice of medicine, with special emphasis on principles and mechanisms underlying health, disease, and modes of therapy. The inclusion of Step 1 in the USMLE sequence is intended to ensure mastery of not only the sciences underlying the safe and competent practice of medicine in the present, but also the scientific principles required for maintenance of competence through lifelong learning. Results of the examination are reported to medical licensing authorities in the United States and its territories for use in granting an initial license to practice medicine. This score[§] represents your result for the administration of Step 1 on the test date shown above.

PASS	This result is based on the minimum passing score recommended by USMLE for Step 1. Individual licensing authorities may accept the USMLE-recommended pass/fail result or may establish a different passing score for their own jurisdictions.

254	This score is determined by your overall performance on Step 1. For recent administrations, the mean and standard deviation for first-time examinees from U.S. and Canadian medical schools are approximately 230 and 20, respectively, with most scores falling between 140 and 260. A score of 192 is set by USMLE to pass Step 1. The standard error of measurement (SEM)[‡] for this scale is five points.

†Effective April 1, 2013, test results are reported on a three-digit scale only. Test results reported as passing represent an exam score of 75 or higher on a two-digit scoring scale.

‡Your score is influenced both by your general understanding of the basic biomedical sciences and the specific set of items selected for this Step 1 examination. The Standard Error of Measurement (SEM) provides an index of the variation in scores that would be expected to occur if an examinee were tested repeatedly using different sets of items covering similar content.

	Lower Performance	Borderline Performance		Higher Performance
PHYSICIAN TASK				
MK: Applying Foundational Science Concepts				XXXXXXXXXX
PC: Diagnosis			XXXXXXXXXXXX	
PC: Management			XXXXXXXXXXXXXX*	
PBLI: Evidence-Based Medicine			XXXXXXXXXXXXXX*	
DISCIPLINE				
Behavioral Sciences			XXXXXXXXXXXXXX*	
Biochemistry & Nutrition			XXXXXXXXXXX	
Genetics			XXXXXXXXXXXXXX*	
Gross Anatomy & Embryology			XXXXXXXXXXXXX	
Histology & Cell Biology			XXXXXXXXXXXXX*	
Microbiology & Immunology			XXXXXXX*	
Pathology			XXXXXXXXX	
Pharmacology			XXXXXXXXXXX	
Physiology			XXXXXXXXX	
SYSTEM				
General Principles			XXXXXXX*	
Blood & Lymphoreticular and Immune Systems			XXXXXXXXXXXXXX*	
Behavioral Health & Nervous Systems/Special Senses			XXXXXXXXXXXXX*	
Musculoskeletal, Skin, & Subcutaneous Tissue			XXXXXXXXXXXXXX	
Cardiovascular System			XXXXXXXXXXXX	
Respiratory and Renal/Urinary Systems			XXXXXXXXXXXXXX*	
Gastrointestinal System		XXXXXXXXXXXXXX		
Reproductive & Endocrine Systems			XXXXXXXXXXXX	
Multisystem Processes & Disorders			XXXXXXXXXXXX	
Biostatistics & Epidemiology/Population Health			XXXXXXXXXXXXXX*	

从第 2 页的表可以发现，成绩单细分为三大维度：Physician Task（医生表现），Discipline（学科），System（器官系统）。每个维度下又有若干细分项，考生表现情况会用带有很多"X"的条带表示；当一个条带超过了某一侧边缘后，会用"＊"表示。如果条带是靠近右侧边缘（higher performance），则意味着在这个科目或者器官系统表现相当出色；条带靠近左侧边缘（lower performance），则意为表现不好。中间偏左区域还有一段深灰色区域，代表通过考试的最低水平，也就是及格区域，称作为及格线（borderline）。Step1 成绩单如此设计，方便学生了解自己的强项和弱项，在今后学习中有的放矢。

下面再简单介绍这三个维度。

Discipline 即学科维度，分为行为医学（behavioral sciences），生物化学与营养（biochemistry & nutrition），遗传学（genetics），大体解剖与胚胎学（gross anatomy & embryology），组织学和细胞生物学（histology & cell biology），微生物学与免疫学（microbiology & immunology），病理学（pathology），药理学（pharmacology），生理学

（physiology）。

System 即器官系统维度，分为普通原理（general principles），血液、淋巴与免疫系统（blood & lymphoreticular and immune systems），行为健康与神经系统（behavioral health & nervous systems/special senses），肌肉骨科皮肤与皮下组织（musculoskeletal, skin, & subcutaneous tissues），心血管系统（cardiovascular system），呼吸系统与肾脏泌尿系统（respiratory and renal/urinary systems），胃肠系统（gastrointestinal system），生殖系统与内分泌系统（reproductive & endocrine systems），多系统疾病（multisystem processes & disorders），生物统计、流行病学与人群健康（biostatitics & epidemiology/population health）。

Physician Task 可理解为医生能力维度，包括 MK（Medical Knowledge）基本科学概念的应用；PC（Patient Care）疾病诊断；PC（Patient Care）疾病处理；PBLI（Practice-based learning and Improvement）基于实践的学习与进步——循证医学。

医生能力维度是 2016 年新加入 USMLE 成绩单的。近年来 USMLE 多次改革，考试题目逐渐减少，考试内容不断贴近真正的临床实践。仅仅用学科与系统去评估医学生的知识，不足以应对医学日新月异的发展，也不能满足治病救人的核心要求。对医生学习能力的评估的加强是 USMLE 改革方向。

说了这么多关于成绩单的内容，大家不免会好奇，Step1 的三位数成绩究竟是如何计算的呢？难道 280 道题意味着满分 280 分？

可惜的是，USMLE 官方从来没有公布过成绩数值是如何计算的。所以，下面三段是百歌医学通过多年来对考试的研究、分析和收集事实得到的猜测性结论，有可能是真相，也有可能有失偏颇，请大家阅读时注意：

1. USMLE 成绩是经过一系列比较复杂的统计换算之后，得到的一个"相对分数"，而非绝对分数。现在的 Step1 考试共有 280 道选择题，其中包含很小一部分不计分的试验性考题。满分数字绝对不是题数。

2. 整个考试由 7 个模块组成，通常来讲，第一个模块的考题是相对基础的，考试系统会根据你在第一个模块中的表现来生成下一个模块。简单来讲，你会的题，在之后相关的知识考察点上会增加难度；

不会的题则要变简单些，以便更加全面的了解每一个考生知识的真实静态水平分层，而非全部难题"一刀切"。

3. 考题的难度各有不同，其所对应的分数也会相应地有所改变。难题分值相对低；简单题分值相对高。或者说，考察医学知识主干的主流题分值高；医学知识分支的偏题冷门题分值低。注意，这与常见的中国考试正相反。所以，考试的侧重点是不会偏离基础医学知识的。正所谓"基础不牢，地动山摇"，如果只会做冷门题和难题的话，最后的分数可能并不是很高，基础知识抓牢了，整体分数自然不会太低。这也印证了为什么许多高分选手考完之后，都会感觉自己没考好。这是因为他们在前面基础题模块部分做得很好，导致在后面模块中遇到了更多高冷难题，然而这些题产生的分数并不多，就算是做错了，最后的分数依然令人羡慕。

事实、分析与推测到此结束！当然一切的最后正如李旸大叔所言："USMLE 的文本考试成绩好不好，说到底，就是取决于这个人考试那天鼠标点的准不准！"

了解了这么多成绩单的内容，大家心中不免会有疑问，Step1 分数对于我们到底意味着什么？

先来看看参加 Step1 考试的多数人的成绩如何。

Step1 考试并不像英语四六级那样，有固定的通过分数。它的及格线，是随着整体考生成绩改变而变化的。随着考生们综合能力的提升以及题型的调整，从 2008 年到现在，Step1 考试的及格线已经从 185 分提高到了 192 分，而整体平均分也从 218 分达到了 230 分。 如果对于美国医学生而言，达到 230 分是目标的话，那对于我们 IMG 来说，则需要更高分数来让自己具备足够的竞争力。对于绝大多数 IMG 而言，参加 USMLE 考试的目的，是为了 Match 上美国住院医师培训，而足够高的 Step1 成绩在 Match 过程中会起到强大的正面效果。那考 Step1 应该以什么分数为目标呢？这里我们建议以 250+ 为目标。

为什么呢？

这个问题可以拿高考招生做比喻。美国医学生们相当于"省内生源"，他们只需要竞争过其他"省内生源"，就可以拿到很好的面试机会。然而 IMG 相当于"外地生源"，如果没有足够高的成绩很难在当地产生竞争力。住院医师培训项目每年都会收到无数来自全世界的申请信，由于数量众多，无法逐一完整阅读，那么客观的 USMLE 分数，就成为简单有效的滤过方法。

通常来讲，PD（Program Director）会先根据申请者的成绩进行初筛，再根据初筛结果给他们发面试，这就好比高考的提档线一样。在参加 Match 的过程中，很多人会注意到，大量 Program 一开始的"提档线"就是 250 分的成绩。所以，具备 Step1 250+ 成绩的申请人会很难被"提档线"筛掉，自然会赢得更多面试机会，而最后 Match 的把握就大大提高了。

现在，这个主观观察的结果也得到了 ECFMG 统计结果的印证（具体数据请参见《Charting Outcomes in the Match - International Medical Graduates》）。

从这个统计中第 10 页的图表可以清楚看到，当 Step1 成绩在 250 分时，Match 的成功率可大于 70%。当然，继续沿着这个图表的曲线可以发现，随着成绩攀升，Match 的成功率还可以继续上升。比喻一下，成绩相当于一块敲门砖，敲门砖的重量越大，就可以敲开更多更重的门。

对我们中国医学院毕业生来说，通过科学的备考，250+ 的成绩对于多数人来说是一个可以达到的目标。更高的成绩往往需要更多其他非可复制的因素，甚至需要天赋和运气的支持。考到 250+ 同时意味着，能够达到 70% 以上的基础 Match 率。因此，250+ 的成绩是一个可复制的成功节点。因此，百歌医学把 250+（而非 270+）定为考试的目标。

需要注意的是，USMLE 的四个考试都是不断变化的，Step1 首当其冲，改动更为频繁。而本书一旦出版就无法修改了。请大家关注网站，随时了解考试的变化。

（作者：姜博洋）

其他影响 Match 结果的因素，我们会在《7.9　Match 量表 v.4.1：哪些是影响 Match 结果的因素？》中详细探讨。在下一个小节，我们会介绍一套科学而又全面的备考 Step1 的方案。

http://www.ecfmg.org/resources/NRMP-ECFMG-Charting-Outcomes-in-the-Match-International-Medical-Graduates-2014.pdf

http://baigemed.com/usmle_change/

2.3　科学地备考 Step1：Step1 路标系统

本节将为大家介绍一套科学而又全面的备考 Step1 的方案：USMLE Step1 复习考试路标系统。之所以说"科学"，是因为这套备考方案是根据几百个中国医学生在备考 Step1 时的各种题库正确率和模考成绩的结果荟萃而成，是一个指南性方案；之所以说"全面"，是因为方案之中不但详细描述了如何做到 250+，还对如何补救、如何巧妙安排时间、什么时候预约考试等内容都做出了详细指引。沿着这套指南走，绝大多数同学都可以标准化地考出 Step1 250+ 的成绩。

路标系统的发展经历了一个漫长的过程，对于路标系统历史感兴趣的读者，可以参看本节《附录 2：路标系统的起源和发展》。我们所有指南版本号的命名原则是：小数点前面的大版本号代表数据群，每次研究样本数据群发生更新、补充等变化时，大版本号就升级一次。小数点后面是小版本号，每次对样本的解读发生变化时，小版本号就升级一次。2015 年 7 月，我们对路标系统的学习阶段进行重新划分，成为本书所刊载路标系统第三版——路标系统 V3.X。2016 年 5 月底，Step1 考试更新，每个模块题目数变为 40 题，路标系统也随之修改，为路标系统 V3.1。

路标系统 V3.X 分为四个阶段：第 0 阶段、第 1 阶段、第 2 阶段、第 3 阶段。每一阶段的终点都是一个路标点，提示大家可以进入下一阶段的学习了。

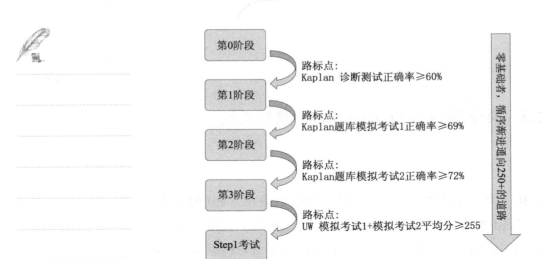

2.3.1　第 0 阶段

从了解 USMLE 到真正开始第 1 阶段的学习之前，大多数同学都会有一段相对松散的学习期。与以往路标系统划分不同，我们认为这个阶段的学习对于最终结果也很有价值。因此将其定义为路标系统的第 0 阶段。

看着那浩如烟海的书单，看着那不知所云的题目，还有那好多不认识的单词，要如何开始呢？摆在面前的，无非是三个切入点：先做题？先看书？先上课？

USMLE 的文本考试，尤其是 Step1 考试，是 1 个包括 7 个模块、共 280 道单选题目的考试。一般认为，考试当天题目答案点击正确率达到 80％～85％ 时，就可以进入 250+ 的高分区段了。百歌医学的整个 USMLE 文本考试路标系统的核心思想，就是围绕着训练做题正确率的持续上升展开的。请在心中记住如下三个问题：正确率是否真实可信？正确率是否稳定？正确率是否上升？之后我们所做的每一步，都要紧扣这三个问题进行。

第 0 阶段要做到什么？怎么做到？不要关注什么？还有要避免的误区又有哪些呢？

■ 要通过做题，来发现问题、解决问题，并积累形成长期理解和

记忆，并形成良性循环

■ 把每个题目当成"教学性质的故事"，题干、选项、答案以及干扰选项的解释，都要逐一详细阅读分析。有时候，某一道题要花几个小时甚至一整天的时间看答案、查单词、查阅其他资料以及思考，学霸们都是这样过来的！

■ 不要关注的问题：不要太关注做题时间长短和正确率高低（在第 0 阶段，我们可以暂时忽视正确率数值，但是请对正确率有所统计）。很多学霸们当年在第 0 阶段时，都有过一个模块正确率不到 30% 的时候。

■ 要避免的误区：

• 不要把题目当成任务来完成，如果没有时间去完成对题干、选项、答案以及干扰选项逐一详细阅读分析，就不要继续往前走。

• 不要幻想"看书就可以进步"，不要偏执地认为"只要是考试，就需要先把书看了"，这是在 USMLE 复习考试过程中很常见的误区。

• 要避免长期受中国式教育影响，使用那种在不理解的情况下去背书背答案的学习恶习。中国教育中，更多的是考察学生是否学过，但并不关注学过之后能否掌握应用，所以考试常常需要背书背答案。而 USMLE 考查的是考生"会不会"以及"是否可以长期维持"，相应来说，用背诵的方式无法应对考试。

用一个形象的童话故事比喻：《小熊掰玉米》

第一只小熊每次去农田里面掰玉米，它只重视了掰的过程，却没有重视保留与内化。一段时间后，累得一身大汗，但手里还是只有两支玉米。好比学习的过程，只重视了"学"（比如拿"看了多少页多少本书"作为对自己的要求），没有注意"会"。等到做题的时候，就经常出现正确率不稳定、甚至倒退等现象。这只小熊，后来大家都叫它"熊小渣"。

第二只小熊也去农田里面掰玉米，一开始的确没有熊小渣同学掰得快，但它更重视保留和储藏，一段时间之后，竟然攒下了很多很多的玉米。因为它重视了"会"和"学"的平衡，让知识能够在持续输入的同时积累起来，做到了"学到懂，懂到会"。做题时，可能开始的

《10.1 USMLE "书评"》中告诫："从传递普通的'了解性知识'的角度来说，"书"是一种轻松愉快的方式。但请所有读者理解，同时也是敬告：对于 USMLE 考试（尤其是竞争压力大、要求高的 Step1 考试）来说，"书"能提供的知识和训练是远远达不到要求的。对最终考试成绩影响最大的因素，按照顺序为：正确的题库练习 > 充分参加百歌医学精讲系列讲座 > 读书。"

时候正确率也很一般，但是时间一长就看出了稳定而又持续的提高。这只小熊，后来人称"熊小霸"。

学渣与学霸，都是这样逐渐分化的！

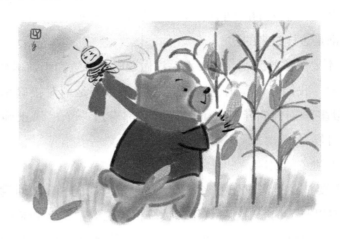

那么，在第 0 阶段要具体如何操作？

做题使用《美国医师执照考试 USMLE Step1：习题与解析》（或《First Aid Q&A for USMLE Step1 》）和《Robbins and Cotran Review of Pathology》这两套题库，按部就班完成这两套题库的练习题，同时认真看答案，看答案也不懂的话，再去选择性看书。请注意，《美国医师执照考试 USMLE Step1：习题与解析》与《First Aid for USMLE Step1》不同，但与《First Aid Q&A for USMLE Step1 》相同。

看书可以选择《First Aid for USMLE Step1》（而不是《First Aid Q&A for USMLE Step1 》）或者第 1 阶段推荐的 Review books 的章节，在本阶段内，请把这些书都作为字典来使用，要带着问题去看书，不要在没有问题的情况下看书。我们特意给大家设计了一张第 0 阶段答题卡，让大家能够方便地统计自己的正确率和错题，更重要的是方便大家跟踪自己的核心数值：正确率。

回到本阶段最开始的问题：先上课？先看书？先做题？

百歌医学从 2007 年起，不断收集相关数据，来对这三个最终对考试成绩都有显著影响的非个人因素进行不断评估，随着数据量的不断增多，因果关系逐渐显现如下：

因 USMLE Step1准备复习过程中的行为	看书	No	Yes	Yes	Yes	Yes
	做题	No	No	Yes	Yes	Yes
	百歌医学#USMLE#精讲系列	No	No	No	Yes	Yes
	按照路标系统推荐学习	No	No	No	No	Yes
果 对以250+为考试目标者的两个重要结果衡量标准	减少本阶段耗时的作用	No	No	No	Random	Yes
	提高本阶段正确率的作用	No	No	Random	Yes	Yes

百

答 题 卡

任务规划（做学习计划时填写）

题 库 名：_____

器官系统：_____

本次题数：_____

计划日期：_____

执行情况（实际做题后记录）

做题日期：_____

开始时间：_____　　结束时间：_____

正确题数：_____

错误题数：_____　正确率：

Omit题数：_____

1	2	3	4	5	6	7	8	9	10
11	12	13	14	15	16	17	18	19	20
21	22	23	24	25	26	27	28	29	30
31	32	33	34	35	36	37	38	39	40
41	42	43	44	45	46	47	48	49	50
51	52	53	54	55	56	57	58	59	60
61	62	63	64	65	66	67	68	69	70
71	72	73	74	75	76	77	78	79	80
81	82	83	84	85	86	87	88	89	90
91	92	93	94	95	96	97	98	99	100

扫描二维码进入路标系统，看看我的进度如何！

路标系统

我的第"0"阶段！　签名：_____

结论为：做题 > 上课 > 看书。只看书其他都不做的人，年复一年原地踏步，不会有什么提高；只看书不做题，同时参加了 USMLE 培训课程的人，有些地方有实质性提高，有些地方提高不足，总体来说是无法达到 250+ 的考试要求；按照要求认真做题认真对答案的人，结果有系统性改变。

参加 USMLE 培训课程与做题相比意义小，与看书相比意义大。参加培训课程的核心意义，是通过早期头脑风暴，建立知识线索联系，让漫长的学习过程变得更容易、更有效。

第 0 阶段的路标点是 Kaplan Diagnostic test 正确率 ≥ 60%。

请使用 Kaplan 诊断题库（Kaplan diagnostic test，简称 Kaplan Dx，可以在网上免费获得），也可以使用包含在 Kaplan 在线题库（Kaplan online Qbank）中的诊断题库，具有同等的信度。

http://www.kaptest.com/medical-prep/usmle/try-us-for-free/img-try-us-for-free#free-step-1-diagnostic-exam

在完成了上述内容之后，如果 Kaplan Dx 初次总正确率达到 60%，那么恭喜！已经顺利通关了第 0 阶段，可以向第 1 阶段进发了！

如果您的 Kaplan Dx 总正确率没有达到 60%，请把《First Aid Q&A for USMLE Step1 》和《Robbins and Cotran Review of Pathology》中的错题重新做，并且再次学习答案（此时百歌医学为大家设计的第 0 阶段答题卡的作用就体现出来啦！）。完成这个补救措施后，再做同一套 Kaplan Dx（同样的试题），如果此次达到 60% 的正确率，就可以往第 1 阶段进发。如果第二次模考 Kaplan Dx 还是没有达标，那么请直接联系百歌医学顾问系统。

百歌医学 USMLE 精讲中，有期中、期末两次考试，其正确率也与第 0 阶段的路标点有相关性。一般来说，期中期末考试的平均正确率在 50% ~ 60% 时，相当于 Kaplan Dx 正确率 60%，但由于参加 USMLE 精讲的同学个体差异较大（不同年资、参加课程时的复习程度不一等），所以这个区间仅供参考，大家还请按照自己的实际情况安排复习。

2.3.2　第 1 阶段

这个阶段是通往 250+ 的必经阶段，也是 Step1 备考中比较艰苦耗时的阶段。建议至少预留 6 个月左右时间，全身心投入去准备。本阶段虽然长，但"磨刀不误砍柴工"，这个阶段复习得越扎实，Step1 考 250+ 的概率就越大，之后提高也越容易。但这个阶段的基础是建立在第 0 阶段的积累之上（如果你绕过了第 0 阶段，还建议施主踏实为人，回头是岸呀）。

一般来说，第 1 阶段需要每天至少 4 小时不受干扰的复习时间，才能充分保证学习质量。这个阶段要尽量避开各种大考、大婚、升学、考研考博、地理迁徙之类的事情。这些事件很容易让刚刚积累的知识在形成内化联系之前退化，之后再想重新捡起来，费时费力，并且会对自己丧失信心、产生怀疑。

与路标系统 V2 相比，路标系统 V3 中升级了学习方式，强调"早做题，分科做题，分科设置目标点，带着问题去读书"的崭新观点，尽量去扭转过去那种"看书一年半载，上课七零八落，做题一塌糊涂"本末倒置的学习方式。

与此同时，在分科做题的阶段，也恰恰是初读和熟悉《First Aid for USMLE Step1》（以下简称 First Aid 或 FA）的好时机。First Aid 本身是对考试知识体系的高度概括，这个时期开始接触 First Aid 可以为今后复习提供更高层次的框架感和系统感。

每道 Kaplan 题库的题目解析中，都会详细提供 First Aid 中对应的页码，在回顾每道题的过程中，可以适当查阅相关的资料或者 review book，再到 First Aid 中把相关的知识熟悉和定位一下，将题目中涉及到而 First Aid 中没有的知识补充上去，为后面阶段的精读 First Aid 储备知识，打好基础。

需要做的第一件事是购买一个在线正版 Kaplan Step1 题库。只有在线正版才能做到【分科选题】、【标注难题】、【分类集中错题】、【计时做题】和【自动正确率统计】。这些是盗版完全不能具备的功能。按照分科，将 Kaplan 题库分为以下八个部分：

■ 病理学（pathology）

■ 生理学（physiology）和病理生理学（pathophysiology）：在美国的医学教育中，病理生理不一定作为一个单独的学科存在，经常被拆分进入病理学和生理学。

■ 药理学（pharmacology）

■ 微生物（microbiology）和免疫（immunology）

■ 生物化学（biochemistry）、遗传学（genetics）和细胞生物学（cell biology）

■ 解剖学（anatomy）和组织学（histology）

■ 行为医学和医学统计学（behavioral science & biostatistics）

■ 其他：不属于以上分类的

在路标系统 V3 之前的版本中，我们经常说要从"3P1M"开始复习（pathology, physiology, pharmacology & microbiology, 即病理学、生理学、药理学和微生物学）。而根据这四年来的观察结果，很多同学因为现实条件所限，很难遵循这个方式。不过，我们最终统计发现，复习顺序不同，对最终结果产生的差异并不大。故而，我们也不再对复习顺序前后做要求，只建议如下：①对在医学基础阶段的同学们来说，可以沿着医学院课程的顺序来复习，先做解剖、组织、生化等，逐渐往病理药理去做；②对已经进入临床的同学，或者已经毕业一段时间正在临床工作的同学们来说，可以先从病理药理等和临床更相关的部分开始，最后做解剖、组织、生化等；③对于脱产学习、休学学习的同学们来说，当然是"3P1M"的复习方法；④对正在上培训课程的同学们，可以按照课表的顺序来配合复习。

其核心思想是："当下哪些内容遇见得最多，就从哪些内容入手，同步学习或复习"，避免那种在课堂上讲着病理，手中却翻着生化的低效行为。在每一部分内，可以再按器官系统顺序来做题。比如题量权重大的病理（pathology），可以进一步分为心血管系统、胃肠道系统等顺序来做题。按照以上特定的"学科 + 器官"组合选定后，第 0 阶段扎扎实实一路走来的同学，一般每天做 1 个模块的题，之后需要 2～3 个小时来看答案，同时带着问题去做有效的阅读。

路标系统 V3 的另一个大进步是设定了每个学科的"阶段内分学科目标正确率"。目的是为了早期发现不达标的学科，从而能够早期采取补救措施，不要把"重灾区"拖到更晚。我们统计了第 1 阶段使用 Kaplan 题库复习的 200 多名同学的历次模考和最终成绩单的结果，得出每一个学科应该达到的最低正确率，从而形成了"阶段内分学科目标正确率"。这样我们每个步骤就都有客观的目标了！我们以第 1 阶段 Kaplan 题库为核心，把阶段内分学科目标正确率、辅助的一线用书和补救工具的同步关系列出如下：

百	Kaplan Qbank 题目数量（2015年）	辅助一线用书	阶段内分学科目标正确率	辅助一线补救措施
病理学	525	BRS	61.00%	
生理学和病理生理学	448	BRS	66.00%	
药理学	263	Kaplan Lecture Notes	59.00%	
微生物学和免疫学	300	Microbiology Made Ridiculously simple / Kaplan Lecture Notes / High-Yield	60.00%	Kaplan video
生物化学，遗传学和细胞生物学	155	Kaplan Lecture Notes	62.00%	
解剖学和组织学	247	High-Yield / Kaplan Lecture Notes / BRS	60.00%	
行为医学和医学统计学	108	Kaplan Lecture Notes	50.00%	
SUM	2046	Kaplan Lecture Notes	61.07%	

第 1 阶段使用题库有哪些技巧？辅助的一线用书又有哪些？没达到阶段目标怎么办？

■ 使用题库的技巧：需要积累标注的题和错题。标注的方法请仔细阅读本节的《2.3.6　附录 1：USMLE 题库练习时，用"标注题目"提高正确率的技巧》

■ 辅助一线用书：做题的同时，每一个学科都需要使用一本辅助的一线用书（我们称之为 review book），对于以上 Step1 考试中的八个部分，建议使用的一线用书如上图所示。对于书的客观评价，请详见《10.1 USMLE "书"评》。但是同时仍要注意到：

• "无目的看书"无法提高真实正确率，但是短时间内可能会产生"我什么都会"的幸福愉悦感，而长时间则容易产生迷惑性和依赖性。书的正确使用方式同第 0 阶段；

• 先看书后做题会获得伪高正确率的。尤其是现在每个模块题目数量进一步降低到 40 题，伪高正确率会更显著。复习核心一直是真实正确率的提高，而非是否看过书，请不要本末倒置。

■ 如果没达到"阶段内分学科目标正确率"，可以先自行采取补救措施。需要说明的是，补救措施好比抗生素，不宜滥用。只有在未达到"阶段内分学科目标正确率"时才需要启动，如果未达到"适应证"而使用，属于滥用。滥用补救措施，不仅浪费时间，而且还会增加大脑对于补救措施的"耐药性"。当在下一个阶段未达标想补救时，已经用过的补救措施效用就不好了。第1阶段的补救措施：当你使用完补救措施之后，再把该学科的错题重新做一遍，有些题目会做对，有些题目还会再错，但是不要紧，只要我们把那些通过自我学习能弄懂的知识做对，就达到第1阶段的目的了。这里说的"达标"，是【阶段内分学科目标正确率】。

路标系统第1阶段的路标点是 Kaplan 题库模拟考试1正确率≥ 69%

当第1阶段所有科目都达到目标正确率，或者虽初次未达到目标正确率但完成了分科补救措施之后，就可以选择一个完全空闲无打扰的日子，焚香沐浴更衣，然后模考 Kaplan 题库模拟考试1（Kaplan Qbank Simulated 1，简称"Sim1"）。

Sim1 题目数量为280，答题时间长度为7小时，和真实考试一样，定义的路标点为 Sim1 正确率 ≥ 69%。题目分布在所有器官系统和学科之中，所以在 Sim1 模考之前，即使对 FA 进行回顾，甚至再回顾 review book，之后产生的伪高正确率，也相对有限。

69% 这个数值，来源于百歌医学8年来对具有完整数据的200多名 Step1 考试者在第一个 Kaplan 全长模考时的成绩统计。

如果你第1阶段顺利达标，首先要祝贺你！向第2阶段进发的同时，你可以首次认真地在心里盘算一下大约的考试时间了。但一定要选择3个月以后的考位。因为还有第2阶段、第3阶段，这两个阶段最少也得3个多月才能完成。强烈建议同学们，为了安全考虑，还是在第2阶段过程中，能够确认自己的水平之后，再确定考试时间。

如果在第1阶段没有达标，请给百歌医学顾问公邮系统发信。请使用以下模板把基本信息告诉顾问公邮系统：

■ 姓名
■ Kaplan 题库的总成绩截图

■ Kaplan 题库的分科成绩截图

　　■ 曾经使用过的补救措施（学科或器官系统、使用的材料、用了多少时间）

　　■ Kaplan Sim1 的截图

　　■ 预计的参加考试时间

　　■ 预计的考试成绩目标

　　顾问公邮系统会根据以上具体情况分析你的弱点，提出补救方案。

2.3.3　第 2 阶段

　　恭喜通过了第 0 阶段和第 1 阶段的训练（如果是绕过第 1 阶段过来的，还建议施主踏实为人，回头是岸呀）！在现有阶段里，任务已经从"学习知识"变为"巩固知识"和"错题减容"了，从"通过做题获得知识"变成"要兼顾连续作战状态"了，应该进入看 First Aid 和做题"两手抓，两手硬"的时代啦！

第 2 阶段怎么做题?

　　与第 1 阶段的做题方式（做一个模块看一个模块的答案）不同，第 2 阶段做题需要一次做 4 个模块，然后再看错题。此时需要先安排出 4 个小时无打扰的连续学习时间用于做题，然后再把零碎学习时间用于对答案和看书，而这些零碎时间加起来，一般也是 4 个小时。做题的时候，请模拟真实考试状态，连续完成。

　　那么，真实考试状态是什么样的呢？

　　■ 选择上午 8 ~ 12 点或下午 13 ~ 17 点这两个时间中的一段。建议先选择上午 8 ~ 12 点这个时间段，因为真实考试是发生在 8 ~ 17 这个时间范围的。需要通过训练，把自己调整成一大早上做题就能迅速进入状态，尤其是对那种早上起不来的"精神慢热者"来说，这种训练更加重要。

　　■ 每个模块尽量使用 50 ~ 55 分钟时间完成，不要提早交卷，时间有剩余就回顾检查有没有粗心做错的题目。

　　■ 每个模块之间留 5 ~ 10 分钟休息，放松、喝水、上厕所均可。

第 2 阶段要做哪些题？

请把之前第 1 阶段 Kaplan 题库的错题和我的问题（My Question）都选上，使用 "Timed & Mixed" 模式，每次生成 4 个完整模块的题。具体方法可参考本节的《2.3.6 附录 1：USMLE 题库练习时，用 "标注题目" 提高正确率的技巧》。

按照上面的设置一口气完成 4 个题目模块后，再集中对答案。每道题都要认真看答案至少一次。因为这些都是第 1 阶段的错题或标注过的题，肯定是知识掌握不到位才会标注或者做错，所以在第 2 阶段要再看一遍答案，保证已经用正确内容替换掉了原有错误印象。这个阶段肯定也会有一错再错的题。这些题就需要拿出来跟身边一起复习的小伙伴们讨论，学习别人的解题思路，检讨一下自己是不是存在错误的固化思维。

第 2 阶段要花多少时间？

在全职复习的状态下，一天最紧凑的安排方式是用 4 小时的时间连续做题，再用 4 小时的时间对答案。请放心，这个阶段早已不是第 0 阶段了。那时候，1 道题需要花好几个小时，连看答案加做外延阅读。之前扎扎实实做好了第 0 阶段和第 1 阶段的，此时，你会真切地感到自己的成长！

如果是兼职复习，一天不可能有超过 4 小时以上空闲时间的话，最紧凑的方式是第一天用 4 小时连续做题，之后的日子，使用碎片化时间看答案和看书。所以这个阶段需要的时间主要由第 1 阶段留下来的错题及问题总数，以及能够使用的空闲时间决定。

▨ 全职复习，至少需要（题目数 /44）/4 个【工作日】来完成。

▨ 兼职复习，至少需要 2×【（题目数 /44）/4】个【工作日】来完成。

▨ 考虑进休息日和 "天灾人祸"（学校考试、宿舍停电、科室活动）等不可避免的因素，再乘以一个 1.0～2.0 之间的系数，这就是第 2 阶段所需的时间了。

第 2 阶段还需要什么？

这时，至少应该拥有一本最新的 First Aid。知道为什么 First Aid

封面中间是红色的呢？因为这是既往考生用血泪写就的经典。不夸张地说，First Aid 的每一个字都曾经在考试中出现过。

那为什么我们在之前的学习阶段里面很少提到这本神作呢？

因为 First Aid 是一本提纲挈领的作品，当头脑中没有知识储备而去阅读的时候，根本无法理解 First Aid 里面每字每句的背后意思，看过一遍之后并不会留下什么印象。只看了个热闹，并不能提高做题正确率。

然而，到了第 2 阶段，头脑已经被《First Aid Q&A for USMLE Step1》、《Robbins and Cotran Review of Pathology》和 Kaplan 在线题库这 3 个合计 4000 多题的题库扫荡了一遍，存下了很多知识点精华。这时候再通过 First Aid 这本书，将知识精华融汇链接，就会成为永久的记忆，成为属于自己的知识。这才能够显著提高真实的正确率。不管之前蜻蜓点水地翻过多少遍 First Aid，从第 2 阶段开始，需要将 First Aid 从头到尾，逐字逐句地阅读。

这个阶段使用 First Aid 的方法是：看到 First Aid 上的知识点，就尽量回想之前做题过程中遇到的情景，辐射知识，形成网络。如果有些知识点没有找到出处的话，就补充记录在 First Aid 上面。

路标系统第 2 阶段的路标点是 Kaplan 题库模拟考试 2 正确率 ≥ 72%

如果 Kaplan 题库模拟考试 2（简称 Kaplan Sim2）正确率 ≥ 72%，那属于第 2 阶段达标，可以向第三阶段进发；如果 Kaplan Sim2<72%，那请再模考一个 NBME，如果 NBME ≥ 520 分，那也属于第 2 阶段达标，可以向第 3 阶段进发；如果 Kaplan Sim2<72%，同时 NBME 也 <520，那属于第 2 阶段不达标，需要启动补救措施了。

启动补救措施，请你把以下信息发送给顾问公邮系统。系统会根据具体情况，提出补救方案的：

■ 姓名

■ Kaplan 题库的总成绩截图

■ Kaplan 题库的分科成绩截图

■ 曾经使用过的补救措施（学科或器官、使用的材料、用了多少时间）

■ Kaplan Sim1、Kaplan Sim2、NBME 的截图

■ 计划考试时间与考试目标

如果第 2 阶段达标，可以准备预约 2 个月时间之外的考位了。

2.3.4 第 3 阶段

经过第 0 阶段、第 1 阶段和第 2 阶段的洗礼，现在头脑中已经有了很多活跃的知识点，是时候用一根"线"，把这些知识点串起来了。这根线就是 USMLE World 题库（简称 UW）。Kaplan 题库的特点是"知识一对一，重在打基础"，而 UW 的特点是"知识点辐射"，需要具备充足的知识储备才能体会到知识点辐射的乐趣。

把 Kaplan 题库和 UW 做一个形象的比较，大家听说过"第十个包子"的故事吗？"有一个很饿的人得到一大盘包子。他吃了一个不饱，吃了两个不饱，一直吃到了第九个还不饱，当吃到第十个包子的时候，终于吃饱了。他非常气愤地说，早知道这个包子一吃就饱，前面的九个包子根本就不用吃了。

其实，对于绝大多数同学来说，路标系统第 1 阶段的《Robbins and Cotran Review of Pathology》和《First Aid Q&A for USMLE Step1》相当于前四个包子；第 1 阶段、第 2 阶段的 Kaplan 题库是中间五个包子，UW 是最后第十个包子。不吃前面的那些包子，只吃 UW 这个包子是吃不饱的。不过，想要通过吃十个 UW 包子来吃饱，一定要摸摸自己的荷包——这个题库是所有题库之中单价最高的。

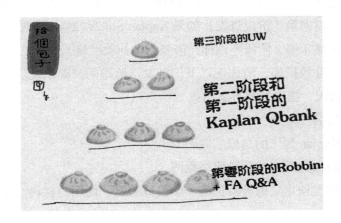

这个阶段大概需要 2 个多月时间，一般大家会开 2～3 个月左右的 UW 题库，每天使用 Mixed 和 Timed 的模式做题。每天复习内容就是做 2 个模块的 UW 和对答案，大概花 4 小时左右。然后再预留 1 小时左右的时间对应看 First Aid。

当做完 UW 的 2000 多道题之后，先把 UW 的模考 1 和模考 2 连在一起（UW 的模考都是 4 个模块的），当做一个全程模考来做（比真实考试多 1 个模块）。UW 模考的预测分数没有 NBME 准，所以我们倾向采取一个更高一点的 UW 平均分作为路标点。

路标系统第 3 阶段的路标点是 UW 模考 1+ 模考 2 的平均分 ≥ 255

如果 UW 模考 1+ 模考 2 的平均分 ≥ 255 则可以直接通过第 3 阶段；如果 UW 模考 1+ 模考 2 的平均分 <255，则可以模考一次 NBME，如果 NBME 考分 >610，则可以通过第 3 阶段。

如果 NBME 也不够 610 分，则需要重新回顾 UW 的所有错题和标注题后，再模考一次 NBME。如果第二次 NBME>610，则可以通过第 3 阶段。回顾方式同见本节《2.3.6　附录 1：USMLE 题库练习时，用"标注题目"提高正确率的技巧》。

第 3 阶段顺利通过，意味着"武功练成"，可以下山迎战 Step1 了，战绩应该是在 250+ 左右的成绩，根据 ECFMG 的统计，250+ 的考生 Match 率 70% 左右。如果有些同学追求 265 分，甚至更高分数，可以与顾问公邮系统联络，量身打造合适的复习方法。

2.3.5　总结与建议

USMLE Step1 复习考试路标系统 V3.1 是一套科学全面的备考 Step1 的方案，严格遵守这套方案复习，Step1 可以标准化地考出 250+ 的成绩。

复习 Step1 分为第 0 阶段、第 1 阶段、第 2 阶段、第 3 阶段共四个阶段，每个阶段都有其学习特点、学习内容以及阶段路标点。达到路标点的要求后，可以向下一阶段进发，如果某个阶段不能够通过

http://baigemed.com/
newbie-index/usm-
le-step1-landmark

路标点的检验，可以联系顾问公邮系统寻求补救建议。

值得注意的是，路标系统是一套会随着时间推进和考试变化，不断更新的指南性文件。而书籍一旦出版后，内容无法及时更新，如果您要参加 USMLE Step1 考试，请在阅读上文的同时，一定要严格比对路标系统的最新内容以及版本号码，确保使用的是最新版路标系统。

2.3.6 附录 1：USMLE 题库练习时，用"标注题目"提高正确率的技巧

http://bug-online.org/
lubiao/27199

这是一篇小小的应用文，教给大家在使用题库时，尤其是 Kaplan 和 UW 这类教学性质的大题库时，需要掌握的一种基本标注技巧（"My Question"或者"Mark"），来让最终正确率能达到更高的标准。

Kaplan 题库采用的标注方式是"My Question"，UW 用的是"Mark"，两者意思完全相同。这里用 Kaplan 题库的"My Question"来为大家讲解如何使用标注的技巧让最终正确率能够达到更高标准。

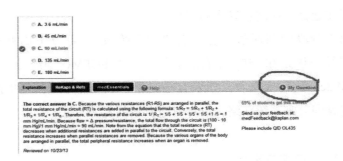

在 Kaplan 题库练习后，对答案看解释的时候，可以在右侧发现一个如上图所示的"My Question"按钮。什么时候用这个功能呢？我们做任一道题时，都要经历"阅读题干——看问题——看选项——思考——选择"的过程，当完成一个模块的题目后，回顾结果时，看到正确选项和答案解释，我们会产生进一步的想法和评估。根据这些想法和评估，我们可以把每道题都分到下面的四格表之中：

		头脑中是否有一个自认为是"正确"的答案？	
		有	没有
答案结果是正确还是错误？	正确	A类：稳定正确部分	B类：不稳定正确部分
	错误	D类：稳定错误部分	C类：不稳定错误部分
全文：《USMLE题库练习时，用"标注题目"提高正确率的技巧》http://bug-online.org/lubiao/27199			

请大家注意这个表！从所有的 USMLE Step1、Step2CK 等文本考试的高手过来人的角度来看，取得足够高正确率的重要步骤就在于：

　　▓ B 类题目最好能够变成 A 类题目；如果不能，也不要退化到 C 类和 D 类题目；

　　▓ 数量多的 C 类题目尽量转化为 A 类题目和 B 类题目；

　　▓ 尽量减少 D 类题目的绝对数量。

C 类和 D 类是被系统标记为错误的题目，无论错误的原因是什么，都需要再次重复并提高。其中 D 类题目中有一部分是属于 refractory error，具有相当大的纠正难度，不要强求完全消灭到 0，但求将比例控制到很低的水平。

而其实更重要的，是如何更好区分 A 类和 B 类了。这两类虽然都是选择正确的题目，但是由于"对的程度"不同。每次做完一个模块题目，在对答案的过程中，需要将 A B 两类题目仔细区分标注，以备之后复习使用：

　　▓ A 类：每次都能够选择正确的题目，后面不需要特殊复习。就是"打死都不会错的题"，比如：①阅读题干后，不但能够直接得到正确答案，而且可以轻松排除所有干扰选项的，是 A；②阅读题干后，得到的是两三个可能（相互构成 Differential 关系的选项），但是明显可将正确选项与干扰选项区别开的而选中正确的，也是 A。

　　▓ B 类：类似"瞎猫撞到死耗子""大脑一短路就对了""手一抖点对了"……这些不能保证下次还能做对的题目，是需要变成"My Question"的题目，今后继续进行复习。我们列举一下这些幸运的时刻，比如有（但不限于）：①阅读题干后，得到两三个可能的选项，猜对了正确答案，但无法保证今后还能像这次幸运将正确选项挑出来的题目；②阅读题干后，经过排除法，还剩下两个可能的选项，不确定其中认识的一个是否正确，但选了之后幸运地对了；③阅读题干后，完全没有想法，但是选对了。总的来说，这些有概率和运气成分的题目，都算作 B 类题目。

一般来说，普通同学经过第 0 阶段路标系统的认真做题和学习，参加过完整 USMLE 培训，进入第 1 阶段路标系统之后，Kaplan 题库中大约有 1/3 的 A 类题目，1/3 的 B 类题目，1/3 的 C 类和 D 类题目，也就是 66.6% 左右的表观正确率。

A 类题目是稳定正确部分，如果能将各 50% 的 C 类和 D 类题目转化为 A 类，同时保证 B 类题目也尽量转化为 A 类，这可以达到正确率 83% 了，接近 250+ 高分区段。

这不是一个容易的活儿，在路标系统第 2 阶段，主要工作就是"围追堵截" BCD 三类的题目，让它们向 A 类逐渐转换。

（李　旸）

2.3.7　附录 2：路标系统的起源与发展

2008 年是中国医（学）生备考 USMLE 的分水岭年。在 2008 年甚至更早之前，USMLE 系列考试一直是依靠零星的个人考试经验来指导，凭借个人天才和毅力去完成的"不可能完成"的考试。网上存在有很多既往年代的"高分"考经（single case report），然而这些考经多数是在看到了成绩之后，才构思和动笔的作品，而这个考试的复习时间漫长，导致这些考经的描述之中，会出现显著的回忆偏差（recall bias），尤其题库正确率、准备的总时间等。这些统计学 errors 的存在的情况下，同时还时常会混杂有作者有意无意在文字中的浮夸或者不真实的成分。有鉴于此，为了让广大中国医学生和毕业生获得真实的一手信息，在 2008 年以后，百歌医学（以其前身"古 BUG"）开始收集确凿的考试数据，同时用科学循证的方法，逐渐总结形成了一个为中国医学生和医生量身定做的【USMLE Step1 复习考试路标系统】，这个路标系统在 8 年以来一直是中国医生和医学生取得 Step1 高分的 Guideline。同时，路标系统的后台数据库也随着每年考试数据的积累，朝着"更快、更高、更省、更稳定"的目标而不断升级，让我们一起来回顾一下路标系统的几次重要升级。

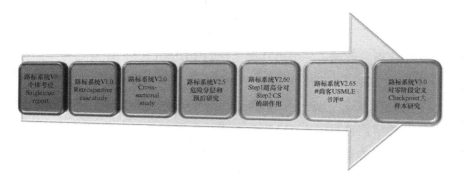

■ 路标系统 V0：这是指大约 2008 年前的那个只存在零星 USMLE 考经的洪荒年代。这个阶段的每一份考经都是一个单独的 single case report，虽然存在各种偏倚和误差，但在那个时代和条件下，曾经有过重要的启蒙作用，比如刘巍医生的《USMLE 绝非高不可攀——我的国外行医和考试经历》。

■ 路标系统 V1.0：这一版的路标系统是以李嘉华在 2008 年 5 月的 Step1（258/99）考经里面的数据点作为模板（"single case report"），并对之后 14 个月之内参加考试的另外 3 名 "古 BUG" 组员张媛、赵雅妮和李旸（他们都使用了与李嘉华相似的复习方式）的数据点进行收集和总结，形成了一个多例的 "retrospective case study"（多例的回顾性研究），在此基础上总结出了到达 250+ 成绩的要素和通路，汇聚成为【USMLE Step1 复习考试路标系统（第一版）】。这时是 2009 年。

http://baigemed.com/discussion-group/beijing-usmle-group/11177/

在此路标系统 V1 出现的同时，还有一个重要创举："出分前考经"。

在 2009 年 6 月李旸考完 Step1 之后，为了减少前面所说的 recall bias，以及避免浮夸和不真实内容出现在考经之中，创举性的从自己做起，写了 "出分前考经"（李旸的出分前考经）。这个考经是在参加 Step1 考试之后但尚未获得成绩之前撰写并公布的（中间大约有 3 ~ 4 周的间隔），因为在尚未看到最终成绩的时候，任何人都不会过度浮夸或者掺杂不真实的内容于考经之中的。在此之后，"出分前考经" 成为了一种诚实的风尚，同时也为我们研究这个考试留下了更真实的素材。

http://baigemed.com/usmle-exp/step-1/728/

■ 路标系统 V2.0：将在 V1.0 推出后的 2 年内新积累的考经（尤

其是"出分前考经"）重新汇总分析，同时百歌医学使用了 Kaplan Diagnostic test 进行了一次对同学人群的大规模 cross-sectional study，从而奠定了"三个学习阶段"的理论模型，并且绘制出了每个学习阶段的路标点，形成了一个更具操作性的【USMLE Step1 复习考试路标系统（第二版）】，这时是 2011 年。

■ 路标系统 V2.5：在 cross-sectional study 之后，我们对参加此次研究的同学们进行了 6~12 个月的随访，发现他们有些人顺利拿到了 250+，有些人却没有如愿以偿。对这些同学随访数据进一步分析后，我们发现了"偏离路标系统"的早期表现，总结了危险因素，并对不同危险因素进行了预后分层，补充形成了路标系统 V2.5 版。

http://baigemed.com/products/8496

■ 路标系统 V2.6：随着若干例 Step1 高分（255+）但 CS 失败的案例出现，我们研究了 Step1 高分与 CS 失败的关系。

■ 路标系统 V2.65：加入了"尚客 USMLE 书评"，对路标系统 V2.x 选书部分形成有力补充。这时是 2013 年 5 月。

■ 路标系统 V3.0：这是现在的最新版本，发布于 2015 年 7 月。第三版路标系统的更新与目的见下。（由于 2016 年 5 月底之后，Step1 考试修改成了每个 block 含 40 题，而非之前的 44 题，所以路标系统内容相对轻度改变，为 V3.1）

时至今日，我们全国的 USMLE 精讲累计毕业了超过 2000+ 名同学，顾问系统帮助分析、并且获得了 200 多名同学从头到尾的（包含各个阶段正确率与最后考试成绩单的）完整数据（有关完整数据的定义，可见:《USMLE Step1 考经分级标准（Version 1.2）》），虽然路标系统 V2.X 的框架依然非常有效地指导着同学们持续获得高分，但我们也发现一些新的问题，并在最新的第三版路标系统中进行了比较彻底的升级与更新，如下：

http://baigemed.com/usmle-exp/step-1/11006/

■ 从了解 USMLE 到真正开始第 1 阶段之前，其实绝大多数同学还会有一段相对"松散"的学习期，我们认识到这个学习阶段对结果也是很有价值的，但在以前的路标系统中没有进行定义和描述。在新的路标系统 3.x 之中，我们称这个阶段为【路标系统的"零阶段"】。我们重新划分"零阶段"的同时，也再次定义了路标系统第 1 阶段的起点，将"零阶段"与第 1 阶段分开。

■ 一个中国学生容易进入的误区："总有同学会试图通过看书或者读书来梦想产生好成绩，认为读书可以提高最终考试结果"，然而对于 USMLE 考试来说，这往往是徒劳的。在路标系统 V3.x 中，我们对做题与看书的侧重进行了详细的划分与描述，带大家走出"看书"的习惯性误区。

■ 2011 年之前，因为选择性偏差的存在，路标系统采样的数据群更偏向学霸型同学和毕业生，他们普遍体现出起点水平比较高。这导致原来的第 1、第 2 阶段的路标点设定较高，有可能让实际最终能达到 250+ 的同学花了更多的时间去回炉知识，也容易让暂时没有达标的普通同学丧失信心。这在第三版路标系统中都有所纠正。

■ 过去的路标系统对每个阶段有一个比较固定的时间范围建议，在近四年我们发现这个时间的个体差异性非常大。所以在第三版路标系统之中，我们不再特殊强调每个阶段的固定时间长度，而是代之以一个能帮助每个同学计算出自己所需时间长短的公式或者计算方式，真正让【正确率】成为路标系统的主线。

■ 第 1 阶段学习效果的好坏，对最终成绩的影响的细致研究。我们发现第 1 阶段 Checkpoint 总正确率相近的同学，会因为分科强弱侧重不同，最后出现不一致的成绩预后。这促使我们要细化与规范化第 1 阶段学习过程中，某些学科的正确率。关注【阶段内分学科目标正确率】，是一次创举！

■ 重视使用材料的时间价格比。把价格相对低廉的材料，放在前期作为长期训练工具；价格相对昂贵的材料，放在后期作为短期训练工具，降低考 USMLE 的财务压力。

■ 使用了更大样本量去计算每个阶段路标点的数值，使它们有更好的预测性。

■ 在经修改的 3.1 版中，包含了 2016 年 5 月底之后题数降低之后的情况，添加了【正确率】伪高概念，添加了对"只看书能够提高正确率"这种迷思的描述。

在下一个小节，我们将为你点评 4 位各具特色的 Step1 考生的考试经验。

2.4　备考 Step1 是一种什么样的体验?

　　本节精选了 4 篇 Step1 考经，分别出自吴凌凌、高天岱、李晓阳和付亦男。他们来自于全国的不同城市，毕业于不同的医学院；备考时间长短不一样，有兼职复习，也有全职复习；有参加过百歌医学 Step1 精讲，也有自己复习……

　　尽管他们的考经在细节上各有不同，但他们的备考过程里面都有很多共性：他们都使用了路标系统制定复习计划，并且取得了优异的成绩；在他们的考经里，都谈到了自己复习考试的心得和经验教训，有很高的研究价值；他们都经历从学渣到学霸的蜕变，毅力、信心、乐观贯穿整个复习过程。我想你也一定会从他们的考经里面获得精神的力量，支持你走过 Step1 备考的最艰难的路程。

　　更多的考经，请沿链接去看 Step1 考经汇总。

http://baigemed.com/
category/usmle-exp/
step-1

2.4.1　全职备考 Step1 的体验（Step1 265）

　　首先出场的是广州 USMLE 讨论组（GZUG）的吴凌凌，他本科毕业于南昌大学江西医学院，参加过百歌医学在广州的周末精讲班。他全职复习，备考时间用了 426 天（按照"课考区间"衡量），考试成绩是 265 分，现在是百歌医学 Step1 讲师团的一员。

　　他的备考经历告诉我们，USMLE 高分并不是一线城市医学院学生们的专利，不管从哪个医学院毕业，只要使用正确的方法加上自己的努力，都可以拿到好成绩。而且他的全职备考的经历也是非常少见的。

=== 考经开始 ===

出分前考经

　　我是从 2014 年 4 月决定开始准备。一开始我从病理学、生理学、药理学和微生物学（俗称 3P1M）开始复习准备。同时参加了广州 USMLE 讨论组。在讨论组里面主要是做《Robbins and Cotran Review of Pathology》题库，也参加小组里面的小讲课。当时使用的材料包括：《Robbins basic pathology》，《Linda Costanzo-physiology 5ed》，《lark Lippincott's Illustrated Reviews Pharmacology 5th》，《Clinical Microbiology Made Ridiculously Simple 6th》。除了病理，其他科目都没有做题，只看了知识，也没有结合 FA。

　　2014 年 7 月，我参加了百歌医学广州周末精讲第 1/3 期周末班和 10 月的第 2/3 期，我的复习走上了快速上升期。从 2014 年 10 月～2015 年 4 月，小组开始讨论 USMLE Qmax 题库，当时我的题库正确率大概在 75% 左右。我的复习方法是按照 FA 来，一个系统平均 1～2 周，每周一个模块题目。做题之前把那个章节 FA 读一遍，那一个系统的 Pathoma 视频也看了一遍，FA 有看不懂的或者解释不详细的地方就参考相关的书籍，看懂后记在 FA 上。同时在这个阶段补充了生物化学、神经解剖学、解剖学、胚胎学、行为科学、免疫学的知识。此时参考书籍与使用方法如下：

　　■ BRS Behavioral Sciences 5th ed.（选读，补充 FA）

　　■ Biochemistry-5th Edition（Lippincott's Illustrated Reviews Series）（代谢部分看完了，分子及后边的没看）；

　　■ Langmans-medical-embryology-12th-ed（选读，补充 FA）

　　■ Lippincott's Illustrated Reviews Neuroscience（查了 HY 看不懂的点及一些图）

　　■ High-Yield Gross Anatomy（完整看了一遍）

　　■ High-Yield-Neuroanatomy（完整看了一遍）

　　■ BRS Cell Biology Histology 7th Ed（选读，补充 FA）

　　■ Sompayrac How the Immune System Works 4th（完整看了一遍）

　　■ Kaplan microbiology 视频（完整看了一遍）

■ Pathoma 视频（完整看了一遍）

在 2015 年 4 月 22 日~6 月 11 日的近 2 个月里，我开始刷 Kaplan 题库，平均 1 天 1 个模块，前期慢，后期快，最后总正确率在 82%。对答案的时候把每个选项的解释都看一遍，每一道题相关的知识都看一遍，记不住就做成一个 Anki 词条来加深记忆，觉得能够解释 FA 上的内容的抄在 FA 上了，另外就是不熟悉的说法或者是描述也抄在 FA 上了。这么做虽然挺花时间，但是磨刀不误砍柴工。

做 Kaplan 题库早期每天还有时间，又开始读了遍器官系统的 FA 部分，结合《Rapid review pathology》，感觉比较重要的点或者 FA 上没有解释的地方也都注释在 FA，同时参加了一个线上讨论《Rapid review pathology》的小组。

做完 Kaplan Qbank 后，我通过了路标系统第 2 阶段的 Checkpoint，然后在 2015 年 6 月 15 日至 7 月 24 日，我开了 UW 题库。每天至少 1 个模块，早期慢，后期快，最后的正确率是 87%。对答案方式与 qbank 类似，但是 Anki 太耗时间了就没办坚持了。这个时候又开始读了第二遍 FA 总论，主要是结合 Kaplan 的视频（Biochemistry-主要是遗传和分子生物学，Immunology，Pharmacology）和《Rapid review pathology》，视频里讲的 FA 上又没怎么提及或者讲明白的都抄在 FA 上了，因为刷 UW 太耗时间，直到了考前 15 天左右才完成这些东西。这段时间里，我还把 NBME 4~7 刷完了，没时间过每一道题，错了的查了下网上论坛的讨论，有重要的抄在 FA 上。

在完成 UW 题库后，我进入了冲刺阶段（2015 年 7 月 25 日~8 月 31 日）。这期间，主要是刷各种模拟考试题。继续看完剩下的 UW 模块的答案，刷 NBME 线上题库；中间又把神经解剖、解剖过了一遍，用了 Essential Clinical Anatomy 看了上下肢，盆腔解剖的临床相关部分，把一些 NBME 容易错的大体神经解剖图片找出来看了下并且打印出来贴在 FA 上了（参考书籍《Essential Neuroanatomy-An Atlas of Structures》）。还把很多 FA 讲了没有图片的东西比如解剖图、肾脏管型，病理之类的图找出来也打印贴在 FA 上了。皮肤的病理对着 Rapid review pathology 仔细看了一遍。

8 月中旬把 UW 错题重新做了一遍，把标记的题刷了一半，8 月 15

号左右开始听 Goljan audio，transcription 看了一半，听了 1 遍。 从 10 号左右开始才有时间过一遍 FA，看的比想象的慢很多，考前只完完整整过了 1 遍，把难记的生化、药理、微生物考前几天又突击背了一下。这时我基本完成了 Step1 的备考工作。我给大家分享一下我一路走来的路标系统的路标点数值吧：

- 7 月 28 日：Kaplan diagnostic test：83%
- 8 月 2 日：Kaplan sim test1：83%
- 8 月 3 日：NBME12：680（266，错 8 个）
- 8 月 7 日：Kaplan sim test2：82%
- 8 月 8 日：NBME11：650（260，错 13 个）
- 8 月 14 日：NBME13：660（262，错 12 个）
- 8 月 19 日：NBME15：610（251，错 20 个）
- 8 月 20 日：UW sim1 264
- 8 月 21 日：UW sim2 265
- 8 月 25 日：NBME 17：650（260，错 13 个）
- 8 月 27 日：NBME16：690（269，错 9 个）
- 8 月 30 日：官方 134：93%

终于迎来考试了。考试前一天下午基本就没怎么看书了，去看了下考场。晚上感觉自己可能会睡不着，吃了一片思诺思，在 12 点前顺利入睡了。

第二天很早就醒了，到了考场还是有些紧张，不过老师人很好，会和你聊天缓解压力。

开始考试后，第一个模块就感觉难度高于 NBME，主要体现在选项以描述偏多，有的时候不会出现熟悉的关键词，解剖题目和行为医学题目偏多，还有不少分子生物学为背景的考题，出题方式也感觉比较新颖，题目长度比 NBME15 稍长，时间有点紧张，难题略一纠结，一两分钟就过去了，导致检查时间比平时要短，没有时间再检查每一道题。

本来打算前两个模块一起做完再休息，结果做完第一个，就感觉一定要出去换换环境。后面每一个模块也都出来休息了一下。其实时间基本是够的。第一、二个模块还是比较紧张后来也就慢慢进入状态了，但难度感觉一直都在那里，每个模块 第一遍做题 mark 15～20 道，检查完以后也还是有 5 道题左右感觉完全就是在 Educational guess，最后一个模块感觉特别的难，做完一遍 Mark 了一半题目，碰到很多很奇怪的题，时间也很紧张。做完刚出来还是觉得一下放松的感觉，但很快心里就开始有点不踏实了，回来翻了一下 FA 还是发现几个明显的记忆错误……但现在也只能慢慢地等成绩了，但愿这次考试不要犯太多粗心大意的错误，也希望一年多的努力能有个好的结果。

出分后考经

#考生数据信息#

- 姓名：吴凌凌
- 成绩：265
- 复习模式：全职
- 参照的路标系统版本：第二版和第三版交界期
- 【课考区间】数值 = 426 天
- 考试题目数：44x7=308
- 考试地点：广州考场
- 本科学位学校：南昌大学江西医学院（南昌）
- 星座：双鱼座

考完以后大脑基本是空白的，后来几天不断闪回一些考试碰到的点，查了一下感觉错了不少，加上之前 NBME 模考成绩有些波动，所以考完整个人都处于比较忐忑的状态。熬了 20 多天，周三晚上 8 点半收到邮件，打开成绩单的时候心情特别紧张，看到成绩后都有点不敢相信，感觉非常幸运，大大超出了我的预期。看来真实的考试容错率应该是要比 NBME 高一些的，再加上有些难题可能是试验性的，所以考试时候会觉得非常难。

出分前最担心的还是考试的时候会犯很多粗心大意的错误，从最后的分数来看，应该也还控制得不错，这也可能是最后能拿到这个分数很重要的原因之一。成绩单上的单科成绩基本符合考试的感觉，考试的时候碰到了很多 MSK（骨骼肌肉、皮肤、皮下组织）和 BS（行为科学）的题目，感觉模棱两可的特别多，这俩果然相对其他学科差一些。

	Lower Performance	Borderline Performance		Higher Performance
DISCIPLINE				
Behavioral Sciences			xxxxxxxxxxxxxxxxxxxx	
Biochemistry				xxxxxxxx*
Genetics			xxxxxxxxxxxxxx*	
Gross Anatomy & Embryology			xxxxxxxxxxxx*	
Histology & Cell Biology			xxxxxxxxxxxxxx*	
Microbiology & Immunology			xxxxxxxxxxxx*	
Nutrition			xxxxxxxxxxxxxxx*	
Pathology			xxxxx*	
Pharmacology			xxxxxxxxxxxxx*	
Physiology			xxxxxxxxx*	
SYSTEM				
General Principles of Foundational Science			xxxxxxx*	
Immune System			xxxxxxxxxxxxxxxxxx*	
Blood & Lymphoreticular System			xxxxxxxxxxxxxxxxxxx*	
Behavioral Health & Nervous Systems/Special Senses			xxxxxxxxxxxx*	
Musculoskeletal, Skin, & Subcutaneous Tissue			xxxxxxxxxxxxxxxxxxxx	
Cardiovascular System			xxxxxxxxxxxxxx*	
Respiratory System			xxxxxxxxxxxxxxxx*	
Gastrointestinal System			xxxxxxxxxxxxxxx*	
Renal/Urinary System			xxxxxxxxxxxxxxxxx*	
Reproductive System			xxxxxxxxxxxxxx*	
Endocrine System			xxxxxxxxxxxxxxxxxxx*	
Multisystem Processes & Disorders			xxxxxxxxxxxxxx*	
Biostatistics & Epidemiology/Population Health			xxxxxxxxxxxxxxxx*	

拿到分数后，感觉准备过程中还有一些可能能够提高地方，供大家借鉴：

▨　在 FA 上，我写了很多注解，但是感觉到后期看时，不能分清轻重。我觉得在最后 UW、NBME 阶段至少应该留一种颜色的笔来专门记录这些资料来源的知识；或者像路标系统说的一样，不要太早开始用 FA，这样可以不用在 FA 上写画上那些其实很容易能够在早期阶段解决的问题，这可以减少今后复习的麻烦。我觉得对于 FA 上的注释，最理想的就是写上去以后，可以串联起 FA 上的 2 个知识点；其次理想的是写上去以后，能够帮助你理解 FA 上的某一段话或者是某些关键词。比如说一个知识在 FA 以关键字出现，而你在题目中看到了如何描述这种关键字就可以注释上去；再其次就是你从可靠资源上（比如 Kaplan 的资料）看到，而 FA 上又相对信息比较不充分的部分（比如遗传学、分子生物学、解剖、生物统计）等等；最后才是各种来源的少见病、少见说法。

▨　考试过程中，碰到少量类似于 Step2 CK 的题目，感觉比较陌生，后来看了 Master the Board CK 有豁然开朗的感觉。如果有时间，准备后期可以抽出一定时间从临床的角度再把常见病的临床表现、鉴别诊断、最佳处理稍微熟悉一下，可能会有帮助。但是这种题在我的考试中比例并不大，而且很多看起来像 CK 的题目其实还是考的 Step1 的知识。

▨ Goljan audio 应该早一点开始听，是非常好的资料，对 FA 有很好的补充。

▨ NBME 最后基本只过了一下错题，很多标注的题实际上是蒙对的，但没有时间再搞清楚。NBME 做完了就应该立刻查疑、总结。因为 NBME 没有解释，过一段时间再看，几乎等于重新做一遍。

▨ 开始做题的时间略晚了一些，后期刷题非常地赶，时间安排也特别的紧张，人也很疲惫。感觉在最后的冲刺阶段还是尽量不要制定太多计划，每天学习时间也不要计划的太满，因为很多东西并不是按想象的完全能够按计划来，有时候碰到一个难点一查一个小时就过去了，导致最后制定的很多计划考前都没时间去完成了，所以预留充裕的时间，才能保证最后从容应考。

▨ Anki 在刷题过程中做了很多，可惜平时不能坚持，最后快速的勉强过完一遍，Anki 感觉还是平时积累比较重要，到冲刺后期也没什么心情好好过 Anki 了，但是就像很多前辈说的，Anki 上的知识才是记忆的最牢靠的知识，所以建议尽早把 FA 上的需要死记硬背的点用 Anki 牢牢记住，不要拖到最后，这样也许能减少一些最后冲刺的压力。

▨ 早期做线上 NBME 不够规范，前 3 个 NBME 是晚上做的，没有模拟考试的感觉，导致换到早上做 NBME15 的时候非常不适应。感觉每个 NBME 都应该很认真地对待，就像考试一样。

另外有一些在准备过程中的感悟与大家分享一下：

▨ 关于英文原版教材（textbook）：在复习较早期，因为不太喜欢看精简的 review book，再加上时间还比较充裕，所以看了很多 textbook（其实仍然是 review book，但是比 BRS 那种还是要厚一些）。我的感受是，textbook 好处是能够搭建一个全面的知识框架，可读性高，解释性文字多，知识覆盖的广。有些知识虽然只看过一遍，也没有特别去记忆，但是却印象很深刻，在最后做题甚至是最后的考试当中，也总能碰到那么几个一眼就能识别出来的 textbook 上的知识点。Textbook 不好的地方也显而易见：特别花时间，看完了心里仍然没有底因为不知道题目会怎么考，而且其实很多 textbook 上有而 FA 上没有的知识点，在 UW 阶段和 NBME 阶段又会出现，其实那个时候如果认真都查一查的话也基本能够补充很多。

■　关于平时知识的理解：感觉 Step1 考试还是一个以考察理解为主、记忆为辅的考试，在平时做题、刷 FA、看书碰到了知识点解释不清楚、有文字没图、机制不清楚、重点不明晰等情况时。如果能够通过各种各样的途径想办法弄清楚，并且提炼出精华的部分做相应的记录，往往会一个问题带出另一个问题，甚至能达到串联 FA 上某两个知识点的效果。小组讨论、google、google scholar、wiki、google book、UpToDate、pubmed 都是很好的资料来源。

■　关于题库：因为准备时间比较充裕，所以做的题目还是比较多，感觉对于考试直接帮助最大的还是 UW 这个题库。当然之前做的每一个题库都或多或少对最后的成绩有贡献，但是我认为理想情况下应该分配更多一点的时间给 UW 题库。NBME 严格算来不是一个 qbank，因为它没有解释，但是这并不妨碍它成为最后复习的关键。它的出题风格、范围都与最终的考试有很多重合。如果能充分把每一道不确定的题目或者选项能够查清楚，感觉也会对考试有很大的帮助。

■　关于做题：每进入一个新的题库，就会对做题有新层次的理解，刚做 qmax 题库时，就经常觉得"原来题目是这么出的 / 知识点是这样考察的"；刚做 Kaplan 题库时，感觉题目信息有些绕，不那么容易得出直接的答案，此外，不熟悉一些临床场景也会导致题目做不出来；刚做 UW 的题库感觉题目的逻辑非常清晰，一环扣一环，重点也全是 FA 上的内容，对于很多 FA 上的知识有了更新的理解，UW 题目还会考一些看起来很新颖的场景，需要运用已有的知识进行推理；最后开始做 NBME，就觉得有的题目很简单，有的题目又很怪很难，知识范围也比较宽，不局限于 FA，很多题只能靠猜——但这些题恰恰就是最接近真实考试的题目。所以做 NBME 的时候，我觉得应该重点训练做题的感觉和节奏。刚开始 NBME 错的挺多，每次对答案都懊悔，为什么会出现"这么简单的题也会错／看题都没看清楚就选了／选项看错了／手抖选错了"等各种各样的错误方式，反倒是一些觉得很难的题结果蒙对了。NBME 容错率比较低，想要拿到 250 分，正确率基本就要达到90%。所以提升 NBME 分数很重要的一个因素就是训练做题节奏、减少不必要的失误。我的策略是：平均 1 分钟 1 道题，先行细读问题，扫一眼选项，再跳跃性的搜索想要的信息，尽量能够找到 2 个以上支持自己选择的依据，尽量能排除掉其他的选项。看起来简单的题不要过分求快，至少要把问题选项读明白再做选择。遇到难题看了 2 遍没什么头绪就标记后跳过。做完 1 个 NBME 模块大概耗时 50 分钟。剩下时间用于检查，先检查标记题，检查的时候难的题这时候已经确认是难题了，如果又读了一遍还是没什么头绪就应该换个思路做好猜的准备了，尽量依靠已有的知识进行猜测，在题目中找找提示性的信息，从选项逆推等等。做的时候没有十足把握的题检查的时候再核对一遍问题和自己选的选项是否是一致的。

关于全职 v.s. 兼职：相比之下，准备考 USMLE，肯定是全职比较舒服，时间充裕，如果再有讨论组的辅助监督下，自制力强的话，全职肯定比兼职更有利。但是，全职成本相对大。这个期间没收入，需要家人全力支持，或者自己动用储蓄，社会压力大，需要顶住那些周围觉得你奇怪的种种压力，如果全职准备时间太长，则将来 Match 的时候要解释时间问题。（对于准备 USMLE 全职和兼职的对比，请见《1.6 准备 USMLE 是全职好还是兼职好？》）

分数出来后，庆祝之余，也回想到一年多来每天看书、每周讨论，最后疯狂刷题的日子，感觉 Step1 整体还是一个回报与付出成正比的考试。Step1 不仅仅是对医学知识的回炉再造，也是对个人意志的磨炼，而且非常幸运的是，在准备过程中认识了很多志同道合的小伙伴。其实 step1 准备如果没有小组的话还是一个比较孤独的过程，小组这种相互鼓励，相互促进的体验对准备 Step1 非常有帮助。这些日子当中最怀念的也还是每周和小伙伴讨论题目、小讲课的时光，与他人分享自己的观点，接受质疑，刷新对知识理解的这种感觉非常的正能量，每次讨论前和讨论后都会动力满满。

（吴凌凌）

=== 考经结束 ===

吴凌凌备考时有比较强的自制力，及很好的共同学习环境。不过假如你所在的城市并没有很好的 USMLE 小组，只有自己复习的话，应该怎么玩转 Step1 呢？下一个出场的高天岱，将用自己的经验来回答这个问题。

2.4.2　独自备考却不孤独的 Step1 考试体验（Step1 270）

高天岱毕业于上海交通大学医学院，Step1 成绩是 270。在备考过程中没有参加过任何百歌医学的精讲，也没有参加上海当地的学习小组，但是他却是百歌医学顾问系统的常客。他是怎么考出如此高分的呢？请看他的考经。

=== 考经开始 ===

出分前考经

在准备 step1 的漫长过程中我得到了很多人不厌其烦的无私指点，总觉得也应该把经验教训记录下来。另外我因为没有办法参加组织，所以很希望这篇能帮到因为各种原因需要单打的小伙伴们。出分前先记录一下客观的经历，至于一些经验教训，等出分后结合起来总结一下。

备考时间 2014.1～2015.7。备考过程基本按照路标系统 V2.0 进行，分 4 个阶段。

第 1 阶段：2014.1～2015.1 月底各科的 Review Books

这是资本的原始积累。Step1 的重点虽然都在 FA 里，但是大量的知识就是靠一页一页看书，反复地记忆而积累出来。

在此之前一年我扫了一遍 Rapid Review Pathology，虽然当时对 USMLE 没什么概念，但这本神书还是让我爱不释手，帮我熟悉了 Step1 的思维方式，也让我对一些重要的知识有了一点概念。由于选择困难症晚期，到了 2014 年初，临近毕业的时候终于决定走上考 U 的不归路。

看书先是从生理、微生物、药理和生化开始，按部就班看完生理和微生物后就到了毕业季，各种事情纷至沓来，复习基本处于暂停状态。直到 8 月份，整个人才重新定下心，接着看完了药理和生化。随着几门比较重要的内容看过一遍，整个 Step1 知识框架算是有了雏形。

接下来又花了一个多月再读一遍 Rapid Review Pathology，同时配上 Goljan 的讲课和 Robbins 的题目。这一个多月收获非常大，重读 RRP 的过程中，涉及前面那几科的重要知识点我就会仔细回忆或者翻书确认，直到记住并且理清机制。很多非常重要的、涉及多个学科的知识，就是在这段时间融会贯通。

到了 2014 年底，开始过一些感觉不那么重要的或者纯记忆的科目。包括行为医学，大体和神经解剖。至于组织，胚胎和免疫，相当纠结要不要看书。这时看到卫昕的考经，大意就是重要的知识点以后做题一定会反复遇到，FA 也会讲到，于是纠结瞬间解决，决定暂时放弃看这几本书的计划。这样到了 2015 年 1 月末，所有的 review books 都已经看过一遍。

看书的阶段应该说无所谓技巧，只能一页一页地翻，一点一点地记。涉及到其他学科知识的时候，经常同时去翻相应的书，主动把知识联系起来。这些虽然会花很多额外的时间，但是通过这样反复地联系和强化打下的基础，在后边的复习中起了很大作用。

第 2 阶段：2015.1 月底～2015.3 月底 Kaplan 题库 + 第一遍 FA

一月底开了 Kaplan 题库，做了 3 个模块熟悉一下后就开了诊断测试，正确率 78%。几个模块连着做题感觉非常疲劳，相应第 3 个模块也是正确率最低。于是按顾问系统的建议，平时尽量连续两个模块去做，对于熟悉考试的节奏很有帮助。

对答案相当耗时，后来逐渐摸索出了自己的节奏。那些百分之百

确定正确和错误的、答案都能解释的题就只扫读一下。个别不清楚的
选项会仔细读一下相应的解释。如果答案都不确定的话就会标注一下
然后回头仔细研究，并且在 FA 上找到相应的内容。觉得内容比较重
要或者讲得很透彻的话会抄到 FA 上（具体技巧可以参考《2.3.6　附录
1：USMLE 题库练习时，用"标注题目"提高正确率的技巧》）。

　　2 月下旬，Kaplan 题库完成大约 50% 时，做了 7 个模块的 Kaplan
Sim2，正确率 84%，和顾问系统联系后，也对进展比较满意。继续
做完 Kaplan 题库，时间已经是 3 月底，正确率在 83%。总体感觉，
Kaplan 题库有一些比较偏的内容，就当拓宽知识面了。

　　这个阶段主要是重温之前看书的内容，熟悉做题的节奏，抓信息
的能力和做题速度也自然会有提高。不过感觉对知识梳理的作用似乎
不大。看 FA 与做 Kaplan 题库同步进行，一边在对答案时看 FA 上的相
应内容，一边自己按顺序往下看。看的时候除了记结论，也会翻各科
的书回顾重要或者复杂的内容。另外就是处理以前模糊或遗漏的知识
点。虽然看过各科的书，但 FA 上还是能找到很多完全没见过的内容，
当时将信将疑地问了顾问系统，回复表示 FA 上字字重点，不能忽略。
可惜在看书的时候还是很难做到一字一字读下去，漏掉了无数细节，
也算是埋下了一个隐患。

　　对于前边没有看的几个科目，FA 是唯一的补救方式。FA 的内容以
知识点的形式出现，没看过书会很难串起来。这时候可以充分利用维
基网站，有条件的话，还可以看一些 YouTube 上的教学视频，这些都
有助于利用尽量短的时间掌握必要的内容。一些症状体征包括心音也
可以到 Google 或者 YouTube 上查图片和视频音频，有助于对知识点真
正熟悉或者理解。

第 3 阶段：2015.4 月初 ~ 2015.6 月初 UW 题库

　　2015 年 4 月初，做了 NBME11 检验一下 Kaplan 题库的学习效果，
虽然感觉题目更难，时间也很紧张，但是 610/251 还是达到了路标系
统的路标点，公邮也对进度表示了肯定。于是开了 UW 进入下一阶段。

　　这时，受到繁琐的报名程序影响，整个人被弄得很烦，4 月份的
效率相当低下，有时每天 1 个模块都难保证。这里建议大家对自己复

习进度有一定把握后，在条件具备的情况下，尽早把报名提上日程。尤其对毕业生来说，整个过程还是比较繁琐的。不过3个月的报名周期弹性还是很大，不必过多担心。

进入5月，搞定报名后复习回到正轨。5月10日做了UW模拟测试1，800/265，当时UW已经做了大约60%。不过UW的模考感觉难度比较低，而且题目长度、题型设置都似乎不是非常合理。5月18日做了NBME15，630/256，虽然分数还可以，但是做了70%的UW后NBME的分数没什么长进，觉得也轻松不下来。不过公邮表示，以现有的成绩，最终达到250+应该问题不大，也算是给我吃了定心丸。2015年6月7日做完了UW，正确率稳定在83%。开了NBME16，分数680/266，比较满意，达到了第3阶段路标点。

这个阶段正如路标系统的描述，是对原有知识的重组，串联和激活。UW确实无愧于FA中A+的推荐级别，题目难度适中，覆盖了各路重要知识点。答案对一些复杂知识的讲解，还有一些零散内容的总结，经常让我醍醐灌顶。做UW的时候对答案会比Kaplan时更仔细一些，即使做题时没有疑问，如果感觉解释很重要也会仔细读。举个例子，比如某一道题问到 elderly male with lower back pain（老年男性伴腰痛），可以很容易地选出PSA，而答案会进一步总结 lower back pain 这一常见表现的各种病因。

这个阶段常有一些涉及复杂机制或者多个相关零散知识点的题目，可能一眼就知道答案，但具体内容已经模糊了。我的做法是一旦遇到，就完整地整理到FA上，并且牢牢记住，再遇到只要能马上反应出答案的内容，就没必要在对答案和看书时过多纠结。明知道自己能理清的情况下，重复地思考在这个阶段并不会有太大帮助，反而浪费时间和精力。总之这两个月是提升很大的阶段。从知识而言，原有的知识被串联成一张大网，学科的概念已经很模糊。从应试而言，读题速度，抓题目重点的能力，甚至难登大雅之堂的猜答案能力都有了很大提高。

第4阶段：2015.6月初~2015.7.1冲刺阶段

这个阶段已经没有新的内容，主要是做NBME保持状态，加上读第二遍FA。不过这个阶段因为没有固定的任务，所以整个人节奏散漫。我想如果最终成绩不理想的话，冲刺阶段没有做好应该是个很大的失误。由于第一遍读 FA 的时候很多细节被忽略，我将希望寄托在第二遍上，事实证明如意算盘打错了。读第二遍的过程中确实注意到了很多重要的细节，但是看的速度远比想象中慢，直到 7 月 1 号也没能看完。更大的问题是由于读第二遍的时间拖得太长，以至于前边看的最后又忘了。

相比看 FA 的不给力，NBME 的表现却一直基本比较稳定，一定程度上也稀释了我的担忧。2015 年 6 月 14 日连续做了 NBME12+UW Sim Test 2。NBME12：690/269；UW Sim Test 2 800/265。连续 8 个模块做到最后心力交瘁，看来正式考试前至少做一次全长的模考应该还是有必要的。

6 月 21 日做了 NBME17，680/266。其中 MSK（骨骼肌肉、皮肤、皮下组织）光荣刷出了 5 个 NBME 中第二次及格线，不过结合以前的表现，自我安慰为偶然现象，没有过多纠结。平时也花了很多时间回顾以前做过的 NBME，这时候很有幸认识了几位也在近期考试的小伙伴在网上一起讨论 NBME 的内容，绝对的事半功倍。所以确实很羡慕有组织的人……不论是提高复习效率还是同伴支持都真的很有帮助。6 月 28 日做了官方 150 题（其实是 137），92%。模考软件就在 usmle.org 上，与真实考试完全一致，利用它熟悉考试流程还是很必要的。

考前一天翻了 FA 上自己很薄弱的和一些纯记忆的内容。十一点倒在床上，想想还有很多要做的没来得及做，还没列举完就睡着了。本来这个月还计划看一遍 UW 的错题，结果只看了一点点，但是感觉看错题的时候又有很多收获，没时间看非常可惜。总之，冲刺阶段没能保持强度，是复习中一个很大的遗憾。

考试当天：2015.7.2

正式考试的题目普遍比 NBME 要长，难度貌似也更大，感觉题目的风格和难度更接近官方 137 题。平时我会先看问题和选项再去题目里找关键信息，而考试中很多次读完题抓不到重点，随便选了一个，回头检查才发现自己遗漏了重要症状体征。一方面因为题目长度和难度，另外自己也比较紧张，当天的做题速度受了一定影响，标记题目也达到平时 2 倍左右。第一个模块做完发现只剩 20 分钟时候有点紧张，急急忙忙检查一遍，时间就到了，也没办法再仔细看那些标记的内容。不过此后接二连三都是这个节奏，也就有点麻木了。第五个模块上来给我了当头一棒，好像前五道题标记了四个，后边的题目感觉也很难，心中万马奔腾。做完发现标记了很多题，却只剩下 17 分钟。这个模块最后插满红旗交上去，出去冷静了半天才回去继续考试。好在后两个模块没有那么坑爹，基本维持了前边的节奏。休息时间还是比较充足。我每个模块都会出去，到最后一个模块也没感觉很疲劳，只是肩膀在桌子上放了一天痛得很不爽。做完考试调查后出来，深呼吸，终于度过了漫长的 8 小时。

考完就是煎熬的等成绩了。虽然 NBME 还是比较稳定，但是题目的改革让我七上八下，不知道 NBME 的预测价值会不会有变化。检查也不如平时充分，总担心会犯低级错误。不过事已至此，也只能等待，感谢的话留到出分后，希望一年半的努力会有好结果。

我的复习用书和使用方法：

🔲 Pathology

· Rapid Review Pathology + lectures（2 遍，第一遍是在备考前随意通读的）

· Robbins and Cotran Review of Pathology（正确率未统计）

🔲 Physiology：BRS Physiology（1 遍）

🔲 Pharmacology：Kaplan lecture + lecture note（1 遍）

🔲 Microbiology

· Clinical Microbiology Made Ridiculously Simple（1 遍）

· Kaplan lecture（1 遍）

🔲 Biochemistry and Medical Genetics：Kaplan lecture + lecture note（1 遍）

🔲 Behavioral Science：Kaplan lecture + lecture note（1 遍）

🔲 Gross Anatomy：High-Yield Gross Anatomy（扫读 1 遍）

■ Neuroanatomy: High-Yield Neuroanatomy（1 遍）

■ Histology/Embryology/Immunology：只阅读了 FA 的相关内容

■ First Aid for the USMLE Step1 2015

我的模考 & 题库的成绩

■ Kaplan 诊断测试 78%

■ Kaplan 题库 83%

■ Kaplan 题库模拟考试 284%

■ NBME11 610/251

■ UW 题库 83%

■ UW 模拟考试 1 800/265

■ NBME15 630/256

■ NBME16 680/266

■ NBME12 690/269

■ UW 模拟考试 2 800/265（与 NBME12 连续完成）

■ NBME17 680/266

■ 官方 137 题 92%

出分后考经

考生数据信息

· 姓名：高天岱

· 成绩：270

· 复习模式：兼职

· 参照的路标系统版本：第二版，第二版和第三版路标系统交界区

· 【课考区间】= N/A 天

· 考试题目数：44x7=308

· 考试地点：北美考场

· 本科学位学校：上海交通大学医学院（上海）

· 星座：处女座

经过 3 周的焦虑等待，收到 ECFMG 的邮件，心率瞬间飙到 180+。看到 270 的成绩的时候还是很开心的，很幸运一年多的努力能收到不错的结果。回想一下还是有一些可以总结和反思的内容。

USMLE STEP 1 PERFORMANCE PROFILE

	Lower Performance	Borderline Performance	Higher Performance
DISCIPLINE			
Behavioral Sciences			xxxxxxxxxxxxxxxxxxx
Biochemistry			xxxxxxxxxx*
Genetics			xxxxxxxxxxx*
Gross Anatomy & Embryology			xxxxxxxx*
Histology & Cell Biology			xxxxxxxxxx*
Microbiology & Immunology			xxxxxxxxxx*
Nutrition			xxxxxxxxxxxxxxxxxxx
Pathology			xxxxxx*
Pharmacology			xxxxxxxxxx*
Physiology			xxxxxxx*
SYSTEM			
General Principles of Foundational Science			xxxxxxx*
Immune System			xxxxxxxxxxxxxxxxxxxx
Blood & Lymphoreticular System			xxxxxxxxxxxxx*
Behavioral Health & Nervous Systems/Special Senses			xxxxxxxx*
Musculoskeletal, Skin, & Subcutaneous Tissue			xxxxxxxxxxxx*
Cardiovascular System			xxxxxxxxxxx*
Respiratory System			xxxxxxxxxxxx*
Gastrointestinal System			xxxxxxxxxxxxx*
Renal/Urinary System		xxxxxxxxxxxxxxxxxxx	
Reproductive System			xxxxxxxxxxxx*
Endocrine System			xxxxxxxxxxxxxxxx*
Multisystem Processes & Disorders			xxxxxxxxxxxx*
Biostatistics & Epidemiology/Population Health			xxxxxxxxxxxxxxxx*

关于看书做题

这是一个很公平的考试，技巧会有一定帮助，但起决定性作用的必然是知识的广度和理解的深度。看书可以多联系其他学科的相关内容，网状的知识总是比线状和点状的更可靠。在脑子里大概理解的基础上，最好做到能在白纸上把内容讲给自己听。心急吃不了热豆腐，前边的基础打实，后边做题也会推进地更顺利。我的复习是参照路标系统 V2，看了路标系统 V3 后确实发现了不少很有用的亮点和细节，应该会比第二版更加合理。至于做题，强烈推荐这篇《2.3.6 附录1：USMLE 题库练习时，用"标注题目"提高正确率的技巧》，起初我花了不少时间才找到自己认为合理的标注题目方式，没想到与这篇不谋而合，相信它可以帮很多人节约时间。

关于那些"不重要"的学科

很多人都会纠结的一个现实问题，我也是其中之一。现在觉得大概是这样：

■ 有些科目的题目比例确实不高，时间有限的情况下，可能不必完整地看书

■ 这些学科中重要的内容会被题库和 FA 覆盖到，在做题和看 FA 过程中务必重视，再配合翻书、维基、YouTube 之类，基本可以保证重要内容不遗漏

■ 有时候不能强求面面俱到，考试难免会碰到没有复习过的内容，个别题目对分数也影响有限

因为时间紧张，权衡之下放弃了几科的书。那几科就靠着上述方式，最终成绩并不差，可以说运气也是比较好。不过这种弄险之事，能避免还是要尽量避免……有时间的话，干嘛去走钢丝呢？

关于 Anki 的利用

刚开始边看书边做了很多，到做题和看 FA 时候困了，发现很多内容完全没有必要，甚至有一些当时理解有误或者总结不全的内容就被放到了卡片上，一再加强错误印象。我想 Anki 如果在开始做题和看 FA 的时候再开始用可能更准确和有针对性，它确实是利用碎片时间的利器。

关于应试技巧

好汉不吃眼前亏，应试技巧这种人间烟火该食也得食。考试时题干更长，人更紧张，做题速度可能要打折。所以平时要么锻炼速度和在题干中提取关键信息的能力，考试时候给自己留出余地；要么保证精准度，可以自信地不检查直接提交。更三俗的就是猜答案的能力，随着不断做题，就会逐渐明白那些出题者的套路，和一些永远正确 / 错误的答案规律。各种应试技巧不必强求，在做题过程中自然而然产生，熟悉并加以利用的方式就是最合适自己的。

关于兼职与单打

兼职并不意味低效，重要的是时间管理的技巧。相比全职，兼职复习又难免被分散精力，这确实需要一点专注和毅力，进入复习节奏就要一路到底，避免把战线拖得过长，以致再而衰三而竭。

单打无形中增加了难度，所以还是要尽量去开发身边的资源。看书的阶段我更倾向于自己钻研，形成自己的思维体系，一些花了很大

精力理解的内容也确实印象极为深刻。但到了做题阶段，尤其是最后做 NBME 时，还是要想办法找到进度相似的战友，题目需要举一反三的理解，利用讨论纠正自己错误的思路，避免一些低级失误。另外，顾问系统对于单打实在太重要，从我开始做题到最后考试，一封一封邮件帮我把握方向，也给了我很多鼓励，让我觉得复习并不孤单，频繁的通信能保证自己一直走在正确方向上，也能得到很多具体的建议。

关于 NBME

题目改革了，但看起来 NBME 在预测成绩上的地位仍然无可替代。我的 NBME 最后在 268 上下，和考试分数相当接近。NBME 的预测也很稳定，如果时间有限的话，应该没有必要在同一阶段反复做。虽然考试中没有遇到原题，但是 NBME 上毕竟有很多重要的点，不会的内容还是要解决。

关于考试当天

考试当天面对比 NBME 更难更长的题目难免焦虑，但是不必对题目难度过于纠结，尤其不用联想自己平时做题的状态。复习这么久，面对的又是一个高度标准化的考试，要相信自己的能力和考试的公平。考试中遇到个别很坑爹的模块（这貌似不是个案），要有心理准备，遇到也不必过于紧张，做完了出来好好调整一下，不要影响后边的考试。

关于题目改革

首先可以明确，考察的内容没有超出原有复习范围的。改革应该主要在于题目的形式。我的感觉是那种题干很长，描述临床情景的题更多。题干冗余信息量很大，重要内容的表述有时候也更隐晦，给寻找关键信息带来一定的麻烦。当然这些是主观的感受，在目前有限的信息下，还很难说所谓的改革究竟是怎样的，但从我个人的经历来说，改革影响并不大，复习策略和分数预测应该不需要调整。

（高天岱）

=== 考经结束 ===

2.4.3　医学生备考 Step1 的体验（Step1 264）

　　刚才介绍的吴凌凌和高天岱考 Step1 的时候都已经是医学院毕业生，但近年来随着 USMLE 在医学院里面的普及，越来越多医学在校生就可以参加，也有人取得很好的成绩。接下来给大家介绍的李晓阳就是一个医学生里面的杰出例子。她从高中开始就立志去美国做医生，在对比了去美国读本科然后考医学院，和在中国读医学院然后考去美国做住院医的利弊后，她选择了后面一条路，成为复旦大学上海医学院的一名医学生。她在医学院的早期就开始 USMLE Step1 的准备。我们看看作为医学生的她，是如何做到在完成基础医学学习之后就考 Step1 的。

=== 考经开始 ===

出分前考经

　　最早知道 USMLE 是在高中。当时有出国去读本科的想法，但是自己又挺想学医的，做了番研究之后发现去美国学医难度和成本实在太大，好像不太现实。正在纠结之中，偶然一次在网上发现了李嘉华前辈的博客和继而一堆 BUG（百歌医学前身）前辈的博客群，真是一针上好的鸡血！回想当时，其实他们并没有现在这么靠谱规范的路标系统和 Step1 精讲的帮助，但是这些敢为人先的前辈的经验告诉了我另一种可能：在国内学医再考 USMLE 出国行医。于是告别了纠结，如愿进入了医学院，前两年各种公共课程，觉得时机未到，于是 USMLE 计划暂时搁置，在各种活动中就水水地过去了。大三上作为学校交换生去美国交流了半年，和美国的医学预科生一起学习，也去参加了一些他们生涯规划的一些活动。这半年的了解和感受更加让我确信了自己希望来美国行医的愿望。

第 1 阶段：2013.9– 2014.8

　　从美国交换回来后学完了病理生理微生物之类的医学基础课。

2013 年 9 月，觉得有了一定基础知识，终于是时候开始准备 USMLE 了。于是搞来 3P1M 的学习资料开始看。一开始看的真是非常受挫，如果说生理和微生物还能硬着头皮看，病理就是分分钟想掀桌的节奏了。虽自觉在国内病理学的不错，但是 USMLE 所谓的 Pathology 完全不是看看切片标本那回事，俨然一本小内科，把疾病表现、诊断和发病机制融合在了一起。当时桥梁课程都还没开始学的我对各种实验室检查数据，体征简直一头雾水。BRS 刷着刷着，自觉不对，此书虽然简明扼要，但对我来说看一遍等于白看，根本没法理解。

于是我搞来了大部头 Goljan Rapid Review Pathology，和当时几个想考的同学组了个小分队，配着 Rapid review 一个礼拜讨论 1~2 章 Robbins 的习题，正确率神马的真是不敢统计，估计 50%~60% 吧？现在回头想想真是勇气可嘉，用 Rapid review 起步也是蛮拼的，刷的过程自然非常艰辛，但是换个角度，咬牙坚持过去了，这个阶段的积累确实帮助我透彻地理解了很多东西，为后面打下不错的基础。

与此同时，我开始参加百歌医学的上海周末班，觉得一下子让我开窍了好多，辐射的思维方式帮我把许多知识点连接在了一起，各种无节操口诀也受用至今，很大程度上缓解了刷书各种记不住的苦闷。随着知识的不断积累，从一开始问啥都不知道到后期对于课上讲的东西越来越得心应手，自己也能明显感觉到这之中的进步。就这样到了 2014 年 4 月，终于干掉了 3P1M! 幸得余劼学长的推荐，进入上海的 SUG 讨论组。平时把小科目陆陆续续刷完，周末讨论，偶尔做小讲课，日子过得波澜不惊，一直持续到 2014 年 8 月，把所有 review book 都过完了一遍。看着书桌高高叠起的十来本书，还是有些小小的成就感的。

第 2 阶段 2014.8– 2014.12

2014 年 8 月初，结束了内科见习和考试。经过学校期末考试的一番洗脑，感觉很久之前看的书不少已经被竞争性抑制掉了，我决定在开始做 Kaplan 题库之前配合着 Pathoma 视频看第一遍 FA，把知识点串一串。Pathoma 真是深得我心，虽然我没用配套教材，但是视频里面的画图就可以把机制讲得很透，我觉得比 Rapid Review 更易读，可以作为入门教材，一边看一边在 FA 上做笔记。直到最后考前刷 FA，看到上面做的 Pathoma 的一些笔记还感到非常受用。

8 月底 FA 差不多刷完一遍，还是忐忑不安地不敢接受 Kaplan 诊断测试的检验，直接开了 Kaplan 题库。每天 1 个模块，自己对着答案的 FA 书页看书，做笔记。我每天花在做题以及对答案的时间差不多要 5~6 个小时，效率比较低是主要原因。虽然经常走神，不过看的还算用心，会多多类比，联想和总结。一开始 5~6 个模块正确率 60%~70%，之后就一直稳定在 78% 左右。起初还挺开心的，毕竟是跳过诊断测试直接开的题库，多少有些心虚。但是后来就开始着急了，焦虑自己怎么都快做了一半了还没有一点进步。半程的时候做了个 Kaplan Sim1，正确率 79%，发信给顾问公邮系统，回复：在 250+ 的轨道上了。一针鸡血，其后正确率就一下上窜到 85% 左右，直至最终完成题库，总正确率 81%，Sim2 正确率 83%。11 月份的时候又摸了一套 NBME 12，结果 610/251。

正当进步的势头大好，本想乘胜追击继续刷 UW 的时候，学校的外、妇、儿见习又打乱了我的计划。上医大兴土木，我等医学生只得搬到茫茫远的江湾大草原，为了每天见习来回早上起得比鸡还早，晚上回去又正赶上晚高峰堵得人想吐，还有各种考试的狂轰滥炸，每天能给 USMLE 的时间简直少得可怜，加之自己的学习效率又比较"捉急"，无奈只能暂时搁置 UW。偶尔逮到空闲时间看掉了一半的 DIT，个人感觉效果比较一般，主要还是花式念 FA，虽有知识补充，但是频率也不算高，全部听完得花不少时间，如果时间还充裕倒是可以听听。那阵子见习简直生无可恋，但是后来想想也并非没有帮助。在真正的考试中 FA 并不能覆盖所有，有些东西来自平时的积累，包括学校课上的，见习时带教老师讲的。如果时间足够多，尤其是像我这样临床经验欠缺的医学生，扩充自己的知识面总归还是有些好处。

第三阶段 2015.1~2015.4

2015 年 1 月终于搞定了见习和考试。迫不及待的一头扎入 UW。一开始正确率 80% 左右，比 Kaplan 最后的 85% 左右的正确率是要跌了一些，但还算在自己的意料之中，也没有太过沮丧，毕竟当中停了快 2 个月，还经历了又一波期末的洗脑。感觉做起来有些题目自己虽然选对了，但是对于来龙去脉已经有些模糊了。于是我每天 1 个模块加一章 FA 的开始边做边看第二遍 FA。UW 做到 40% 的时候看完第二遍，正确率也提升到 85%-90%，神书 FA 效果真是立竿见影。

后半程 UW 我又把 Goljan Rapid Review 的分论部分再看了一遍，对着 15 版 FA 把新的知识点抄到 14 版 FA 上。直至考前 3 周完成 UW，overall 83%。不算太高，但是感觉通过这个题库达到了学习的目的，总体还是满意的。UW 的很多题目都是对 FA 上条目的展开诠释，帮助我不去死记硬背，而通过把知识点理解透彻自然而然地记住它，辅之以 UpToDate 和 Google 各种查，一遍下来对知识点的理解整体加深了一层。因为时间有限，我就没有再完整的做第二遍 UW，只是花了 1 周的时间把错题和 mark 题再做了一遍，巩固一下。

在最后的一个月时间里，我又花了两周时间把记满笔记的 FA2014 从头到尾又过了一遍，剩下的时间把自己薄弱的章节，用 BRS BS、HY gross anatomy、Kaplan immunology、MTB CK 等书再巩固加强了一下。用饭后睡前的零碎时间在网上看了看病理标本切片，各种影像读片，心音心电图之类的自己比较怵的内容。

此阶段不得不提就是 NBME 和各种模考。我从 UW 进行到 75% 左右时开始做 NBME 直至考前，基本保持每周一个的节奏。最后一月模考数据如下：

- NBME 11 650/260
- NBME 13 660/262
- NBME 15 650/260
- NBME 16 640/258（15 和 16 放在一起做，8 个模块直接累 Cry）
- UWSA 1 265
- UWSA 2 265
- NBME 17 错 13 题
- 官方 150 95%

在做 NBME 时我犯的一个非常二的错误就是没有及时订正，总是想拖着以后再说……事实证明，出来混的总是要还的，尤其是有些买的是 standard form 的模考，不显示错了哪些题目，导致了最后早就不记得很久之前的模考每道题到底选了啥，为了对答案，几乎把好几个模考又重新做了一遍，因此耽误掉不少时间。而且在对答案的过程中还发现了几个反复错的知识点，如果能早点吸取经验教训，或许在模考上能有更多进步。

随着考试的临近，我的焦虑情绪也与日俱增，越来越看不进书。其中我最担心的就是考前失眠。作为一个常年和失眠斗争，区区期末考试都能让我 high 的彻夜"关不了机"的人，这种焦虑始终挥之不去。调整作息，咖啡减量，加大运动量，能试的办法都试了。想备安眠药但又担心如果第二天昏昏沉沉犯了脑残错误会后悔。终于在考前一周的某天彻夜未眠之后，我告诉自己是时候来一个 NBME17 体验一发了，虽然做到后面完全是强打精神，但结果还比较正常的，多少让我安了安心，暗示自己即使失眠也不会怎样。考前的最后一星期就在各种休养生息中过去了，直到考前一晚，最担心的事情还是发生了。在床上辗转反侧，难以入眠，自己变得愈发焦虑起来。回想漫长辛苦的备考过程，明明知识储备上都差不多了，为何却逃脱不了这临考失眠的魔咒。想着想着竟还没出息的掉了眼泪。但也许正是情绪的释放让我平静下来，谢天谢地，大概两三点终于浅浅的睡了过去。

考试当天

虽然晚上睡得不算好，但是好歹还是睡着了，心里的石头落了地。七点多就到了考场，心情比较平静，精神也还不错，八点开始考试。头一个模块上来有点恍惚，连着标记了好多题，一度有些郁闷，但随后慢慢进入状态。

就难度而言我觉得每个模块都比较平均，考的比较灵活，非常考验对知识点的理解和应用的能力，风格和官方 150 更像一些，但是比所有模考都要更难。每个模块我平均标记了 7~8 个左右（平时 NBME 一般标记 2~3 个左右）由此也可反映考试的难度。时间把握的也还比较理想，正式考试题干确实挺长，十几行的题目也并不少，做完一遍大约剩余15分钟左右（平时NBME剩20~30分钟），剩下时间可以把标记题仔细考虑一遍，没有mark的题目快速扫一遍看看问题里increase/decrease，do not之类有没有看错或者漏看，排查一下选项有没有点错之类的脑残错误就差不多了。

考试时我带了耳塞，效果非常给力，基本完全不受干扰，每个模块做完都会出来放放风，进进出出，感觉没有2个NBME一起做那么漫长，也就是到最后一个模块有点疲劳了，不过好在就要结束了，倒也不至于太影响发挥。考完就陷入了度日如年的等待……

虽然NBME成绩还比较稳定，考试时各种条件也都挺给力的，但总还是患得患失，担心自己会不会做题不仔细，草率大意犯了脑残错误。各种感谢感慨就先不说了，继续等成绩，希望这一年半的努力能有个完满的结局。

以下附上我自己使用过的复习材料和使用方法：

- Pathology
- Goljan Rapid Review Pathology 1.5遍（总论1遍，各论2遍）
- Goljan audio 1遍
- Pathoma video 1遍
- BRS 草草1遍
- Physiology: BRS 1遍
- Pharmacology: Kaplan lecture note+ video 1遍
- Microbiology: 大部分Kaplan lecture note+video 以及 小部分 Ridiculous 1遍
- Immunology: Kaplan lecture note 1.5遍（薄弱章节最后再过了一下）
- Behavioral science:
- Kaplan note + video 1遍
- Kaplan Ethics 100 1遍
- BRS 部分章节 1遍
- Neuroanatomy: High Yield 1遍

◾ Gross anatomy: High Yield 2 遍

◾ Biochemistry & Molecular biology: Kaplan lecture note+ 部分 video 1 遍

◾ Embryology: High Yield 1 遍

◾ Histology: High Yield 只草草翻了部分章节

◾ MTB CK 部分章节

◾ First Aid 2014 完整从头到尾 3 遍（刷题的时候看的就无法计数了）

◾ First Aid 2015 粗略 1 遍

出分后考经

考生数据信息

·姓名：李晓阳

·成绩：264

·复习模式：兼职

·参照的路标系统版本：第二版系统，第二版和第三版路标系统交界区

·【课考区间】= 577 天

·考试题目数：46x7=322

·考试地点：上海考场

·MBBS 学位学校：复旦大学上海医学院（上海）

·星座：水瓶座

考完 Step1 后迟迟都不出来成绩，我觉得自己的成绩单可能被 Check 了。吸取了上医学长学姐们成绩被 check 的经验教训，我跑到学校办公室看有没有寄来的 check 信，果不其然！麻利地敲完章以最快的速度寄出回给 ECFMG，终于没有耽误出分。考完等出分的煎熬可真是一点都不比考前少，尤其是出分的那一天，我企图用各种上课、刷剧、聚餐分散注意力，好让时间过得快一些，终于熬到了晚上 9 点。打开电脑却发现键盘突然不好使了，急出一身汗，捣鼓了 20 分钟，终于进入系统，下载，打开 PDF，终于看到了成绩,264，长舒了一口气。

USMLE STEP 1 PERFORMANCE PROFILE

	Lower Performance	Borderline Performance		Higher Performance
DISCIPLINE				
Behavioral Sciences		xxxxxxxxxxxxxxxxxxxxx		
Biochemistry				xxxxxxxxxxxxxx*
Genetics				xxxxxxxxxxxxxxxx*
Gross Anatomy & Embryology				xxxxxxxxxx*
Histology & Cell Biology				xxxxxxxxxxxxx*
Microbiology & Immunology				xxxxxxxxxxxx*
Nutrition		xxxxxxxxxxxxxxxxxxxxxxxx		
Pathology				xxxxxx*
Pharmacology				xxxxxxxxxxxxxx
Physiology				xxxxxxxxxxxxxxx
SYSTEM				
General Principles of Foundational Science				xxxxxxxxxxxxxxxx
Immune System				xxxxxxxxxxxxxxxxx*
Blood & Lymphoreticular System				xxxxxxxxxxxxxxxx*
Behavioral Health & Nervous Systems/Special Senses				xxxxxxxxxxxxxxxx
Musculoskeletal, Skin, & Subcutaneous Tissue				xxxxxxxxxxxxxxxx*
Cardiovascular System				xxxxxxxxxxxxx*
Respiratory System				xxxxxxxxxxxxxxx*
Gastrointestinal System				xxxxxxxxxxxxxx*
Renal/Urinary System				xxxxxxxxxxxxxxxxx*
Reproductive System				xxxxxxxxxxxxxxx*
Endocrine System				xxxxxxxxxxxxxxx*
Multisystem Processes & Disorders				xxxxxxxxxxxxxxx
Biostatistics & Epidemiology/Population Health				xxxxxxxxxxxxxxxx*

　　这个成绩和 NBME 的预测还是比较接近的，虽然我觉得真实考试的难度要比 NBME 大很多，考完觉得自己错了好多，也有很多不确定的题，因此惴惴不安。但现在看来，还是可以相信 NBME 的预测价值，相信自己的水平，而没必要以 NBME 的评分标准去推测考试的成绩。成绩单上的各项强弱也基本反映了自己的水平。比如老大难 behavioral science 狠狠的压了及格线，这也确实是在平时复习模考中没有解决的问题，在把 BRS，Kaplan，ethics 100 都刷了一遍后 BS 还是没啥起色后，我就放弃治疗了……其他各项表现都比较平均，没有明显漏洞。Nutrition 也压了及格线有点意外，感觉没什么印象，也许是样本量比较小的关系。

　　随着成绩的尘埃落定，我的 Step1 的故事也画上了句号。我是一个不折不扣的考经爱好者，在每个不同的阶段，我都会把官网上那么多考经刷一遍。题库正确率、NBME 模考的成绩、考前的忐忑、考后的焦虑……看到这些在某些特定阶段和我经历我同样问题的前辈，他们最后又是怎样走出困境的，让我感觉并不是在孤军奋战。然而每个人的故事又是不同的，别人的方法对自己可能并不一定适用。还应该了解自己，扬长避短的选择最佳的学习策略。那我就分析分析自己吧。

我觉得自己的短板在于：

1.注意力不集中

我的注意力集中时间非常短，看书看不了多久就走神到了微博、微信、朋友圈乃至百歌考经……我想这也是很多同学都存在的问题。惭愧地说，我至今都没有很好地克服这一问题。也曾羡慕学霸们能长时间精神集中的学习，也曾尝试效仿过。但是手机能禁，电脑能禁，却禁不了自己隔三差五的"失神发作"。只能说作为还没进临床的在校生，我是在用相对充裕的时间，和有效学习时间内的学习质量来弥补我的低效率。

2.虎头蛇尾

比如 Anki 这个东西只在最开始复习的时候玩过几个月，后来就渐渐放弃了，如果把知识点一个一个录成词条，那花在录入的时间太长，录着录着就录不下去了；如果偷个懒把几个知识点放在一个词条下，那就跟背国内考试的简答题似的，容易答不全，永远停留在前 200 个词条记忆曲线的泥潭中翻滚……大概还是我使用方法不对吧。各种 Evernote/Onenote 之类的我也试过，本想用来整理，但是理着理着发现好多时间都花在非常强迫症地搭框架、排格式这些事情上了，根本没有直接学知识记知识来得爽！也就很快没有然后了。当然代价就没有别人那些整理得干净整齐的表格笔记可供后期复习。这么懒怎么破？还好我还有最后的节操：随手勤翻书。FA 不离身，想到随手翻，随手查。总是记不住的点，总是翻，联想到其他的了，跳着翻……

再来说说自己比较满意的地方：

1.知识框架的建立

虽然走神的老毛病改不了，但在有限的学习时间内，学习的质量还是可以的。就知识的深度而言，类比、总结、联想、举一反三、多想一想如何快速把握知识点间的共性和鉴别点。把知识点记住只是初级目标，不管是用口诀巧记还是暴力记。把知识理解透彻才能在更灵活的临床情境中把知识用出来，我觉得这也是 Step1 考察的一个趋势。而反过来，真正理解了知识点也能够帮助你自然而然地把它牢记在心。

就知识面广度而言，遇到 FA 上一笔带过却不阐明机制的、写了某某征但没配图的，及时用 google、wiki、UpToDate 查清楚，抄在 FA 上，加上之前刷 Pathoma,Rapid review 两大题库补充上去的种种知识。复习到最后，同样一本 FA，包含的信息量是一开始的好几倍。最后，当这些知识集中呈现在你眼前，把它们串起来有事半功倍的效果。

传统复习资料之外，范围就更广了。现在 Step1 考察的范围越来越漫无边际，FA 乃至 Goljan 能覆盖的内容越来越有限，在此之外的知识在考试中就只能见招拆招了。临床所见，课堂知识，乃至微信公众号推送上的内容（这也算走神的意外收获么＝＝）都帮助我在考试中答了题。确实，这些知识的储备相对比较 low yield，也许永远不会被考到，但是平时日积月累，关键时候能联想到，从脑海深处提取出来，也是个人的水平和能力的体现。所以对于还没有上临床的童鞋们来说，平时的那些实习见习考试什么的，不如也稍微走走心，毕竟医学知识大多还是相通的，说不定有意外的收获。当然这其中也要有所取舍。毕竟太过追求深度广度，就会难免牺牲效率，把整体进度拖得很慢，捡了芝麻丢了西瓜就得不偿失了。

2.应试技巧的训练

知识体系再完善，USMLE 毕竟还是一场考试，所以应试技巧还是非常必要的！尤其是现在 Step 1 的题干越来越长，对大家做题速度是个考验。因为自己阅读速度还是过得去，所以主要集中训练读题和判断的准确度。在做 UW 的时候，我训练自己在不牺牲做题速度的情况下，通读全题，不回读，划出必要关键信息，每个选项逐个排除，全部做完后看一下标记题，其余不检查，直接结束模块，最后剩余二十多分钟左右。这样做是因为，一来考试可能时间不够用，不可能每道题目都能像做题库一样有再检查一遍的机会；二来检查的也未必能发现第一次思维的误区，很可能又一次掉进了同一个坑里。所以迅速把握关键信息，准确做出第一判断还是很重要的。

另外一个重要的技巧就是题感训练，说得直白些就是猜答案的能力。在考试中难免会遇到完全陌生的知识点。其实这些题目并不是只能抛抛硬币瞎猜猜。很多完全可以通过选项间逻辑关系推理做排除，也可以仔细读题干找寻线索去揣摩出题人的意图。这些往往可以帮助你选出正确的选项，或者起码可以把选择范围从五选一缩小到二选一或三选一，这样一来胜算就大多了。需要怎样的应试技巧训练因人而异，大家不妨用题库练练手，寻找到适合自己的方法，训练出一些题感，这样考试起来能更自如一些。

回想过去的一年半的复习，确实辛苦，USMLE 基本上占据了我大部分的业余时间。尤其是考前的一个月冲刺，只有夜深人静躺在床上才能有片刻的喘息，想想一觉醒来又要面对新一天高强度复习，居然会有种不舍得就这样睡过去的感觉。在复习过程中，正确率忽高忽低的时候，各种自我怀疑、沮丧、焦虑，也一样都没少过。但是我还是想说，"虐"的痛快，"虐"的酸爽！虽然辛苦有时，但是更多的是将基础知识和临床知识贯通，知其然也要知其所以然的畅快感。越学越觉得感慨于人体的精妙和医学的趣味，也越学越发现自己知识体系的欠缺，并渴望且努力去完善。

（李晓阳）

=== 考经结束 ===

2.4.4 "国奖"好学生的 Step1 考试体验（Step1 257）

下面再给大家介绍另一位也是医学生时就考完 Step1 的人。他叫付亦男，就读于北京大学医学部。北医的毕业生在中国都有很好的出路，更不用说是北医学生里面的国奖获得者了。为什么这位典型的"品学兼优的好学生"会放弃国内的发展机会，而要走上考 U 的道路呢？请听付亦男的故事：

=== 考经开始 ===

从大三开始准备，到大四结束考完 Step1，断断续续两年的时间，这一阶段算是画上了句号。回顾这段经历，发生了很多故事，也有许多感慨。说实话直到大二快结束都没有出国的打算，正如曲师姐所唱：

"学医毁全家！"，不不，是"学医惠全家"。家里好不容易有个学医的，如果还跑国外去，没有了近水楼台，怎谈"惠全家"，所以一直不怎么关注出国的事，也从没准备 TOEFL、GRE 什么的，好好学术、好好做学生工作、好好做实验，拿过国奖各种荣誉，算是那种"品学兼优的好学生"吧。

听说 USMLE 这事儿是从小罗师兄（罗祎明）那儿得知的，在一次学生会例会中，部长请来了小罗师兄，这也是第一次听说 USMLE，第一次听说 BUG 和百歌医学，听说了一些备考的故事，心想，这么刺激的事儿怎能不带上我！其实当时的初衷也不是出国，主要是为了多学点儿东西，不如试一试，于是告别了实验室，推掉了学生工作的职务，大三上学期正式开始了 USMLE 的征程。

开始准备就发现了自己"捉鸡"之处，何止医学英文单词不认识，勉强混过了四六级的我，读这教材简直是天书，拿着手机一个词一个词的查清楚，整个句子连起来只能称得上理解字面意思，句子的言外之意根本读不出来，第一本 BRS pathology，医学词汇的爆炸，超多知识点的碾压，即使是走马观花的翻，也读了两三个月的时间，加之自己备考意志一般，习惯了做"好学生"的日子，不翘课（除了政治），好好听讲，PBL 也算认真，学校考试好好复习，所以用在 USMLE 上的时间并不是太足。总之在读 3P1M 这段日子，应该说是最艰难的，也不是没想过放弃，可一想连学妹们都知道我要考 U 的事，哪能说放弃就放弃，继续往前走！

摸爬滚打了半年，终于英语没有太大障碍了，但是欠的债终归是要还的，英语不好在考试中不断被放大，这事后文再提。总之阅读英文书方面比较顺利了，而自己在校医学基础课学的还算扎实，将英文书和中文书的内容对应上以后，有了一种豁然开朗的感觉，之后在百歌医学的周末精讲上，也还比较顺利，偶尔完成一些"遭雷劈"的技术动作，在这儿认识了不少志同道合的人，决心走下去的信念要更进了一步。

在上周末班的期间，也逐渐完成了第一遍精读，其实说实话，推荐的那些教材（请见《10.1 USMLE "书"评》）我并没有看完，原因是自己阅读能力实在是太"捉鸡"了，尤其是看 HY neurology 那本的时候，格外费劲，由于还没进临床，除了在解剖时学过那些基本的神经通路，其他的各种更复杂的东西闻所未闻，完全没有前辈们醍醐灌顶的感觉，于是自己买了八年制的绿皮神经病学，啃完了前几章，终于对这块内容有了点认识。于是之后的几本 HY 书，全都没看，索性把中文教材复习一遍就过了。接着结合百歌医学周末班课件的内容，翻看 FA 找相应的章节，周末精讲上完，FA 一大半的内容也基本看完了。

到了大四上学期开始了进院见习的生活，从问诊查体消毒铺巾学起，丝毫不敢怠慢，加上桥梁课结束便是大内科见习，所以这段时间放缓了备考的进度。直到 13 年年底，突然想到自己买的 Kaplan 还有 4 个月就到期了，掐指一算，Kaplan 题库加模考一共 3000 道题，现在开始的话，每个月得做七八百题，每周就得两百，这期间学校还各种考试没法做题，一不做二不休，开干！一路 Kaplan、UW、各个模考，最后到考试。省略考试经历数千字。

出分后考经

＃考生数据信息＃

· 姓名：付亦男

· 成绩：257

· 复习模式：兼职（详见:《考 USMLE，全职准备好还是兼职准备好？》）

· 参照的路标系统版本：第二版

·【课考区间】= 525 天（详见:《考出 USMLE Step1 需要多少时间？》）

· 考试题目数：46x7=322（详见:《最新 USMLE Step1 考试改革影响分析》）

· 考试地点：北京考场

· MBBS 学位学校：北大医学部（北京）

· 星座：巨蟹座

关于这个考试，这可得多说两句了，也是给后来人参考。这考试和两年前可谓是有着天翻地覆的变化，之前 NBME 就提过考试改革的事，我相信做了 NBME 第 15、16 套模考以及前面几套 NBME 的同志们一定能体会出来差别，今日之考试与这两套也有着很大的变化。

USMLE STEP 1 PERFORMANCE PROFILE

	Lower Performance	Borderline Performance	Higher Performance
DISCIPLINE			
Behavioral Sciences		xxxxxxxxxxxxxxxxxxxxx	
Biochemistry			xxxxxxxxx*
Genetics		xxxxxxxxxxxxxxxxxxxxx	
Gross Anatomy & Embryology			xxxxxxxxxxxxxxxxx*
Histology & Cell Biology			xxxxxxxxxxxxx
Microbiology & Immunology			xxxxxxxxxxxxxx*
Nutrition			xxxxxxxxxxxxxxxxx*
Pathology			xxxxxxxxxx
Pharmacology			xxxxxxxxxxxxxxx
Physiology			xxxxxxxxxxxx
SYSTEM			
General Principles of Foundational Science			xxxxxxxxxxxxxxx*
Immune System			xxxxxxxxxxxxxxxxx*
Blood & Lymphoreticular System		xxxxxxxxxxxxxxxxxxxxxx	
Behavioral Health & Nervous Systems/Special Senses			xxxxxxxxxxxxxx
Musculoskeletal, Skin, & Subcutaneous Tissue			xxxxxxxxxxxxxxx
Cardiovascular System			xxxxxxxxxxxxxxx
Respiratory System			xxxxxxxxxxxxxxx*
Gastrointestinal System			xxxxxxxxxxxxxxxx*
Renal/Urinary System		xxxxxxxxxxxxxxxxxxxxxx	
Reproductive System			xxxxxxxxxxxxxxxx*
Endocrine System		xxxxxxxxxxxxxxxxxxxxxx	
Multisystem Processes & Disorders			xxxxxxxxxxxxxxx*
Biostatistics & Epidemiology/Population Health		xxxxxxxxxxxxxxxxxxxxxxx	

　　首先题目长度上，NBME 15、16 比之前的几套长度上升了一个档次，而真实的考试，题目会比那两套还要再长一个档次，英语"捉鸡"简直体现得淋漓尽致，做题时间紧张、题目内容把握不够都是我存在的问题。

　　其次整个考试给我的感觉是广而不深、偏重临床，涉及各个与医学健康相关的方面都有可能成为考题，比如减肥、健身、户外、饮食饮水等等，在备考时常常会去抓一些很深很细节化的东西，但其实考试涉及死记硬背的很少，而学以致用解决实际问题的内容偏多。为什么说是偏重临床呢，因为非常多的考点证实就是 Step2CK 的考点，感觉有 CK 下放到 Step1 的节奏，甚至带教老师天天叨叨的那些东西，都有可能成为考点。考察的就是临床最常用的东西，而这些在 FA 上不会有。临床见习给我的帮助很大，但临床接触的有限程度也成了我自己的一个劣势，印象尤为深的是口腔科和皮科的题，完全没有接触过这些科室，做题碰到的时候确实很怵，所谓皮科的"一眼活"还真就是这么考：一个小故事性质的题目配一张图，图片认识就能选，不认识就只能蒙。我就属于后者。一个疾病出现什么情况最需要做什么检查、一个疾病进程中最需要关注什么指标的变化、一个疾病出现的新的症状或者指标的变化如何考虑怎么处理、疾病严重程度的划分、疾病之间的鉴别诊断、各种 X 片 CT、MRI、12 导联心电图等等，这样的问题不占少数，不会的回来查清楚了也就记住了，临床思维的培养任重道远，看书、做题、考试，都是成长。

　　整个备考和考试也有很多有意思的小插曲。有一些巧合，那还是我在上北京周末班的时候，那天万姐姐（万宁辛）讲课，结束后有位同学去问万姐姐问题，把万姐姐给问住了，正巧我背着书包经过听到，而且自己前不久刚看过这块，于是我就回答了，当时得到了万大美女肯定中微带赞许的眼神。这要是换成杨教授（杨岩），够他怡情伤身灰飞烟灭，我也因此记下这一瞬间——直到考试正好涉及这个知识点，并且从未在曾经练习过的任何一套题中见到；考试还考过我关于一个比较小众的手术原理，巧的是我们的外总带教老师，除了本职手术外，另一项专长就是这个。还有一些淡淡的"忧桑"，比方做完 UW 发现成绩基本没怎么提升，看国外的考经，什么两个月准备考出 270 多，看他们的模考成绩，动辄 700+，只能感慨，智商是硬伤。比方一些想起来就后怕的意外，本来到考前状态维持的还不错，但在考前 5 天时，做 UW Sim2，发现精神不太好，记忆思维明显下降，明明很熟的知识点突然发懵，当时就傻眼了，心想不会被下毒了吧……当天晚上直接烧到 39 度，寒战、全身乏力、肌肉酸痛，一时自己也吓傻了，这考试还考不考了……在这里真心感谢组里的同伴给我的关心和照顾，送来各种药还有水果零食，昏睡三天以后症状基本消去了，留下的是大脑一片空白突然不知所措，于是放弃了看 FA，紧急开始扫错题，尽可能地找回感觉。

　　也有一些不足，虽然也有两年了，但破釜沉舟的勇气欠了不少，所以自己花的时间、读过的书、做过的题都有所欠缺，连推荐的教材和题库都不曾看完做完，FA 只完整看过一遍，更别说什么 Pathoma、DIT、Goljan 的书和音频等一些被誉为备考神作的东西。如果想考个高分，那么一定得多读书，尤其是 Goljan，仔细读好好读用心读，据说小罗师兄大二就读完了 Robbins 病理那本大厚书，并且看过的书不是一般的多，你们感受一下。

说起那些身边的大神和榜样：小罗师兄（罗祎明），在没进临床的情况下就考下 260 多分的高分；魏丹萌师姐，GRE、托福、科研、双学位、临床实习、Step1 照样 250 多分；某直系学长，不考 U，年年国奖，临床科研都极其优异，全国有名，心目中的超级学神，给人的感觉是什么都知道，有时候觉得此等大神不考 U 实在可惜，不过现在师从国内第一骨肿瘤大师，人各有志。想想两年前的自己也只是想着在国内做一个优秀的医生，有一天自习的时候，正巧坐在学长对面，看到他的外科书，泛黄的页面，卷起的边角，满满批注，就意识到了自己的差距。和他们比起来，自己还有很多需要学习需要改进需要完善的地方。

以前觉得 Step1 是座大山，现在想来 Step1 其实是最容易的一步，唯一要做的只是看书和做题，考完了才是真正麻烦的开始。感谢前辈们开辟的这条道路。我会紧跟各位学长学姐前辈们的步伐，战个痛！

（付亦男）

=== 考经结束 ===

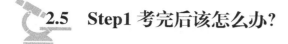

2.5 Step1 考完后该怎么办?

虽然 Step1 只是 USMLE 的 4 个考试中的第一步，但是花时间最多、最艰难的一步。所有考完 Step1 的人都会说"感觉前路豁然开朗"。在 Step1 的路上，你已经扫清了所有英语阅读障碍，建立了自己的医学知识体系，形成了自己的方法，剩下几个 USMLE Steps，只是沿用已有的知识体系和方法，把知识往临床上面深入。

如果你 Step1 成绩还很不错的话，那你相当于有了一个非常强势的开头，接下来的几步都会走得非常顺利。如果你 Step1 成绩还不够理想，你也一定要抓住机会，在后面的考试和美国实习轮转中，来进一步提升自己的整体实力。下面我们一起纵览一下 Step1 考完之后（下面简称"后 Step1 阶段"），所面临的新挑战吧。

首先，你会面临学习和工作方式的改变。Step1 时期，更多的是一种单线程工作模式，把全部精力和时间都集中在提高 Step1 考试成绩上面。而到了后 Step1 阶段，会面临同时多线推进的状态，称之为"多线程任务"阶段。复习 Step2CK 是最自然的任务延伸，但是与此同时，要准备美国临床轮转申请，并且争取在美国轮转的时候考掉 Step2CS。这时候，也要在复习 Step2CK 时穿插申请美国临床轮转的准备。美国临床轮转的时间随机性比较大，所以有时候，可能在复习 Step2CK 到半途的时候就开始了美国轮转，也就得穿插着 Step2CS 的备考。所以，需要在多种任务之间不停切换。

第二，很多工作需要面临"高分值"和"好时机"之间的平衡。在 Step1 阶段，绝大多数人都可以不计时间和精力成本地复习，务求考一个很好的 Step1 成绩作为起点。而到了后 Step1 阶段，每个任务都在"时机"上变得紧迫起来，而对"分值"的要求相对降低了。一个没有安排好的时机规划，可能会一下子错过了下一年 Match ！所以，在"后 Step1 时代"里，延长复习时间求高分值和缩短复习时间求尽早参加 Match，两者之间的关系就变得复杂微妙起来了。这需要结合毕业年限、Step1 成绩、想 Match 的专业方向等许多个人具体情况，来在"高分值"和"好时机"之间取得平衡。

第三，在"后 Step1 阶段"，对你做得好不好的评价是多维度的。

▇在 Step1 阶段，做得好 = 成绩好。

▇"后 Step1 阶段"：

· Step2CK：这就是 Step1 考试的直接延续，做得好 = 成绩好。

· Step2CS 就不再是一个有分数的选拔性考试了，而变成了医学知识、问诊技巧、和医疗日常英语的三项标准的通过性考试（如何多快好省地通过 Step2CS 考试，请参见第四章《USMLE Step2CS》）。

· 到了美国轮转阶段，评价因素就更加主观和多样化，如果沿袭 Step1 的考试风格，反而可能在轮转中不得法，拿不到一个好的推荐信（如何能做好美国临床轮转，请参见《6.7 话说"推荐信"》）。

如果已经通过了 Step1 考试，离 Match 住院医职位，时间上还有多远呢？这么说，如果已经医学院本科毕业了，或者非常接近本科毕业，最快 1 年之内就会具备申请住院医的条件了。如果你本科尚未毕业，则是获得本科毕业的学位证和下述情况共同决定的。

假设现在是 2016 年的 9 月份，如果此时已经有 Step1 成绩的话，同时会在 2017 年 6 月底本科毕业，则你可以开始 Step2CK 的复习，然后申请 2017 年 1～9 月间的临床轮转。临床轮转做 3～6 个月不等，期间你可以在美国考完 Step2CS。Step2CK 和 Step2CS 最晚也需要在 2017 年 7 月前考完，这样才能在 2017 年 9 月之前出成绩，并为申请 Match 做好准备。如果可以的话，在拿到 ECFMG 认证之后就马上报名 Step3，争取在面试开始之前考完，然后专心面试。

看完上面一段，大家会发现，其实时间表都是按照 7 月这个时间点来安排的。

如果 7 月份考完 Step2CK 和 Step2CS，在 Match 申请一开始时就具备全部条件，这会让当年的申请达到最优状态。如果考完 Step1 的日子跟 7 月份的间隔小于 6 个月的话（也就是说，在 1 月份之后才考完 Step1），参加当年的 Match 时间会比较紧，但也有人在当年 4 月份才考完 Step1，参加当年 9 月 Match 成功，可以抱着当年搏一搏，不成功来年再试的心态来准备。如果考完 Step1 的日子跟 7 月份的间隔大于 6 个月（即你在 1 月份之前已经考完 Step1），那参加当年的 Match 时间足够，这时应该为每步做好充分准备，争取一举成功。

　　总而言之，考完 Step1，是走完了 USMLE 之路的前一半；250+ 的高分会为后面的路打下坚实而又高回报的基础。但也需要认识到，Step1 结束后，需要面临一系列全新的多线程挑战，需要在"高分值"和"好时机"这二者之间找到平衡。在下面的章节，我们将为大家介绍 Step2CK 考高分的方法（第 3 章），Step2CS 短时间通过的方法（第 4 章），考 Step3 的时机（第 5 章），以及如何做好美国临床轮转（第 6 章）。

（李嘉华）

第 3 章
详解 Step2CK 考试

第 3 章
詳解 Step2CK もした

3.1 Step2CK 考试是什么样子的？

　　Step2CK 是 USMLE 系列的第二个考试，根据 USMLE 官方介绍，这个考试是用于"评估考生在上级医师的监管下，将医学知识、技能和对临床科学的理解应用于临床实践的能力，同时强调健康促进和疾病预防观念"。这话如何理解呢？

　　同 Step1 一样，Step2CK（简称"CK"）的考察范围极广，涵盖了人体各个器官系统。但 CK 更侧重于测试考生对各器官系统疾病的诊断、治疗、管理和预防等相关临床理论知识，同时涉及医学文献判读、医患沟通、职业素养、医疗安全和伦理等内容。另外，就学科而言，CK 涵盖了内科、外科、妇产科、儿科、神经病、精神病、眼科、皮肤病等各个临床学科。CK 对诊断和鉴别诊断的要求很高，大家复习时需加以注意。以下的表 1 是来自 USMLE 考试大纲的内容：

http://www.usmle.org/step-2-ck/#contentout-lines

表 1 USMLE Step2CK 考试大纲

系统（system）	比重范围（range）
基础医学的一般性原则（general principles of foundational science）	1% ~ 3%
免疫系统（immune system）	85% ~ 95%
血液 & 网状淋巴系统（blood&lymphoreticular systems）	
行为健康（behavioral health）	
神经系统 & 特殊感觉（nervous system & special senses）	
皮肤 & 皮下组织（skin & subcutaneous tissue）	
骨骼肌肉系统（musculoskeletal system）	
心血管系统（cardiovascular system）	
呼吸系统（respiratory system）	
消化系统（gastrointestinal system）	
泌尿系统（renal & urinary systems）	
妊娠，分娩，产褥（pregnancy，childbirth，&the puerperium）	
女性生殖系统 & 乳腺（female reproductive system & breast）	
男性生殖系统（male reproductive system）	
内分泌系统（endocrine system）	
多系统疾病（multisystem processes & disorders）	

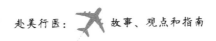

续表

系统（system）	比重范围（range）
生物统计 & 流行病学 / 人群健康（biostatistics & epidemiology/ population health）	1% ~ 5%
医学文献判读（interpretation of the medical literature）	

表 2　Step2CK 考察医生基本能力说明

能力（competency）	比重范围（range）
医学知识及基本概念（medical knowledge/scientific concepts）	10% ~ 15%
临床实践：诊断（patient care： diagnosis） 　病史、体格检查（history/physical examination） 　辅助检查（laboratory/diagnostic studies） 　诊断（diagnosis） 　预后转归（prognosis/outcome）	40% ~ 50%
临床实践：健康维护、疾病预防（patient care： management health maintenance/disease prevention） 　药物治疗（pharmacotherapy） 　临床干预（clinical interventions） 　综合管理（mixed management） 　疾病复发的监测（surveillance for disease recurrence）	30% ~ 35%
沟通交流（communication） 职业素养（professionalism） 医疗安全（patient safety）	3% ~ 7%

　　下面 4 道例题，可以协助大家更加直观地理解 CK 考试内容。同章节 2.1 中所述，考试时，记不住化验数据正常范围，并不必太担心。所有 USMLE 考试的时候，会有一个全面的正常化验数值的弹出框。当然，如果大家想做到事先心中有数的话，可以多多参考《最全常见化验检查解读》。

http://baigemed.com/ lab_test_huayan

　　例 1：A previously healthy 34-year-old woman is brought to the physician because of fever and headache for 1 week. She has not been exposed to any disease. She takes no medications. Her temperature is 39.3° C （102.8° F）, pulse is 104/min, respirations are 24/min, and blood pressure is 135/88 mm Hg. She is confused and oriented only to person. Examination shows jaundice of the skin and conjunctivae. There are a few scattered petechiae over the trunk and back. There is no lymphadenopathy. Physical and neurologic examinations show no other abnormalities. Test of the stool for occult blood is positive. Laboratory studies show:

Hematocrit	32% with fragmented and nucleated erythrocytes
Leukocyte count	12，500/mm^3
Platelet count	20，000/mm^3
Prothrombin time	10 sec
Partial thromboplastin time	30 sec
Fibrin split products	negative

Serum	
Urea nitrogen	35 mg/dL
Creatinine	3.0 mg/dL

Bilirubin	
Total	3.0 mg/dL
Direct	0.5 mg/dL
Lactate dehydrogenase	1000 U/L

Blood and urine cultures are negative. A CT scan of the head shows no abnormalities. Which of the following is the most likely diagnosis?

A.Disseminated intravascular coagulation

B.Immune thrombocytopenic purpura

C.Meningococcal meningitis

D.Sarcoidosis

E.Systemic lupus erythematosus

F.Thrombotic thrombocytopenic purpura

这道题考察的是内科一个诊断题。患者青年女性，急性病程，临床表现为发热，神经精神症状，表现为头痛、神志改变，血小板减少，微血管病性溶血性贫血，表现为贫血、破碎红细胞、胆红素升高以间接胆红素为主、乳酸脱氢酶升高，以及肾功能不全。

解题：对于 Step1 成绩很好的同学，都可以迅速判断出这个"五联征"符合血栓性血小板减少性紫癜（Thrombotic thrombocytopenic purpura）的诊断（F）。

例 2：A 4-year-old boy is brought to the physician because of temperatures to 39.4° C（102.9° F）for 8 days. Examination shows anterior cervical lymphadenopathy， nonexudative conjunctivitis bilaterally， a strawberry tongue， an erythematous truncal rash， and edema of the hands and feet. Which of the following is the most appropriate pharmacotherapy to prevent complications of this illness?

A.Intravenous immune globulin

B.Intravenous penicillin

C.Intravenous prednisone

D.Oral isoniazid

E.Oral rifampin

这道题考察的是儿科学的治疗。患儿 4 岁男性，表现为发热，结膜充血，颈前淋巴结肿大，草莓舌，皮疹，手足水肿，符合皮肤黏膜淋巴结综合征，即川崎病（Kawasaki disease），为了预防冠状动脉瘤的并发症需使用免疫球蛋白（A）。

Step2CK 治疗题的考法，经常是要你从给出的题干中正确诊断出该疾病，然后绕一个弯，去问这个病相关的治疗问题。通常会考最常见的治疗方案或者是最常见的治疗副作用。这对于已经把 Step1 吃透的同学，也不是一个难事。

例 3：A 72-year-old woman with advanced ovarian cancer metastatic to the liver is brought to the physician by her son because she cries all the time and will not get out of bed. On a 10-point scale， she rates the pain as a 1 to 2. She also has hypertension and major depressive disorder. She has received chemotherapy for 2 years. Current medications also include oxycodone（10 mg twice daily）, hydrochlorothiazide（25 mg/d）, and fluoxetine（20 mg/d）. She is 165 cm（5 ft 5 in）tall and weighs 66 kg（145 lb）; BMI is 24 kg/m$_2$. Her temperature is 37° C（98.6° F）, pulse is 110/min, respirations are 12/min, and blood pressure is 120/80 mm Hg. Examination shows a firm, distended abdomen with moderate tenderness over the liver. On mental status examination, she is oriented to person, place, and time. She has good eye contact but appears sad and cries easily. Which of the following is the most appropriate next step in management?

A.Reassurance

B.Assess for suicidal ideation

C.Begin dextroamphetamine therapy

D.Increase oxycodone dosage

E.Restart chemotherapy

这道题考察的是精神病学的临床干预题。患者老年女性，有晚期卵巢癌、高血压、抑郁症病史。临床表现高度提示抑郁症控制不佳。抑郁症患者诊治极其重要的一点是评估患者的自杀风险（B）。

干预题跟治疗题有类似，但干预的考察范围更广，手段不仅限于药物治疗，而且常常把进一步诊断手段和治疗手段放在一起，主要考察考生对于何时治疗，何时需要进一步检查的决策能力。

例 4：A 22-year-old woman comes to the physician in October for a follow-up examination. She feels well. She has a 2-year history of type 1 diabetes mellitus controlled with insulin. She had a normal Pap smear 3 months ago and saw her ophthalmologist 6 months ago. Her 67-year-old grandmother has breast cancer. She is 168 cm（5 ft 6 in）tall and weighs 57 kg（125 lb）; BMI is 20 kg/m$_2$. Her hemoglobin A1c is 6.2%, and fingerstick blood glucose concentration is 118 mg/dL. Which of the following health maintenance recommendations is most appropriate at this time?

A.Begin running for exercise

B.Dietary modification for weight loss

C.Human papillomavirus testing

D.Mammography

E.Influenza virus vaccine

F.Supplementation with vitamins C and D

这道题考察的是健康维护中的疾病预防题。患者青年女性，常规随访。CDC 建议年龄在 6 个月及以上的所有人（仅有极少的例外）常规每年接种流感疫苗。该患者于 10 月份就诊，流感高发季节即将来临，故应建议接种疫苗预防（E）。健康维护题属于中国考生的难点，因为我们的教育里面很少系统训练对于健康人的健康维护手段，包括各种筛查实验、疫苗接种、和常规健康建议。

以上例题代表了 CK 题目最常见的提问方式：最可能的诊断，最合适的治疗，最恰当的下一步措施等，另外还有部分关于机制、危险因素、伦理情景等的问题。除了少量考察对药物广告和医学文献的判读的题目外，所有题目均会描述一个病例，紧密结合临床。Step2CK 题目与 Step1 比，都是题干偏长，信息量偏大，需要考生在有限的时间内快速提取关键信息并做出判断，这对阅读习惯、理解速度、临床理论知识功底都有较高的要求。

Step2CK 的考试形式与 Step1 极其类似，考试总时间 9 小时，其中包括 8 小时做题时间、15 分钟考试模块教学时间和 45 分钟休息时间，吃饭喝水、使用洗手间、每次进出考场前签到录入指纹等花费的时间均包括在休息时间内。具体参考《2.1 Step1 考试长啥样？》。

关于题目数量，USMLE 官网解释如下：总数量不超过 355 题，平均分布于 8 个模块中，每个模块不超过 45 题，答题时间为 1 小时 / 模块。根据最近几年的考试情况，大多数考生每个模块为 44 题，某些考生的前 7 个模块为 44 题，第 8 个模块为 32 题；有药物广告题的模块题目数量会有所减少。

考试的题型与现在的 Step1 考试一样，所有考题均为单选题，提供 3 到 26 个选项（我见过最多的选项为 20 个！），每题有且只有一个最佳答案。绝大部分为常规的文字选择题，一部分题包括血涂片、心电图、X 线 /CT/MRI 片、多媒体视频、心音听诊、药物广告、医学文献摘录等，详情请参考《2.1 Step1 考试长啥样？》章节中关于各题型的分类介绍。

（岳　兵）

　　大家可能发现，从各个角度来看，Step2CK 都与 Step1 考试非常相似，再加上近年来 Step1 考试和 Step2CK 考试的边界日趋模糊，很多考生都亲身经历过在同一个城市同一个考场做题的时候，仿佛又回到考 Step1 的精神与躯体双重体验。这个考试到底有什么意义？如何更高效的准备呢？请看下面章节的详细分解。

3.2 Step2CK 的成绩有什么作用？

USMLE 官方对于成绩解读的指南指出，官方会对因考试时间和考题形式不同产生的微小差异，通过统计学方法给予调整，使得考试时间不同的 USMLE 分数之间具有可比性。然而，USMLE 考试内容和形式逐年存在变化，时间相隔太久的考试之间在考试内容如测试范围和重点方面可能存在明显差异，故相隔时间在 3～4 年以上的考试分数之间不宜进行比较。

CK 的平均分 2011～2012 年为 237 分，2012～2013 年为 238 分，2013～2014 为 240 分，呈逐年缓慢增高的趋势。由于 CK 本身的平均分比 Step1 高，使用 2012～2014 年的数据，同样是 250 分，在 Step1 属于排前 15% 行列，而在 Step2CK 则只属于排前 31% 的水平。如果想要维持同等排位，Step2CK 分数应该比 Step1 分数高 10 分左右。

CK 的成绩单也是包括前后 2 页，其构成和 Step1 成绩单极其类似。如下图，第一页包括"是否通过考试"、"3 位数成绩"和一些统计性数据。第二页是根据各个科目与系统中在考试中的正确率表现绘制的图表。

The USMLE is a single examination program consisting of three Steps designed to assess an examinee's understanding of and ability to apply concepts and principles that are important in health and disease and that constitute the basis of safe and effective patient care. Step 2 is designed to assess whether an examinee can apply medical knowledge, skills, and understanding of clinical science essential for the provision of patient care under supervision, including emphasis on health promotion and disease prevention. The inclusion of Step 2 in the USMLE sequence is intended to ensure that due attention is devoted to principles of clinical sciences and basic patient-centered skills that provide the foundation for the safe and competent practice of medicine. There are two components to Step 2: a Clinical Knowledge (CK) examination and a Clinical Skills (CS) examination. This report represents results for the Step 2 CK examination only. Results of the examination are reported to medical licensing authorities in the United States and its territories for use in granting an initial license to practice medicine. This score§ represents your result for the administration of Step 2 CK on the test date shown above.

PASS	This result is based on the minimum passing score recommended by USMLE for Step 2 CK. Individual licensing authorities may accept the USMLE-recommended pass/fail result or may establish a different passing score for their own jurisdictions.

259	This score is determined by your overall performance on Step 2 CK. For administrations between July 1, 2014 and June 30, 2015, the mean and standard deviation for first-time examinees from U.S. and Canadian medical schools were approximately 240 and 18, respectively, with most scores falling between 190 and 270. A score of 209 is set by USMLE to pass Step 2 CK. The standard error of measurement (SEM)‡ for this scale is six points.

USMLE STEP 2 CK PERFORMANCE PROFILE

	Lower Performance	Borderline Performance	Higher Performance
PHYSICIAN TASK			
MK: Applying Foundational Science Concepts			xxxxxxxxxxxxx
PC: Diagnosis			xxxxxxxxx
PC: Health Maint, Prevention & Surveillance		xxxxxxxxxxxxxxxx	
PC: Pharmacotherapy, Intervention & Management			xxxxxxxxxxx
SYSTEM			
Immune System			xxxxxxxxxxxxxxxx
Blood & Lymphoreticular System			xxxxxxxxxxxxxxxxx
Behavioral Health	xxxxxxxxxxxxxx		
Nervous System and Special Senses			xxxxxxxxxxxxx
Musculoskeletal Syst/Skin & Subcutaneous Tissue			xxxxxxxxxxxxxx
Cardiovascular System			xxxxxxxxxxxxxx
Respiratory System		xxxxxxxxxxxxxx	
Gastrointestinal System			xxxxxxxxxxxxxx
Renal & Urinary System & Male Reproductive			xxxxxxxxxxxxxx
Pregnancy, Childbirth & the Puerperium		xxxxxxxxxxxxxx	
Female Reproductive & Breast			xxxxxxxxxxxxx
Endocrine System		xxxxxxxxxxxxx	
Multisystem Processes & Disorders		xxxxxxxxxxxxxx	
DISCIPLINE			
Medicine			xxxxxxxxx
Obstetrics & Gynecology		xxxxxxxxxxxxxx	
Pediatrics			xxxxxxxxxxx
Psychiatry	xxxxxxxxxxxxxx		
Surgery			xxxxxxxxxxx

The above Performance Profile is provided to aid in self-assessment. The shaded area defines a borderline level of performance for each content area; borderline performance is comparable to a HIGH FAIL/LOW PASS on the total test.

那么 CK 成绩有什么作用呢？

对于所有国际医学院毕业生（International Medical Graduates，IMGs）来说，通过 USMLE Step2CK 考试是获得 ECFMG 认证的必备

条件之一，而只有获得 ECFMG 认证才有资格获得美国住院医师培训岗位。那么同样是通过 CK 考试，考取低分或高分是否对住院医岗位申请产生影响呢？答案是肯定的。

内科绝大部分项目对 CK 分数的要求远不仅是通过而已，虽然许多项目网站上明确要求 CK 分数不低于 200～220 分，但一个拥有 20 个左右岗位的住院医项目，每年能接收到大概 3000～4000 份申请。所以，从申请者中筛选参加面试者，是一项极耗时耗力的任务。

因此，项目一般都会使用一些客观条件来筛选申请者，Step1 和 Step2CK 考试的分数，是最常见的筛选条件之一。根据 2014 年 NRMP 对美国 3499 位"住导"（美国住院医师培训的项目导师，美国简称"PD"，我们简称为"住导"）的问卷调查结果显示，80% 的 PD 认为 CK 分数重要，其重要性评分为 4.1 分（5 分为最重要，1 分为最不重要），重要性排第 3；仅次于 Step1 分数和推荐信。CK 分数也与 Match 率相关，CK 分数越高，Match 到理想专科的可能性越高。CK 分数达到 255 时，Match 率可以到达 70%。

从以上数据表明，USMLE Step2CK 分数高低对于申请美国住院医时的面试数量和是否成功 Match 均有重要影响。建议大家尽量考取 250+ 以上的高分，为自己在 Match 的博弈中获胜争取更多的筹码。

（岳 兵）

如果大家也仔细看过了前面介绍 Step1 考试的那章内容，一定可以得出结论："Step1 和 Step2CK 两个考试，是成绩数值被高度重视的考试！"下一节，我们来探讨如何准备 Step2CK 考试。

3.3　如何准备 Step2CK 考试？

Step2CK 目前尚无"USMLE Step1 复习考试路标系统"那样科学合理的复习策略供参考，加之网上所能搜索到的 CK 考经数量远不及 Step1，致使不少考生在 CK 复习时会感觉到不同程度的焦虑、迷茫甚至无助。然而，根据许多人的备考经历和成绩看来，如文雨萌 CK 考经所说的那样："如果坚持下去，甚至比 Step1 的时候努力更多，就一定能获得一个让人满意的结果"。希望本文能为大家复习 CK 提供一些思路。

详见《3.4.2 "不想让分数成为我唯一的标签"（Step2CK 266）》

什么时间考试比较合适？

当完成了 Step1 考试之后，Step2CK 应该何时考，取决于大家的赴美行医之路的总体时间规划。以北医八年制医学生举例，如果打算五年本科毕业就参加 Match，理想考试时间是第四年；如果打算八年毕业后再 Match，考试时间可以相应延后，但尽量不要拖延到二级学科阶段（住院医培训比较繁忙）。然而，Step1 和 CK 考试内容存在诸多相互渗透，Step1 的学习基础对于 CK 取得高分有一定帮助，所以，应该考完 Step1 后尽快开始着手 CK 的备考。考虑到许多同学考完 Step1 后会彻底放空自己，建议尽量避免这两步间隔太久，否则可能会遗忘许多 Step1 知识，且丧失 Step1 复习那股冲劲儿。另外，CK 和 Step1 一样，并不一定要等到学完相应的医学院课程之后再考试，早日考完 CK 为实习、CS 备考留出足够精力和时间方为上策，具体可参考本书 3.4.1。

复习时间如何安排？

由于每个人在临床基础、CK 分数预期、是否全职复习、自律性和复习效率等诸多方面存在差异，CK 复习时间因人而异，有的人只复习了 5 个月便考出超高分，有的人复习了 1 年以上也只取得了很一般的成绩。曾有前辈指出，理想的 CK 备考时间大概为本人 Step1 复习时间的一半；也有人指出，"对于内外妇儿都已经学过、考过不止一遍的人，趁 Step1 的知识还新鲜热乎，3～4 个月的全力以赴，对考 CK 足矣"。

建议大家综合考虑以上各个因素，参阅之前的考经以及 CK 过来人的意见，制定出合理的 CK 备考时间规划。根据现在已经获得的大规模统计的 Step1 准备时间（课考区间）为 556 天左右（具体可见《考 Step1 需要多长时间？》），按照上述所说的情况看，CK 考试准备时间应该在 90～228 天之间。

http://baigemed.com/
newbie/30081/

该使用些什么复习资料?

CK 复习的一个难点是所有复习资料的总和也不能完全覆盖考点，然而这并不妨碍大家 CK 考试取得高分。虽然 CK 复习并没有像 Step1 中 First Aid 那样圣经级的书，通过前辈们的考试经历还是可以总结出一套比较理想的复习资料。

书籍类复习学习材料：

内科

■ Master the Board USMLE Step2CK & Step3：这两本书知识点非常 High-yield，内容精炼，是复习内科的首选，可反复阅读。据罗祎明考经中的点评，前者的内科学写得更好，后者的妇儿精神等小科写得更好，两者正好互补，搭配使用。

■ Master the Board USMLE Internal Medicine：对 CK 内科知识点覆盖较好，可读性好，但是和上面两本书内容多有重复，建议选其一即可。

■ OnlineMedEd：一套最近才兴起的复习材料。主体内容是题库 + 小专题讲座 + 讲座笔记。

外科

■ Kaplan Lecture Note Surgery：为外科复习的神书，言简意赅，非常有条理。分为两部分，第一部分用最短的语言概括外科各亚专科疾病的特点和诊疗思路；第二部分为病例，帮助理解记忆第一部分各知识点。

妇产科

▧ Kaplan Lecture Note Ob/Gyn：内容翔实，写得比较有条理，可以用于妇产科复习；据范潇文考经，对应的 Video 不错。

▧ High-Yield Ob/Gyn：本人复习妇产科使用的教材，感觉比 Kaplan Lecture Note Ob/Gyn 更好，但是使用该书复习的人并不多，建议可以尝试参考。

儿科

▧ Kaplan Lecture Note Pediatrics：内容翔实，但还不够 High-yield，目前似乎没有更好的替代品。

精神科

▧ Kaplan Lecture Note Psychiatry：内容浅显，和 Step1 Behavioral Science 很类似，如果 Step1 成绩单体现出这方面很强，则不必购买。

题库类复习学习材料：

▧ Kaplan Step2CK Qbank：此题库包含不少偏、难、怪题，比较注重对细节的考察，但对临床思维和解题思路的训练有待改进。但是该题库题目题干偏长，和真实考试类似，且真实考试也会考察细节，故建议使用，也能进一步帮助覆盖考点。

▧ UWorld Step2CK Qbank：题目更加主流，比 Kaplan 题库更加注重临床思维和解题思路，而且题目都有参考文献来源，为必做题库。

循证医学工具：

▧ UpToDate：CK 备考时会遇到不同参考资料之间说法不一致的情况，尤其涉及临床决策，甚至同一本书前后都会有自相矛盾之处，这着实让人郁闷。这时 UpToDate 便可以提供最终权威答案。虽然查询 UpToDate 略费时间，但通过自己的查询往往使理解和记忆更加深刻，同时这也是将来的临床决策中必不可少的训练，正如罗祎明考经所说，"准备 CK 时，更多的是体会到美国对循证医学的重视，并且强调医学知识的不断更新性。CK 里会遇到对答案时会存在疑问的临床问题，这时候需要的正是查资料查文献独立解决问题的能力"。

■ MGH Pocket Medicine："Pocket Medicine 中证据的选取非常与时俱进（会附有参考文献出处），而且书的编排也非常合理，基本实习的时候看着书管理患者就像拿着攻略打游戏一样。用在 CK 考试里面该书可以指导不同参考书发生矛盾时信息的选取问题。很多常见病通读一遍 management（忽略剂量）往往会有醍醐灌顶之感。"引自刘雨洲考经。该书缩写较多，注意参考该书的缩写说明；因为高度概括，建议后期使用。

模考资料：

■ CK 可用的模考资源有 NBME、官方样题、UWSA 等，对最终分数的预测性不如 Step1 理想。但是考虑到 CK 考试时间 9 小时，对体力要求很高，建议考前至少做一次全程 9 小时模考，以帮助自己在真实考试时发挥出最佳状态。

额外建议和小贴士：

■ CK 考试题干很长，会存在比 Step1 考试更多的干扰信息和冗余信息，与临床实际的不确定性更相似。和 Step 1 不同，CK 不是一个基于 buzzword 的考试，所以需要综合考虑所有信息，得出 most likely 而非 definitive diagnosis，不能因为少数几处信息的不符合而轻易排除诊断，也不能因为 buzzword 确认诊断。这要求我们在平常做题库时，要更重视时间把控、正确临床思维的锻炼。

■ CK 复习时较少产生 Step1 复习时那种醍醐灌顶、茅塞顿开的感觉，甚至有时候会觉得枯燥无味，甚至非常 confused 的尴尬局面。这是正常的，因为临床知识更新非常迅速，许多诊疗建议是一系列 clinical trials 的结果，并不一定有完美的理论解释。

■ 5 条优先原则，无招胜有招：

·接诊后：永远生命体征优先，永远是 ABC（Airway，Breathing，Circulation）优先；

·诊断时：永远是常见病优先

·检查时：永远是先查体，再实验检查。永远是无创检查先于有创检查，除非患者病情不稳定

·治疗时：永远是经典的疗法优先（前沿或还没验证的治疗手段不会考）。

■ 精神层面：谈到认真复习 CK 的动力，除了帮助你获得高分而作为 Match 的敲门砖之外，更重要的是 CK 知识是将来行医时真正需要的知识，说不定因为这期间学习的某个知识点，将来你就能帮助多挽救一个生命。

总结：

CK 考试时机、复习时间因人而异，建议复习资料组合为：MTB Step 2 & 3，Kaplan Lecture Note Surgery，Kaplan Lecture Note Ob/Gyn，Kaplan Lecture Note Pediatrics，配合循证医学工具 UpToDate 和 Pocket Medicine，外加题库 UWorld Qbank 和 Kaplan Qbank。

一定有人想过："我是临床医生了，先考 Step2CK 更容易吧？""我在临床实习，先考 Step2CK 更容易吧？"这些想法虽然顺理成章，但却不正确。从本书 3.1 中的例题可以看出，Step2CK 的题目绝大多数都是"糖葫芦"模型的。一个 Step1 的知识点作为里面的"果子"，外面有一层 CK "糖衣"。考试的时候，是对整串"糖葫芦"的考察，里面的"果子"和外面的"糖衣"一起考的，这和中国的临床知识考试的时候，仅仅考外面一层糖衣的做法是有很大区别的。如本节前面所述，CK 的临床知识比 Step1 基础知识更新迅速得多，如果在没有充足的 Step1 基础情况下直接复习 CK，很容易陷入永远无法弥补知识迅速更新的漏洞的恶性循环。

本文参考并引用了文雨萌、罗祎明、刘雨洲、范潇文、李嘉华等人的 Step2CK 考经，在此一并表示感谢。本文类似于经验汇总，建议备考者沿循书侧栏的链接参阅原文考经。

（岳　兵）

http://baigemed.com/category/usmle-exp/step-2-ck/

在下一节，我们将给大家送上 2016 年 Match 内科的两位医生他们当年的 Step2CK 考经。

3.4 备考 Step2CK 是一种什么样的体验?

本节我们给大家带来的是文雨萌和罗祎明的考经。他们在医学院学习期间，不但 Step2CK 考试获得了非常好的成绩，并且在考经之中对 Step2CK 做了非常有价值的评价和分析。

我们在大家阅读之前，要提前声明一点：罗祎明和文雨萌的 Step2CK 成绩以及考经，都是在雄厚 Step1 知识基础上产生的，而非从零起点直接学习 Step2CK。罗祎明的 Step1 成绩是 263 分，文雨萌的 Step1 成绩是 270 分。与他们一样，绝大多数参加 Step2CK 考试的同学，也是在有相当好的 Step1 成绩之后，再开始 Step2CK 的。我们强烈建议所有同学，都先把 Step1 考好之后再来挑战 Step2CK，本书中 Step2CK 复习的经验方法是行之有效的。如果有同学想直接从零起点挑战 Step2CK，我们不能保证本书中 Step2CK 复习的经验方法是有效的。

同时，正在此书编写的过程中，他们都成功 Match 到了位于纽约曼哈顿的 Mount Sinai Ichan School of Medicine St Luke's and Rosevelt 内科。祝贺他们！

3.4.1 "我，并没有放空自己的习惯"（Step2CK 268）

罗祎明是一个很认真的人，连考经都写得一丝不苟。由于内容涉猎之广，他的这篇考经可以作为标准版的 Step2CK 复习大纲。除了考试之外，我们能体会到罗祎明从一个医学生向一个医生过渡的中间状态，并由此引发的对于自己行医生涯设计及事业方向的思考，这个其实也是很多 USMLE 考试参加者体会到的 "副作用"。

=== 考经开始 ===

从 2012 年 7 月份考完 Step1 后，几乎没过多久就开始准备 Step2CK 了，但考虑到我国内的临床课一点都还没上过，所以并没有短期内就去考试的想法，只是想先慢慢看着，等觉得自己基础扎实了再全力冲刺。然而，后来逐渐发现从国内临床课学到的东西实在太有限了。

首先，这边上课的重点除了 Step1 中已经知道的知识之外，就是诊疗原则，而 Step2CK 重点是在具体临床情境下选出下一步的诊疗方案，比国内的要求更进一步。

其次，北医三院的临床实践机会实在太少了，以至于我对临床上怎么看患者管患者和各种处理没什么感觉，心里很是发虚。

最后，国内很多处理和 CK 真的是不一样的！

基于以上的现实，让我试图"通过学习国内知识互补 Step2CK"的"图样图森破"期待大打折扣，于是开始纠结是否要推迟到大五实习以后再考，但后来吕毅师兄和我说："Step2CK 的应试性挺强的，即使没有国内实习经历，对临床没什么感觉也完全能 hold 住，而管患者和应付考试完全是两回事，先把 Step2CK 搞定才能更有时间和精力在之后的实习中取得更大收获！"，于是我才决定把考试时间预算在国内临床课完全结束的时候。

摘要

1. 如果你学完国内临床课并且时间并不充裕的话，建议你看：MTB internal medicine，MTB Step2CK，MTB Step3 和 Kaplan 的外科，题库首选 UW

2. 如果你时间再多些，可以听听 Kaplan 的 online prep 或者看看 Kaplan 的妇儿科，并把 Kaplan Qbank 也做了

3. 如果你正在学习国内的临床课并且时间比较充裕，推荐你完成上面的书和题库外，还可以看：Step Up To Medicine 和 MKSAP for Students 5

4. 模考随便做一个就行，做多了可能带来难度上的错觉

5. 实际考试比模考要难，对鉴别诊断要求很高，考察的临床知识面也很广，故平时要多积累多思考

第1阶段（2012年8月~2013年7月）

这一阶段，我在学习国内的内外妇儿课，平均每天准备时间3小时，如果算上用英文参考书学国内课程的时间，则时间会再多一些。主要是看Kaplan的online prep/lecture notes，以及一些针对美国医学生clerkship的参考书，想给自己构建一个基础扎实的知识体系，并尽可能拓宽临床知识面。

看完才发现那些美国见习医学生的参考书（比如FA系列）除了Step Up To Medicine比较适合内科的学习外，其他对于学习和考CK帮助都很有限，反面印证了Kaplan系列对于学习和考试的靠谱性。

顺便说一下，北医三院只有内外妇儿四科的大考试，而阶段性的出科考都特别水，所以准备CK的前期没怎么受到国内乱七八糟考试的干扰。而且都知道Match的时候对IMG不会看GPA，所以我国内考试考前也几乎不怎么复习（平均每科<4h），但分数都是80+，在班里平均分左右或高点儿，可见Step1的底子和Step2CK的知识对夯实临床基础知识的帮助还是很大的。

下面分科列一下我使用的复习资料及方式方法。

内科

■ Kaplan Online Prep：1遍　推荐程度：★★★★☆
■ Kaplan Lecture notes：1遍　推荐程度：★★★★☆
■ Step Up To Medicine：1遍　推荐程度：
■ 在CK应试上：★★★☆☆
■ 对内科学习上：★★★★★

Conrad Fischer的讲课超级赞，本来内科给大多数人的印象都是很难很琐碎，但看完Conrad Fischer的"表演"后，觉得内科不仅简单而且很有趣，不愧是把医学教育当做兴趣来做的老男人，不知不觉就成为脑残粉……于是考前还买了他的Routine Miracle，一本旨在通过讲述现代医学给患者带来的福音，来向医学生传递正能量的闲书。

Kaplan的内科知识覆盖得挺多，但是大段文字不是特别适合阅读，而且有些知识有点过时，比如治疗肠易激的替加色罗在美国已经退市。个人推荐可以用MTB internal medicine替代。Step Up To Medicine很适合内科知识的学习，特别是和国内临床课同步学，可读性和内容都

特别好，但个人感觉针对 CK 的应试性不如 Kaplan 和 MTB 强

外科

- Kaplan Online Prep：1 遍 推荐程度：★★★★★
- Kaplan Lecture notes：1 遍 推荐程度：★★★★★
- First Aid for Surgery Clerkship：看了一半 推荐程度：★★☆☆☆

Kaplan 的外科超级赞，简直就是"毕加索的牛"，即用最少的笔画勾勒出外科常见疾病大致特征和诊疗思路的轮廓，帮助我搭出了一个宏观清晰的大架子，而且 CK 常考的外科知识点覆盖得很全。

妇产科

- Kaplan Online Prep：1 遍 推荐程度：★★★★☆
- Kaplan Lecture notes：1 遍 推荐程度：★★★★☆
- Blueprints Obstetrics & Gynecology：1 遍 推荐程度（CK 应试）：★★☆☆☆（妇产科学习）：★★★★☆

Kaplan 的妇产科如果有时间看一遍显然很好，但如果实在没时间不看也未尝不可。

儿科

- Kaplan Online Prep：1 遍 推荐程度：★★★★☆
- Kaplan Lecture notes：1 遍 推荐程度：★★★★☆
- First Aid for Pediatrics Clerkship：看了一半 推荐程度：★★☆☆☆

Kaplan 的儿科推荐同妇产科。不过儿科在 CK 的内容比较多，有些感觉挺难，对于儿科不太自信的推荐还是看一看。

精神科

什么也没看……Kaplan 的精神科和 Step1 的行为科学写得差不多，我认为可以不看。

其他

- USMLE Secrets：1 遍 推荐程度：★★★☆☆

虽然不少人对这本书评价不低，但我没觉得它哪里突出了，内容都太浅了。可能写到的知识点都比较重点，但应对 CK 很不够用。

题库

- Score95 一小部分 推荐程度：★★☆☆☆

■ MKSAP for Students 5 做了一半 推荐程度：★★★☆☆

Score95 质量很一般，如果不是时间特别充裕，建议不要做。MKSAP for Students 5 是 American College of Physician 给做内科 clerkship 的医学生编的题库，感到"不明觉厉"，于是就买了，用来学习知识挺好的。虽然里面知识不见得都特别"重点"，但是鉴于 CK 考试的实际难度超出了我曾经的预想，因此有时间的话还是推荐做做。

第 2 阶段（2013 年 7 月 ~ 2013 年 12 月）

这一阶段，是我开始学习国内剩下的杂科的时候，主要看 MTB 和做题来增加自己的应试能力。平均每天 3~4 小时，考前两个月每天的时间更多一些。我会把两大题库中错题和标记题的知识点，以及最后一次看 MTB 时还自认为掌握不是特别熟练的点录入到 Anki 中，最后几天主要是看 Anki。

■ Master the Board USMLE Step2CK：3 遍 推荐程度：内科部分 ★★★★★；外妇儿精和小科部分：★★★★☆

■ Master the Board USMLE Step 3：2 遍 推荐程度：内科部分： ★★★★☆；外妇儿精和小科部分：★★★★★

■ Master the Board USMLE Internal Medicine：1 遍 推荐程度 ★★★★★

MTB 的两本书正好互补，在 CK 中几乎可以扮演 FA 的地位，我认为内容不够详实的地方，就翻阅之前的 Kaplan 并写上去。而 Master the Board USMLE Internal Medicine 这本书可以完全取代 Kaplan 的内科，不仅内容上几乎涵盖了 CK 的常见知识点，而且可读性特别好，非常适合应试。

■ Kaplan 题库正确率 75%（timed, random）

Kaplan Qbank 的题比较偏，而且都特别长，刚开始做很容易受打击，强调知识细节而对临床思维的训练不够，因此感觉其重要性相对其在 Step1 中的要低。不过真考 CK 的时候才发现实际考试题也都挺长的，所以请大家正确分析理解。

■ UW 题库正确率 85%（timed, random）

UW 在备考 USMLE 中的重要性众所周知，题目比 Kaplan 的题库也主流多了，但题目有点短，对鉴别诊断的训练虽然比 Kaplan 好些，但感觉没有达到考试的难度。

- NBME/ 模考
- NBME 2 2013.11.17 650
- UWSA　2013.12.7 265
- NBME 4 2013.12.14 650
- NBME 3 2013.12.14 580
- NBME 6 2013.12.23 670

其中有两个是同一天连续做下来的，为了适应考试时一口气做 8 个模块的感觉，但结果是第一个做得挺好的，后一个一塌糊涂，看来考试时体力果然非常重要。最大的失误就是把模考都做了，因为上了考场才发现实际考试比模考要难挺多的，因此模考做多了容易给人带来并不真实的自信。而且 NBME 很鸡肋，不仅没有解释，有的甚至连错题都不告诉你，而且好多题出得莫名其妙。

考试当天

和考 Step1 前一天的失眠不同，考 CK 前一晚上睡得比较踏实。一方面，我觉得就算再给我 1 年，也就准备成这样了，心里很坦然。另一方面，考试前的周末过得实在是太充实了，所以也不太可能睡不着。

考试当天的体力状态也比我想象的好，准备的咖啡红牛巧克力都剩了不少。我依然是每个模块都出来休息 5～10 分钟，调整一下节奏。做到第一个模块发现难度比模考时难好多，开始以为刚好抽到的这个模块比较难，后来发现每个模块都不简单，像模考中大量很傻很天真的题很少，大部分题都需要仔细读题仔细思考。我在做 NBME 时每个模块平均标记 3 道题，而在实际考试中最少的模块标记了 4 道题，最多的标记了 6～7 道题，虽然每个人的标记习惯不一样，但同一个人在模考和实际考试中的标记数比较，能反应考试相对模考难度上的增减。

CK 对鉴别诊断的要求很高，会给出很多干扰信息和冗余信息，需要有抓住主要矛盾的能力，同时应该也是应对实际临床工作所必须掌握的。考试范围很广，骨科运医的各种题很抓狂，临床药理中三阶段阵痛的具体方案调整，康复医学，甚至连医院管理的内容都有涉及，所以平时多积累一些临床知识，同时多思考多理解这些知识，都是至关重要的。

CK 会有几道药品广告题和临床文献题。前者虽然之前没有练过，但考察的是逻辑，要求你根据药品广告中的信息做出正确的推论。后者在 UW 中练过，考察的是统计学和流行病学的知识，需要你读懂文献并且能找出该临床试验的设计缺陷。

如果 CK 的"错题 – 分数"关系和 Step1 一样（Step1 时我每个模块平均标记 3~4 道题），估计我的分数应该会挺低的，若是有正态或者难度加权没准能好点。反正已经尽力了，结果如何都能接受，一路学到了很多知识，更重要的是养成了遇到临床问题去查资料查文献的习惯。

出分后考经

之前我说到，考试时候感觉难度很大，因此查分的时候好紧张，对自己能考多少分一点底也没有。268 的分数对我来说还是挺满足的，但是后面的 performance profile 栏，情况却大大逊于 Step1，同时美国医学生的 CK 分数也较 Step1 提高不少（Step 1 平均分 224，CK 平均分 238），可见美国的临床教育还是非常成功的，同时估计也是为叮嘱未来的医生们终身学习的必要性。

	Lower Performance	Borderline Performance	Higher Performance
PHYSICIAN TASK PROFILE			
Preventive Medicine & Health Maintenance		xxxxxxxxxxxxxxxxxx	
Understanding Mechanisms of Disease			xxxxxxxxxxxxx
Diagnosis			xxxxxxxxxxx
Principles of Management			xxxxxxxxxxxxx
NORMAL CONDITIONS & DISEASE CATEGORY PROFILE			
Normal Growth & Development; Principles of Care		xxxxxxxxxxxxxxxx	
Immunologic Disorders			xxxxxxxxxxxxxxxxxx
Diseases of Blood & Blood Forming Organs			xxxxxxxxxxxxxxxx
Mental Disorders		xxxxxxxxxxxxxxxxxx	
Diseases of the Nervous System & Special Senses		xxxxxxxxxxxxxxxx	
Cardiovascular Disorders			xxxxxxxxxxxxxxx
Diseases of the Respiratory System			xxxxxxxxxxxxxxxxxx
Nutritional & Digestive Disorders			xxxxxxxxxxxxxxxx
Gynecologic Disorders		xxxxxxxxxxxxxxxx	
Renal, Urinary & Male Reproductive Systems	xxxxxxxxxxxxxxxx		
Disorders of Pregnancy, Childbirth & Puerperium			xxxxxxxxxxxxxxxxxx*
Musculoskeletal, Skin & Connective Tissue Diseases		xxxxxxxxxxxxxxxx	
Endocrine & Metabolic Disorders			xxxxxxxxxxxxxxx
DISCIPLINE PROFILE			
Medicine			xxxxxxxxx
Obstetrics & Gynecology			xxxxxxxxxxxxxx
Pediatrics			xxxxxxxxxxx
Psychiatry		xxxxxxxxxxxxxxxx	
Surgery			xxxxxxxxxxxxx

我 CK 的成绩很大程度上说是充裕的时间堆出来的。我从 2012 年 8 月份开始准备，一直折腾到 2013 年的 12 月才去考试，虽然中间断断续续忙别的事情，但这 15 个月来几乎没有完全放下过，而且国内的课我也没少翘，所以每天最少也能平均拿出 2～3 个小时的时间准备，总共准备时间估计和 Step1 差不多。

我的 Step1 和 Step2CK 经历证明：只要基础扎实，踏踏实实的准备，高分是一件水到渠成的事情。这之间可能会经历题库正确率的波动、"怎么也记不住"或者"怎么复习都会有一大堆不会的东西"的无力感，但只要每天坚持，"高原期"自会过去。

值得一提的是我在考 Step2CK 的时候仅仅在国内实习了一周，而之前国内的临床课相对于临床实践也仅仅停留在"纸上谈兵"的阶段，因此和 Step1 没有上过国内的临床课依然可以拿高分一样的道理，考试本身都是有套路技巧规律的，而且是可以自己摸索和实践出来的。

你也许不是极具天赋的考试高手，但是 USMLE 里那些知识点，在一遍又一遍地读书做题后自然就在脑子里了。这其中"性价比"最高的准备材料，毫无疑问是 MTB 和 UW，其他的材料在时间充裕的基础上能看一看都是很有帮助的，如果还想再更宽广的扩充自己的知识面，遇到临床问题可以去查查 UpToDate、MedScape 和 Current Medical Diagnosis and Treatment。

一路走来的感受

虽然没能去上美国的医学院，但是从 USMLE 中足以窥探出中美医学教育以及医疗实践的巨大的差异。准备 Step1 的时候，曾经惊诧于基础医学知识和临床实践的完美整合，给医学生编织了一张全面而系统的大网。准备 CK 时，更多的是体会到美国对循证医学的重视，并且强调医学知识的不断更新。CK 里会遇到对答案时会存在疑问的临床问题，这时候需要的正是查资料查文献独立解决问题的能力。现在我在临床实习中，同样会遇到很多类似的问题，多数时候带我的住院医甚至是主治医也未必对此有很深入的了解，回去查文献是对患者对自己，都是最负责的选择。

和其他职业不同，临床医生理应尽最大努力为患者提供最好的服务，那么遇到问题就应去读文献、查资料，保持及时更新知识终身学习的习惯。不过我现在对循证医学在临床实践中的应用还是有很多困惑的，希望在之后的求学行医之路上能有更多的认识。

USMLE 从 Step1 就开始渗透"患者为中心"的思想，现在再练 Step2CS 感触更为深刻。一方面，疾病带给患者的绝不仅仅是身体上的痛苦，另一方面，医患信任应该是被主动建立，而不应视为理所当然。

经过 USMLE 的训练，我深感对于临床医生来说，关注患者的内心世界和提供人文关怀，应该同样是理所当然的事情。因为国内实习医生的自由度比较高，我现在问诊时也去尝试常规问生活和职业，筛查抑郁，问 FIFE（Feelings, Idea of disease, Function of daily life, Expectation of care），建议高危患者打疫苗，同时也很享受以友善的态度向患者做健康宣教的过程。虽然感觉自己这样在国内公立医院做，是有些异类，但能和患者融洽相处让我感到很满足。

我能理解，如果我自己在国内或者美国做住院医，不一定能有这样的闲情逸致，但对于几乎还处在"生物医学模式"的国内，医生经常甚至都不愿直接去面对患者本人，而将交流对象指向了家属。如果能让医学生在实习中做这些事情相信还是很有意义的。

现在国内的全科医学／家庭医学才刚刚起步，疾病预防与健康促进方面做得很糟糕。基本还停留在每年做"血尿便常规胸片超声心电图肿瘤标志物"这些目前不认为对健康人群利大于弊的检查阶段，没有人关注健康人群／患者的生活方式和心理健康，没有运动处方，没有医学营养治疗，戒烟得挂精神科，鲜有针对性的疾病筛查，可能比较宽慰的是政府已经在给社区医生派活做健康宣教了。这也是为什么在发达国家慢病发病率已经出现拐点的今天，我国却是在飙升。

如果一定要说我写这段和考 Step2CK 有任何关系的话，我的"Preventive Medicine & Health Maintenance"部分表现最差。正如我曾在微博首页的介绍所说："越来越感到学医是我人生到现在为止最幸运的选择，曾经觉得出国仅仅是为了满足自己的年少轻狂，想要趁着年轻去远游，现在则有了更多对更规范的训练和享受行医本身的向往。"

（罗祎明）

=== 考经结束 ===

3.4.2 "不想让分数成为我唯一的标签"（Step2CK 266）

文雨萌 Step2CK 考经跟他 Step1 考经风格不一样了。这些 Step1 的学霸们到了 Step2CK 时变得谦虚了，也开始思考人生了。的确如此，USMLE 一系列考试，越到后期，对 IQ 的依赖越低，而对 EQ 和综合能力要求越高。跨过了 Step2CK，也就进入了一个自由竞技阶段，这里分数已经不是唯一的指标，情商、协调能力、沟通能力、人际关系开始变得重要。

=== 考经开始 ===

自考完 Step1 开始就进入到了一种完全放松的状态，这点和罗祎明几乎完全不同。本来的计划是八年制的最后一年再去做 elective，所以心里的想法是，只要在这段时间之内考完 CK 就好。加上前人对于 CK 的评价都是类似"题傻分多速来"，所以完全没有着急准备的意思。直到在 UC Davis 见习期间着实是被那边医学院的教学质量震撼到了，感觉自己在医院里即使是作为处于"100% 时间都用来学习"的实习生，在同样时间内也学不到这么多东西，于是就又有了抓紧考 CK，尽快 Match 的想法。

第 1 阶段（看书阶段）：2013.06 至 2013.12

开始看书的时间已经不太确定了，在实习期间有一搭没一搭的看，同期做 Anki。书籍方面，我先看的 MTB2 内科，Kaplan 外科和妇产，MTB2 儿科，精神科没有专门复习。在看完之后买了 MTB3，并同时将 MTB2 剩下的部分一并看完。首先要强调的是，Step2CK 书籍质量完全没有办法和 Step1 相比，因为临床的知识千变万化，往往没有一个确定的答案，很多临床上推荐的诊疗策略都是快速发展的，所以各个书里写的不一定相同，经常需要自己查 UpToDate。因为我看书的时间有限，没有像罗祎明看过那么多不同的资料，复习资料的质量方面只能根据自己的感觉简单说下：

内科：MTB2/3 完全够用（Kaplan 内科的排版非常差，一大段话根本不想看，内容上基本也与 MTB2/3 一致）；

外科：Kaplan lecture notes（写得非常有条理，内容比 MTB 详实很多）

妇产科：Kaplan lecture notes（推荐理由同外科）

儿科：MTB2/3+Kaplan（这两本书写的都不算好，MTB2/3 内容太少，Kaplan 内容过于复杂而且没有机制的解释，只是大量的陈列临床表现，看起来非常头痛）

精神科：MTB2/3

第 2 阶段（题库阶段）：2014.01 至 2014.04

首先我开的是 Kaplan 的题库，做一个模块之后看错题和标注的题，同时结合看书及 Anki。Kaplan 题库的考点和出题形式比较偏，内容上也有很多后来被证实不正确的，所以就当是练手的题库好了。做完 Kaplan 后开始 UW，方法同上。UW 的题就主流很多了，而且题目中的答案基本都是根据最新的指南出的，不存在自相矛盾的地方。最后值得一提的是，在做题期间我基本能保证每天看一部分 MTB，保证知识点不会忘掉太多。

第 3 阶段（模考 + 找漏洞）：2014.05 至 2014.06

由于想和 Step1 时候一样，重新做一遍 UW 找做题的感觉，所以就开了第二遍 UW，结果虚高的正确率导致对于很多最基础的知识掌握不佳，同时做题习惯开始变得很差（不认真看题等等低级错误）。第一个模考只考了 520 分。痛定思痛，重新看了 Kaplan 的妇产和儿科，又用 1 周的时间看了一整遍 MTB2+3（每天 160 多页看到吐，但是效果明显），重新模考 NBME 就到了 620 分。本来计划 6 月 18 日考试，但是由于第一次模考成绩差，加上约考位约的比较晚，最终把考试时间定在了 7 月 1。临考之前陆续做了 UWSA 及其他的几个 NBME。最后考完下来，感觉哪个模考都不够准确，要硬说一个的话，UWSA 和 NBME4 的题目难度和真实考试差不太多，比其他 NBME 略难。

题库模考正确率：

Kaplan Step2CK：67%

UW：第一遍 84%，第二遍 94%

- NBME 3（2014.5.18）：520
- NBME 4（2014.6.2）：620
- UWSA：800/262
- NBME 6（2014.6.23）：710
- NBME 7（2014.6.23）：580

考试前 1 天 + 当天

考前一天还是住进了物科宾馆。因为考试 9 小时，所以我很早就到了考场，工作人员也比较体谅我，让我提前进了考场（喂喂，肯定是不想晚下班）。题目长度很长，与 Kaplan 类似，略长于 UW 及 UWSA。题目难度很大，三个字形容就是"不靠谱"、"非主流"。有的题拿过选项第一反应要么就是"这题没得选啊"，要么就是"这两个选项都对啊"。休息中间，还是照例士力架 + 红牛，中午吃了一个三明治，同时听着周围带小孩子考"美国中考"的土豪妈妈们聊天放松一下心情。

总结一下

Step2CK 考试从复习到最终考试，被浓浓的不靠谱的氛围笼罩。相同的知识点在不同的书上、题库里甚至也许是最终考试的答案中，都有可能不一样，这和临床知识的迅速更新肯定是有关的（书、题库的更新速度不一，很可能跟不上医学前沿的变化，而考试却冲在最前面）。网上考经实在是太少，整个复习过程中，我不停地拿着自己路标点的结果向 Step1 的队友们（罗祎明，李翊嘉）求助，也给他们添了很多麻烦。同时在复习的过程中，又存在着转科，申请 elective 等各种事情，感觉只有在最后全职复习阶段才踏踏实实、没有心力交瘁的感觉。最后也希望大家在准备 CK 的路上，即使再崩溃也要坚持，也许到最后就能得到满意的结果。

出分后考经

和上次 step1 又臭又长的 check 过程相反，这次只等待 3 周后就得到了成绩。好在 score report 的第一页是分数（266），第二页才是 performance，否则要先看 performance 的话，一定觉得自己只考了 230 多（出分前几天做了个梦，第一眼看到自己的分数是 273 超开心，但是看 performance 的时候发现各种越过及格线，回去再看成绩的时候就变成了 237……）。

Step2CK 的平均分高，标准差与 Step1 差不多，所以要想考到高于 95% 分布的那 2.5% 也是一件非常非常难的事情，所以只看分数已经很好了，percentile 什么的就不去考虑了。

	Lower Performance	Borderline Performance	Higher Performance
PHYSICIAN TASK PROFILE			
Preventive Medicine & Health Maintenance		xxxxxxxxxxxxxxxxxx	
Understanding Mechanisms of Disease			xxxxxxxxxxxxxx
Diagnosis			xxxxxxxxxxxx
Principles of Management			xxxxxxxxxxxxxxx
NORMAL CONDITIONS & DISEASE CATEGORY PROFILE			
Normal Growth & Development; Principles of Care		xxxxxxxxxxxxxxxxxx	
Immunologic Disorders			xxxxxxxxxxxxxxxxxxxx
Diseases of Blood & Blood Forming Organs		xxxxxxxxxxxxxxxxxxx	
Mental Disorders			xxxxxxxxxxxxxxxxxxxx
Diseases of the Nervous System & Special Senses			xxxxxxxxxxxxxxxxxx
Cardiovascular Disorders			xxxxxxxxxxxxxxxx
Diseases of the Respiratory System		xxxxxxxxxxxxxxxxxxx	
Nutritional & Digestive Disorders		xxxxxxxxxxxxxxxxx	
Gynecologic Disorders		xxxxxxxxxxxxxxxxx	
Renal, Urinary & Male Reproductive Systems		xxxxxxxxxxxxxxxxx	
Disorders of Pregnancy, Childbirth & Puerperium			xxxxxxxxxxxxxxxxxxxxxx
Musculoskeletal, Skin & Connective Tissue Diseases		xxxxxxxxxxxxxxxxx	
Endocrine & Metabolic Disorders		xxxxxxxxxxxxxxxx	
DISCIPLINE PROFILE			
Medicine			xxxxxxxxxx
Obstetrics & Gynecology		xxxxxxxxxxxxxxx	
Pediatrics			xxxxxxxxxxxxx
Psychiatry			xxxxxxxxxxxxxxxxxx
Surgery		xxxxxxxxxxxxxx	

我觉得 CK 和 Step1 最不同的一点，是在准备考试时的心态！

Step1 的时候初出茅庐，想着掌握各种知识点，成为大学霸，拿高分！但在准备 CK 的过程中，大多数人会被临床工作、时间规划、elective 申请等等各种因素干扰。在刚开始 Kaplan 题库的时候，我正处在刚刚进入住院医轮转的阶段，同时要考虑什么时候去做 elective、申请哪些学校，以及医学院这边如何交待解释等等。每天晚上 6 点下班，看 2 个小时书（或做题）就已经筋疲力尽了，和 Step1 那会儿每天在上课的情况下依然能保证 4~5 小时学习时间根本没法比。同时 Step2CK 的队友更分散，考经也不多，所以整个准备过程会让人觉得很崩溃很崩溃。

但是看到 266 的分数就只能说："如果你坚持下去，甚至比 Step 1

的时候努力更多，就一定能获得一个让人满意的结果"。在准备 CK 的过程中，我一直在想一个问题："一个很高的分数（比如像我当时 Step1 的 270）有什么好处？"Residency 申请时候过筛？那肯定是有好处的，但是考虑到身份、轮转表现、口语、文化背景等等各种综合因素，270 和 260 的差别又有多少呢？太高了会不会让 PD 看见了有相反的效果呢？成为学神？那肯定也是有好处的。但是每个人都有自己不同的想法，两年前的我，如果处于现在的情况，一定会神气活现，看到认识的人就去宣传自己有多厉害。但是两个 3 位数的成绩就能决定我是不是真的学霸了吗？考虑到应试能力、知识广度以及运气成分，答案是否定的。

对于现在的我来说，这两个不错的分数，也就仅仅只是分数而已，我不是学神，也不想让分数作为我的标签。每个人都是很丰满的人，分数除了可以说明他们在准备考试这件事情上做得不错以外，不要再做更多解释了。换句话说，如果你想进入一个好的项目组，想去一个竞争非常激烈的专业，除了分数以外，可以做的还有很多很多。Step2CK 只是处于 Match 这条路上的中间点，后面的路还很长。

（文雨萌）

=== 考经结束 ===

我们要把写在本节最开始的话，在这里重复啰嗦一次。罗祎明和文雨萌的 Step2CK 成绩以及考经，都是在有雄厚 Step1 知识基础的条件下产生的，而非是从零起点的直接学习 Step2CK 的考经。罗祎明的 Step1 成绩是 263 分，文雨萌的 Step1 成绩是 270 分。与他们一样，绝大多数参加 Step2CK 考试的同学，也是在有相当好的 Step1 成绩之后，再开始 Step2CK 的。我们强烈建议所有同学，都先把 Step1 考好之后再来挑战 Step2CK，本书中 Step2CK 复习的经验方法是行之有效的。如果有同学想直接从零起点挑战 Step2CK，我们不能保证本书中 Step2CK 复习的经验方法是有效的。

在下一个小节，我们将谈谈 Step2CK 结束之后，我们将面临一个什么样的新局面。

3.5 Step2CK 考完后怎么办?

考完 Step2CK 以后，是时候从埋头苦学模式退后一步，重新审视这个 USMLE 的过程，也展望一下离 Match 上美国住院医还有多远。在《2.5 Step1 考完之后该怎么办？》一节中，我们谈到，Step1 考完之后艰苦的路程已经算走完一半，而剩下的一半是一个全新的挑战，更考验一个人的多线程工作能力。现在我们已经考完 Step2CK 了，我们所在的位置又有什么样的新变化呢？

我们先审视一下美国行医涉及的各环节的属性，有以下四类：

文本型选拔性考试：选拔性考试，比分数的高低的考试，如 Step1 和 Step2CK

文本型通过性考试：通过性考试，如 Step3

综合型通过性考试：通过性考试，没有分数，只看是否通过。所谓综合，就是既有文本内容，又有口头表达内容。这还是属于考试范畴，也就是说有考纲考点，可以通过备考来提高。这是 Step2CS

社会型通过性考察："考察"不同于"考试"的地方是没有固定的形式，并不觉得是一种考试，而是一个长期观察过程。所谓社会，是指综合知识、态度、人际交往等方面，积累出来一堆"赞"和"踩"的结果。如美国临床轮转

在文雨萌 Step2CK 考经里面提到，我们都不愿意仅仅成为一个"高分"标签，而是一个全面的有血有肉的人。

Step2CK 是最后一个文本型选拔性考试，也是最后一个你可以靠独坐图书馆就能攻克的考试。之后的 Step2CS 是一个只许成功，不许失败的综合型通过性考试，而 Step3 则是一个非必要的文本型通过性考试，在 Match 中的权重微乎其微。这些步骤还具有考试属性，考前充分准备，考试时正常发挥好就行。

再之后的美国临床轮转与考试相差更远，那是一个不但需要知识，更需要态度、毅力、和人际关系的社会型通过性考察，而且"成绩"不再体现为一个阿拉伯数字的分数了，而是转换成为人心，而最终体现在推荐信上。推荐信在 Match 中的权重很大，而多数情况下，有分量的推荐信是自己不可以看的，相当于拿着一份你并不知道成绩的"成绩单"去面试，"成绩"的好坏只有在 Match 时候才体现得出来。

　　以上三项考试加一项考察的结果，最终汇总成为用来 Match 的"颜值"，然后你参加 NRMP 的"大相亲"。

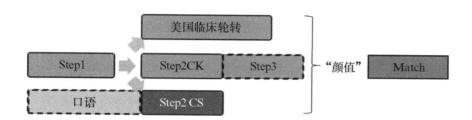

　　我们观察到很有趣的一点是，相当多一路披荆斩棘过来的考生，可能在 Step2CK 以后的步骤中，会忽然迷失方向，产生不知如何用力的感觉。这是为什么呢？我们应该如何适应这种变化呢？

　　作为在这里曾经有过深刻教训的过来人，且听一言：

　　Step1 和 Step2CK 成绩不错的人，请把成绩放在一边，谦虚行事！完成 Step1 和 Step2CK 之后，成绩已经是过去式了。它基本不会影响后面的 Step2CS 和临床轮转的表现。Step1 和 Step2CK 考分高的考生更要小心"阴沟里翻船"，输在了 Step2CS 上面。

　　当年，李嘉华就是高分通过 Step1（258）和 Step2CK（262），然后折戟于 Step2CS 上面。他在这一点的体会比任何人都深。同时，也要小心别折在了临床轮转上面，这一点上谭博伟（Step1 259 分）也有很深的感触。他在之前所有步骤都做得不错，但是由于推荐信不好，导致第一年没有 Match 上。

详　见《4.3.1 StepCS Fail，一段比分数还珍贵的经历》

　　Step1 和 Step2CK 成绩不是特别耀眼（230～249）的考生们，要知道之前的考试只是对自己整体评估的一部分，还是可以通过之后出色的临床轮转表现，让自己在 Match 的时候成功翻盘的。成功案例也不胜枚举，请不要丧失信心！

总之，适应这种变化的关键是要理解到，完成 Step1 和 Step2CK 之后，所有人进入了一个新的游戏规则中，又回到了同一条崭新的起跑线上，鹿死谁手，尚未可知！只要用正确的方式努力，机会依然在前方！

这也是很多人特别享受备考 USMLE 和成为美国住院医的过程的原因。每一步都跟前一步有紧密延续，但同时每一步都是一个崭新的挑战。逼自己跳出舒适区，逼着自己从原有的成功圈子进入新的探索，跟着考试步骤一步一步提高和成长。

（李嘉华）

下一章，我们为大家介绍 Step2CS 考试和备考经验，帮助大家扫清最后一个成为住院医前的必备考试。

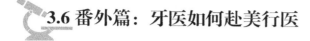

3.6 番外篇：牙医如何赴美行医

之所以把这部分内容留在此处，一方面是为牙科学同学解惑，另外一方面可以在讲完了前面那两个很厉害的 Step1 和 Step2CK 考试之后，满足那些愿意追根溯源的读者们，让他们看到在美国这样医疗市场发达、医学教育细分的国度，是如何根据市场需求的不同，用不同的方式来对待"外来人才优秀种子"的？

美国人如何获得美国执业牙科资格的？

美国的牙科医生培养制度与我国不同，美国本科期间并不会开设牙医专业。所以，美国学生不能高中毕业之后直接就读牙医学院，他们需要先念 4 年非医学方向的本科专业，之后再以本科学士身份申请牙科学院，这与美国临床医生是相似的。参加了牙科学院的入学考试并成功被录取后，经过 4 年牙科学院的学习和培训，并通过 NBDE（national board dental examination，文章后部有对 NBDE 的进一步解释）part Ⅰ 至 Ⅳ 的考试，拿到 DDS 或 DMD 学位，方可成为牙医。DDS 全称是 doctor of dental surgery，DMD 的全称是 doctor of dental medicine，这两个学位在美国是完全一样的，只是有些州授予的学位是 DDS，有些州授予的则是 DMD。凭借 DDS/DMD 学位，才能参加美国执业牙医资格考试（NBDE），有了执照后可以开始行医。不过此时还只是全科牙科医师，如果想进行牙科修复或正畸等更专精的工作，还需要参加相关的项目进一步学习，获得专业认证，进一步学习的时间因专业、项目不同有所区别。

NBDE（National Board Dental Examinations）相关介绍

NBDE Part Ⅰ、Part Ⅱ 的考试目的是评估生物医学、牙科科学的应用理解能力，考试成绩被全美各个州的牙医执业资格委员会所认可。

NBDE part Ⅰ是基础科学部分的考试，分生理生化，微生物，系统解剖，牙体解剖以及牙合学四个部分。考试费用为300美元

NBDE part Ⅱ分为临床知识和病例分析两部分，临床知识涉及操作牙科、牙周学、牙体牙髓、口腔颌面外科和疼痛控制、正畸学、修复学、儿童牙科、药学、口腔诊断、口腔病理、影像学以及病人管理（行为学/公共卫生/职业安全）。考试费用为360美元。

中国的口腔医学医生或者牙科医生，如何获得美国执业牙科医生资格？

中国口腔医学生或牙科医生，如果想获得美国执业牙科医生资格，有两条路可以选择。

第一条是通过国家留学基金委公派的"职业医学师资培养项目"。具体介绍和申请要求可查询国家留学基金委（CSC）官网。留学基金委将会负责项目期间的学费和生活费，而且该公派口腔医学博士（DDS）项目进行的是美国临床医学教育，科研只是辅助或没有科研要求。需要材料包括 GRE、TOFEL、CV、护照白底照片、PS、official transcripts 和 official degree statements（认证报告），未强行要求通过 NBDE 考试。不过，这个项目要求学成后归国服务，如果有移民倾向，需要缴纳赔款。绝大多数人考国外牙医执照后，并不希望回国工作，因此我们主要介绍第二条途径。

第二条途径是美国部分院校开设的 international program，也叫做 advanced program，专门为国外的牙医、牙科医学生设置的。持中国口腔医学学位证书及成绩单等文件即可报名 NBDE part Ⅰ和 part Ⅱ考试。一般通过 NBDE part Ⅰ和 part Ⅱ考试之后，可以申请 Advanced DDS/DMD 项目，经过面试、笔试及操作考试之后，最终录取的学生，经过2年的培训，即可拿到 DDS/DMD 学位。有 DDS 或 DMD 之后，还需要报考你希望从事工作的州的执业临床操作考试，考试合格后就可以在该州注册独立执业了。

如何报名 NBDE 考试？

报名前提条件是在国内完成至少2年口腔本科学习。对于国际牙科学生或者毕业生，需要请本校口腔医学院院长签一封正式书信，说

明已经修过相关的口腔医学课程。报名时先在 ADA（American Dental Association，美国牙科协会）注册取得 "DENTPIN"（DENTal Personal Identifier Number，牙科个人识别号码），注册步骤可以参阅网站 http://www.ada.org/dentpin。

ADA 有下列考试的在线注册和在线报名：

- Dental Admission Test（DAT）
- National Board Dental Exam（NBDE）part Ⅰ
- National Board Dental Exam（NBDE）part Ⅱ
- National Board Dental Hygiene Exam（NBDHE）

在认证了符合测试资格要求后，Prometric 考试中心将获得测试资格的通知，通过 email（或信件）通知中心安排的测试，考试的时间、地点都通过 Prometric 考试中心安排。

对比一下美国牙科医生考试（NBDE）和美国执业医师考试（USMLE）

看起来，是表兄弟关系，他们都有着相似的名字传承。NBDE = national board dental examination， 而 USMLE（United States Medical Licensing Exam）考试的出题组织叫做 NBME（national board of medical education）。

实际上，NBDE 与 USMLE 考试还是有很多重要区别的：

1. 通过考试之后，走的道路不一样：

对于外国牙科学生来说，NBDE 考试目的是 "中途进入美国的牙科学院，变成美国牙科学生，在美国的牙科学院成为 DDS 或者 DMD"。

对于外国医学生来说，USMLE 考试的目的是 "跨过美国的医学院教育阶段，直接进入美国住院医师培训成为医生"。这也就是为什么 USMLE 考试的难度远远超过 NBDE 的原因。

当然，考 NBDE 和 USMLE（NBME）相比虽然考试难度低，但 NBDE 考试通过仅仅是申请 Advanced DDS/DMD 项目的基础条件。还需要进行口腔专业方面的面试、操作考试、病历书写考试，不同学校有所区别。

2. 通过性 v.s. 选拔性：

NBDE 是通过性考试，也就是说只要达到及格线（pass）就万事大吉了，因为成绩单上只出现合格字样，不会出现多少分成绩的字样。而且，只要通过了考试，就可以申请牙医学院了，没有成绩高低的差别影响。

USMLE 是选拔性考试，Step1 和 Step2CK 的考试成绩，以及 Step2CS 是否一次通过，都对申请住院医有关键影响。Step1 和 Step-2CK 成绩考得越高，对申请到住院医师培训项目越有利。而一个勉强刚刚通过的成绩（比如现在的通过线 192 分），是基本很难申请到住院医师培训项目的。这也就是为什么现在多数 USMLE 考试的同学们都以双 250+ 的成绩作为自己学习的目标一样（这方面信息，更多请见本书第 2~5 章内容）。

3. 考试的题量差别性不大：

NBDE part Ⅰ 是 7 小时做 400 题，USMLE Step1 是 7 小时做 280 题；NBDE part Ⅱ 是 2 天考试。第一天 7 小时考 400 题，第二天 3.5 小时考 100 题。

USMLE Step2CK 是 1 天考试，352 题。而 USMLE Step3 也是很相似的两天考试。

4. 复习参考资料：

NBDE 的考题量虽然比 USMLE 大，但因为 NBDE 只是通过性考试，所以竞争性小很多，所以针对于此的参考书和练习题类型和数量比 USMLE 少，大家一般都围绕历年考题、Dental Decks 和 First Aid 足以应付考试。

USMLE 的考题量虽然在每一个部分少于 NBDE，但是这个考试中最前面的两个 Step1 和 Step2CK 带有很强烈的竞争性意义，如同我们国内的高考，所以有大量复习资料和习题（见本书最后一章）帮助考生取得更高的成绩，更容易进入美国医生行列。

（江　倩　邹运韬）

编者注：因为没有人会同时参加 NBDE 和 USMLE 这两个考试，更不会在同样知识水平上对比两个考试的差异。所以，我们非常幸运地请到了一对同学恋人江倩和邹运韬，他们就读于国内同一个医学院，一个是牙科学专业，另一个是临床医学专业。他们在类似同进度的情况下，对 NBDE 和 USMLE 两套考试的参试者主观感受差别是："……NBDE 和 USMLE 的复习材料相比，内容上具有很高的一致性。仅仅 NBDE 是多了牙齿、口腔头面解剖的内容。从练习题 dental decks 的难度来看，比 USMLE 的题目简单很多，不用像 USMLE 系列考试一样，需要在知识完备的基础上曲折推理，NBDE 基本就是单纯考知识点的记忆反馈……"

具体细致差异可以归纳为下表：

赴美做牙医和做临床医生的对比

	在美国成为牙医（Dentists）	在美国成为临床医生（Physicians）
要通过的考试	NBDE part Ⅰ 和 part Ⅱ	USMLE Step1，Step2CK，Step2CS
谁可以考试	口腔医学本科学生或本科毕业生	临床医学本科学生或临床医学本科毕业生
在哪里考试	美国本土、加拿大	Step1 和 Step2CK 可以在中国考，Step2CS 在美国本土考
考试评分	NBDE part Ⅰ 和 part Ⅱ 是通过性考试。75 分算通过	USMLE Step1 和 Step2CK 是选拔性考试，成绩越高越好。Step2CS 是通过性考试
通过考试后下一步是什么	可以申请专门为已经有口腔本科学历的国际学生开设的 Advanced DDS/DMD 项目（2 年制）	被任何为等同于美国 MD 毕业生，可以直接申请美国住院医职位
是否需要托福成绩	需要考 TOEFL，因为你是留学生身份去读牙科学院	不需要，一方面是因为早已被 Step2CS 取代了。另一方面，做住院医生是工作，与任何留学考试无关
申请成功后做什么	进入美国牙医学校做 2 年学生，毕业后授予美国牙医学位，属于美国毕业生	开始住院医师工作
优劣	是美国牙科学院毕业生的身份，在找工作时与美国本土毕业生同等待遇，但你要交 2 年牙科学院的学费	是 IMG（International Medical Graduates）身份，找住院医师培训位置不如 AMG 容易，但你找到住院医的话，住院医毕业时与美国住院医毕业生同等

续表

	在美国成为牙医（Dentists）	在美国成为临床医生（Physicians）
使用的签证	F1（留学生签证）F1-OPT（OPT 实习签证）（如果加做 1 年住院医的话）	J1（访问学者）或 H1b（工作签证）
什么时候可以独立执业	牙医学校毕业后，再通过所在州要求的 clinical exam（操作考试），可以独立开业。也可以选择做 1 年的 Residency 后再独立开业。做 Residency 不是独立开业的前提。可以继续深造做口腔正畸的 Fellowship	必须经过 3-7 年的住院医培训后才能独立执业。其中需要通过 Step3 考试，以及最后的 Board Exam。
怎样备考	参考书不多，只需要反复看 First Aid 和刷历年考题（NBDE 官网有售）前面的 NBDE I，甚至 NBDE II 都可以套用 USMLE Step1 和 Step2CK 的复习和辅导课	大量的复习参考资料可供选择。详情请见本书第 2~5 章，以及《USMLE Step1 复习考试路标系统》

通过 NBDE part Ⅰ 和 part Ⅱ 之后，就可以申请牙科学校了。官方网页包含了所有接受国际学生的学校。具体招生信息请上网查询，谷歌搜索 Advanced DDS 可以查到。例如 Herman Ostrow School of Dentistry of USC 大学的招生详情。

http://dentistry.usc.edu/programs/aspid/

通常以下几个为必需条件：

■ NBDE part Ⅰ 和 part Ⅱ（极个别学校可以免去 part Ⅱ 的要求）

■ 经过 WES 或 ECE 认证的学位与成绩单

■ 托福成绩

■ 其他各自学校要求的东西

以上这些差异，实际是美国牙科医生教育培训到就职岗位比较平衡，所以使用了一种一定要进入医学院的"奢华"方式。美国临床医生教育培训和就职岗位相比，美国本土毕业生不足明显，需要外国医学生直接填补的"朴素"方式。同时，为了保证医生质量高且均一，采取的两条不同培训路径。

第 4 章
详解 Step2CS 考试

4.1 Step2CS 考试长什么样？

Step2CS，后面的"CS"两个字母是 Clinical Skill 的缩写，直译过来就是"临床技能"。习惯于中国执业医师考试的朋友们可能会望文生义，产生误解："Clinical Skill 是不是我国执医要考的各种操作技能的英文版？"实际上截然相反！所谓的临床技能（Clinical Skill）考试，恰恰考的就不是临床工作中的那些具体操作技能！

USMLE 官网对于这个考试的定义是："考察学生在上级医师的监管下，可以将医学技能、知识和理解，应用于临床实践的能力。"这其实是考察"在诊断思路比较明确的前提下，与患者语言沟通的能力，与同行用病历交流沟通的能力。"

一场完整的 Step2CS 考试，是由 12 个 Patient Encounters 组成。每个 Patient Encounter，原则上就是一个标准化病人（Standardized Patient，SP），带着某种主诉，在诊室里面等医生看病的场景。请大家看着后面形象的插图，一起体验一下 Step2CS 的一个完整的 encounter：

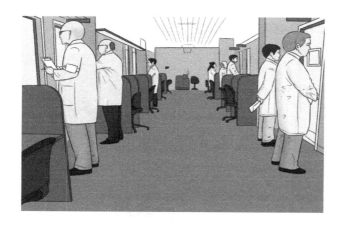

考试的时候，考场是一个两侧各分布着有 12 个诊室的安静长廊，

每个诊室门都是关着的。每位医生要在对应的诊室门前各自就位，然后等广播说"Doctor，you may start……"

这时不要直接敲门进屋，而要先打开门上的一个小盒子，取出一张"doorway information"。短短几行话，包括了患者的姓名、性别、生命体征、主诉等信息。比如：

Opening Scenario

Leonardo Clooney，a 57-year-old male，comes to the clinic complaining of blood in his stool.

Vital Signs

◾ BP：110/75mmHg

◾ Temp：98.6° F（37° C）

◾ RR：15/minute

◾ HR：81/minute，regular

Examinee Tasks

◾ Take a focused history

◾ Perform a focused physical exam（do not perform rectal，genitourinary，or female breast exam）

◾ Explain your clinical impression and workup plan to the patient.

◾ Write the patient note after leaving the room

可以看出，这张 doorway information 上面，比 Step1 或 Step2CK 提供的信息可少多了。这是因为，这个考试的主要内容之一，就是要考医生从患者口中获得所需信息的能力。

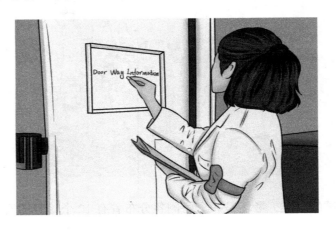

考生迅速将 doorway information 阅读完毕，并先在脑海里勾画出接下来可能遇到的情况，根据主诉等信息，想出至少几个鉴别诊断的方向，做到心中有数之后，再敲门进屋。对于熟练的考生，这段时间大约 15 ~ 30 秒。

进屋之后，首先确认患者的名字，并向患者介绍自己。

患者身着患者服（gown）。这是一件类似连身围裙的、非常松松垮垮的衣服。男性患者的患者服里面只穿内裤，女性患者只穿胸罩和内裤，所以这套衣着是非常容易走光的。Step2CS 考试中的一个经典考点，就是看考生会不会（或者说"有没有意识"）用一条铺单（drape），覆盖掉患者不必要暴露的部位。所以，在开始问诊之前，应先充满关怀地说："Let me cover you first"，并用铺单覆盖在患者膝盖上。

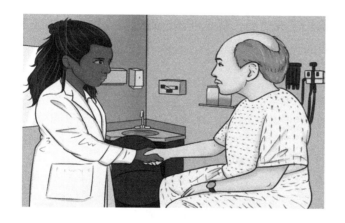

然后开始问病史，从主诉开始，一直把既往史等相关病史问完。

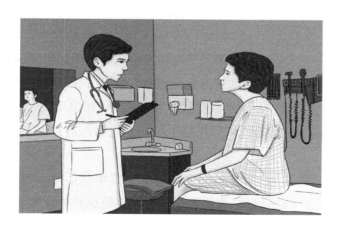

163

有时也会碰见儿科病例或电话咨询病例，这时考生会面对的是一个电话，标准化病人从电话的另一端回答你的问题。

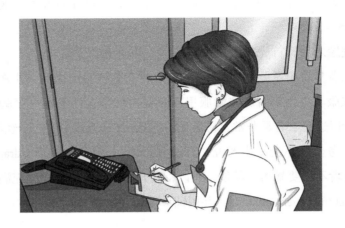

采集病史完成之后，就是查体。别忘了查体之前要洗手哦，这也是一个重要的考点！

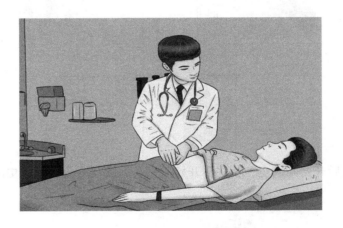

查体完成之后，考生需要给出结束语或者总结，即向标准化病人说明你的诊断和下一步治疗方案。这时（也有可能是在问诊查体过程中），患者会提出一些问题，考察考生灵活应用知识和现场随机应变能力的时候到了。问诊结束后，医生与标准化病人道别，走出检查室，关门。

以上过程称为一个 patient encounter。其中包括问诊和查体部分，一共有 15 分钟时间与标准化病人交流，在剩余 5 分钟和 1 分钟的时候，会有广播提示。如果 15 分钟结束，而医生还想继续和标准化病人交谈的话，标准化病人就会一言不发了。

医生离开诊室后，立刻在旁边的电脑前开始打病历，共有 10 分钟的时间完成病历。

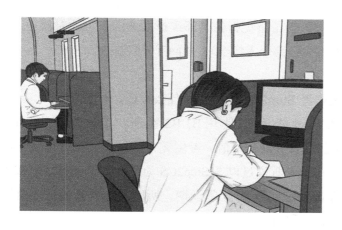

病历输入结束后，考生按照指示移到下一个诊室门前，等待广播声提示后，开始新一个 patient encounter。

整个 Step2CS 考试由 12 个 patient encounter 组成。有些考场考完 5 个开始第一次中间休息，此时是午饭时间，午饭是美国经典午餐快餐：三明治、沙拉、薯片、曲奇饼和汽水。大家会随便聊聊天，但是不能聊考试的内容，也不能用非英语聊天。午休结束后再考 4 个，然后是第二次休息，第二次休息相当于一个下午茶，有简单的饼干和茶水。最后再考 3 个。有的考场是安排每 4 个一次休息的。总之，第 12 个 case 一结束，一整天的考试就结束了！

这个考试因为形式特殊，我们也来说说这个考试一些常见的疑问。

Step2CS 可以先考吗？

可以。Step1、Step2CK、Step2CS 三个考试是平行关系，可以任意安排考试先后顺序。一般来说大家都是先考 Step1，然后考 Step2CK，之后 Step2CS。这符合医学知识从基础到临床应用的规律。但是也有人在不考 Step1 和 Step2CK 的情况下，先考完 Step2CS。具体请见考经《4.3.5 我是硬上 CS 的女学霸》。

Step2CS 可以在中国考吗?

不可以，Step2CS 考试需要专门的考试场所和人员，全世界只能在以下五个美国城市考试：芝加哥，亚特兰大，休斯敦，洛杉矶，费城。大多数人为了避免折腾，都选择去美国实习的时候一并把 CS 考了，也有很少一部分人像李旸一样专门飞过去考。

去美国考 Step2CS 时，申请什么签证？难不难?

去美国考 CS 可以使用 B1/B2 签证，当成功报名 Step2CS 后，ECFMG 会生成一份介绍信，考生凭介绍信去美国使馆签证即可。迄今为止，还没有听说过以考 Step2CS 为理由去签证，结果被拒的。而且，现在赴美签证是 10 年签证期，所以，这个 B 签证还可以用于将来去美国轮转和面试。

从非医学主诉内容上看（不是从之后的医学诊断），一般都有什么类型的病例呢?

■ 一般带着诸如胸痛头晕等最常见和普通主诉的患者，需要问诊和查体

■ 拿着清单来说"只做查体"的患者（实际上往往并非如此）

■ 打电话过来的患者，因为患者没有亲自来，所以只问诊不查体

■ 父母或者孩子的监护人亲自来叙述病史，没有孩子带来，所以也是只问诊不查体

■ 因为雇佣童工不合法，所以不会真有小孩子出现。但是有可能有非常接近成年的患者情况，比如由一个 18 岁左右的成年人来扮演 17 岁的未成年人

■ 其他

（杨 岩）

相信大家已经基本了解 Step2CS 的大致样子。下一篇我们将探讨 Step2CS 怎么算分? 成绩有什么用?

4.2　Step2CS 考试是如何评分的？成绩有什么用？

Step2CS 成绩单也有两页，但是内容终于和 Step1 与 Step2CK 不太一样了。Step2CS 成绩只有"通过（pass）"或"不通过（fail）"两个。成绩单的第一页是总成绩，下面是分项成绩，分别是 ICE、CIS、SEP（具体缩写的意思下面会详述），每个分项都设有 pass 或 fail。三项之中，只要有一项 fail，总成绩就是 fail。

UNITED STATES MEDICAL LICENSING EXAMINATION®

STEP 2 CLINICAL SKILLS (CS) SCORE REPORT

This score report is provided for the use of the examinee.
Third-party users of USMLE information are advised to rely solely on official USMLE transcripts.

The USMLE is a single examination program consisting of three Steps designed to assess an examinee's understanding of and ability to apply concepts and principles that are important in health and disease and that constitute the basis of safe and effective patient care. Step 2 is designed to assess whether an examinee can apply medical knowledge, skills, and understanding of clinical science essential for the provision of patient care under supervision, including emphasis on health promotion and disease prevention. The inclusion of Step 2 in the USMLE sequence is intended to ensure that due attention is devoted to principles of clinical sciences and basic patient-centered skills that provide the foundation for the safe and competent practice of medicine. There are two components to Step 2: a Clinical Knowledge (CK) examination and a Clinical Skills (CS) examination. This report represents results for the Step 2 CS examination only. Results of the examination are reported to medical licensing authorities in the United States and its territories for use in granting an initial license to practice medicine. The overall Pass/Fail outcome provided below represents your result for the administration of the Step 2 CS on the test date shown above.

Overall Pass/Fail Outcome
PASS

The overall outcome for Step 2 CS, reported above, is based upon the minimum passing levels set by USMLE for the three Step 2 CS subcomponents. The three subcomponents are Integrated Clinical Encounter (ICE), Communication and Interpersonal Skills (CIS), and Spoken English Proficiency (SEP). It is necessary to pass all three subcomponents in order to obtain an overall passing outcome on the Step 2 CS. Results for the three Step 2 CS subcomponents are reported below.

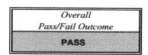

ICE	*CIS*	*SEP*
PASS	**PASS**	**PASS**

成绩单的第二页是 ICE、CIS、SEP 的具体成绩（如下图），这个跟 Step1 和 Step2CK 类似，成绩条带越靠右，说明得分越高。但是与 Step1 和 Step2CK 不一样的是，Step2CS 的成绩条带并不会转换为一个具体数值，也没有轮转项目会使用考生成绩单条带的位置来衡量考生水准。所以说，Step2CS 就是一个通过性考试。

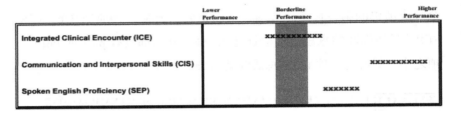

INFORMATION PROVIDED FOR EXAMINEE USE ONLY
The Performance Profile below is provided solely for the benefit of the examinee.
These profiles are developed as self-assessment tools for examinees only and will not be reported or verified to any third party.

USMLE STEP 2 CS PERFORMANCE PROFILE

The above Performance Profile is provided to aid in self-assessment. The shaded area defines a borderline level of performance for each subcomponent (ICE, CIS, SEP); borderline performance is comparable to a HIGH FAIL/LOW PASS on the subcomponent.

Performance bands indicate areas of relative strength and weakness. Some bands are wider than others. The width of a performance band reflects the precision of measurement: narrower bands indicate greater precision. The band width for a given content area is the same for all examinees. An asterisk indicates that your performance band extends beyond the displayed portion of the scale. Small differences in the location of bands should not be over interpreted. If two bands overlap, performance in the associated areas should be interpreted as similar.

Additional information concerning the Step 2 CS subcomponents can be found in the *USMLE Step 2 CS Content Description and General Information Booklet*.

我们来分析一下构成 CS 成绩单的三个部分具体内容是什么：

■ ICE（Integrated Clinical Encounter，临床综合能力考查）：考察的是"病历书写是否符合规范，内容是否正确，能否按时完成"。美国标准的病历主要追求简洁地传递信息，其中大量使用医生之间常用的缩写，目的是专业人员之间方便的传递信息，而非让患者看懂。具体标准病历请见《4.4 如何正确的备考 Step2CS ？》

■ CIS（Communication and Interpersonal Skills，沟通交流技巧）：考察的是"医生和患者之间，能否短时间内建立彼此信任的沟通渠道，考试者能否以患者可以理解接受的方式问诊和查体，能否以患者可以理解接受的方式解答患者的疑惑，同时考察医生的谈吐、着装是否得体。"即，通过 15 分钟的接触，能否让标准化病人喜欢并信任医生？

■ SEP（Spoken English Proficiency，英语口语能力）：考察的是医生熟练运用英语口语的能力。即，标准化病人是否能够听懂医生的英语，同时医生是否能够听懂标准化病人的英语？

USMLE 官方从来没有公开过打分表的细则，只曾笼统地描述说，标准化病人有一个类似清单的评分表，来评估考生在跟标准化病人问诊时的 "Observable behaviors（可观测行为）"，考生做到某个要求就会得分。考生写的病历会由医生来阅卷，根据病例的书写内容来评分。12 个考试案例的各方面表现会拆分到 ICE、CIS、SEP 三个部分，汇总后形成图中的成绩条。也就是说，各个案例之间是相互背分的，并不是某个案例做得极差就会失败。

根据 Kaplan Medical 的经验，估计通过 ICE 的最低要求是 60%，通过 CIS 的最低要求是 80%，通过 SEP 的最低要求是 90%。

那么，这个考试的考官到底是谁？是医生，还是标准化病人呢？

答案是 "兼有"。

标准化病人（Standardized Patient，SP），是负责评价你的 CIS 和 SEP 的考官。

SEP 专门评价 "英语听说水平，是否可以满足日常医患的交流"。标准化病人并不在乎医生英语说得是否带有口音；Ta 在乎的是，作为一个普通的、没有任何医学常识的美国人，能否不费劲地听懂医生在说什么。所以，考试时候的遣词造句要完全口语化、大众化。如果使用了长的书面语或者术语来问诊，即使没有任何语法或发音的明显错误，仍会使患者理解困难，导致扣分。如果在某个案例中，标准化病人反复出现听不懂问题的情况，这个案例的 SEP 部分可能就会失败。CIS 主要是标准化病人通过观察考生在问诊查体过程中，判断考生是否具有能让患者感受到被关怀、洞悉患者的需求、帮助患者做医疗决定等各方面能力。

要注意的是，从敲门的一刻起，标准化病人对考生的评估就开始了。但标准化病人并不会当着考生面，在评分表上一项一项打钩评分。

而是当考生推门而去的那一刻，他们开始凭借脑海中的回忆，逐项勾选打分。所以，如果考生给标准化病人留下好的第一印象，问诊过程又愉悦顺利的话，即使某些点做得不是很到位，但患者模模糊糊觉得好，成绩就会比实际高一些。反之，如果整个流程让标准化病人非常不爽，到了模棱两可的地方，标准化病人就会"暂时失忆"，考生得分就可能比实际低。虽然 USMLE 官方说 CS 可以重新评分，但他们并不会把当时的考试录像调出来，然后去仔细核查每项评分的。所以标准化患者的评分一锤定音。列举一些会（但不限于）造成负面印象的小错误：

- 进门形象邋遢
- 有难闻的味道（口气、体味、打嗝、放屁等）
- 患者难受的时候没有安慰，或者安慰的太敷衍
- 查体不洗手
- 患者说一些信息的时候没有用心听（比如患者明明告诉你做过胆囊切除术，但考生之后又问一次他的手术史）

所以无论是评价英语能力的 SEP，或者是人际沟通能力的 CIS，其实考查的本质都是："用英语，给标准化病人留下一个专业又友好的印象！"

另一个考官是医生，医生会根据考生在电脑上写的病历，对 ICE 打分。

评分内容包括现病史里面关键的阳性和阴性病史，其他格式化的既往史、用药史、手术史、过敏史、个人史、家族史、查体内容（包括阳性体征和一般正常体征的描述）、诊断和列举支持诊断的依据以及下一步检查方案。阅卷医生主要从信息、格式、文字和知识四个方面来评价病历。

- 信息：指考生把与主诉相关的信息收集，比如对疼痛的各方面描述（位置、性质、程度、起病时间、诱因、加重因素、缓解因素、相关症状），也包括病历中对常规信息的收集，比如过敏史、家族史等。
- 格式：指考生写出的病历，是否符合美国医疗的规范，使阅读起来简便又有逻辑性。一般的格式为：主诉＋现病史＋所有相关既往史＋查体＋诊断＋下一步检查

■ 文字：指考生是否使用了合乎医疗规范的医学英语术语和缩写，有没有大量出现拼写和语法错误。

■ 知识：指考生是否形成了正确的鉴别诊断，以及是否能提炼出病史和查体中对诊断支持和不支持的关键信息，还有就是给出的下一步诊疗计划是否合理。

读到这里，大家会发现，ICE 里面只有一小部分涉及实际医学知识，而且整个 Step2CS 考试中，似乎也只有这样一个边角是考察医学知识的。那医学知识在考 Step2CS 时，到底重要不重要？

答案是："看似不太重要，却又非常重要！"

就我和周围人士的反馈来看，医学知识的好坏从一开始就直接关系到整个考试的成败。

从考生打开诊室门上的患者信息起，就需要开动知识储备，用 10 秒左右的时间，从一句话的主诉中想到 3 ~ 5 个最可能的诊断，准备进门与患者互动。

虽然每个主诉基本上都有问诊套路，但是医学知识扎实，可以更快、更一针见血地问出关键问题。问题问得靠谱，标准化患者会立刻感受到医生的专业和自信，同时医生也能省下时间更详细地讲解病情。这些对 ICE 和 CIS 都是加分项。而扎实的医学知识才能让考生在病历书写的逻辑性、鉴别诊断和下一步诊断的正确性等方面做到游刃有余。

对于英语非母语的外国医学院毕业生来说，语言关是最难过的，可是近些年来，人们发现 CS 考试的失败者中，因为 SEP 阴沟翻船的人越来越少了，反倒是 ICE 部分考察的医学诊断这里成了越来越多考生的"滑铁卢"。这也是为什么要强调这一点："CS 侧重考察沟通能力，但归根结底还是要手里有真本事才能过关啊！"

那 Step2CS 的成绩有什么用呢？

CS 是一个通过型考试，只有通过或不通过。但这不代表它没有 Step1 和 Step2CK 这两步选拔性考试来得重要。CS 只要失败过一次，就算之后再次考试通过了，它对 Match 的影响仍然是非常恶劣的：

大概有 98% 的 AMG 和 76% 的 IMG 第一次就可以通过 CS 考试，

这意味着，如果 CS 考试 Fail 一次的话，排位在全部 IMG 申请者中跌到了垫底的 1/4。拼死拼活把 Step1 和 Step2CK 成绩都刷到 250+，但 CS Fail 一次就会把 Match 率一下拉回到 Step1 和 Step2CK 只有 220 ~ 230 分左右的水平。更有甚者，很多住院医项目都把 CS 是否第一次通过设定为一个筛选的单否因素。所以一旦 fail 过，就会被不少项目自动筛掉了，任凭其他条件再优秀，也可能跟面试无缘了。

李嘉华，大概是对 CS 考试 Fail 体会最深的一个人。他在考经中《没有假如——谈 Step2CS Fail 的机会成本》一文中写道："Fail 一次 CS，重新考试的显性花销就包括考试费、培训班费、路费和住宿费，最少也得 2000 美元。在申请费上，因为有被项目筛掉的可能而不得不增加申请项目数量去弥补，这个可能又得多花 2000 美元。还有可能因此而延期一年才参加 Match，这个机会损失是无法用金钱去衡量的"。

http://baigemed.com/usmle-exp/step-2-cs/6005/

所以，如果说应该以什么态度去备考 Step2CS 呢？答案应该是"如临大敌，如履薄冰！只许成功，不许失败！"。

Step1 和 Step2CK 考试的双 250+ 高分，并不代表 Step2CS 第一次可以通过，如果没有过美国临床轮转经历，或者对英语口语不够自信的同学，就算多花一些钱在辅导班或者模拟考试上面，也要让自己尽可能一次通过。

（杨　岩　李嘉华）

4.3 备考 Step2CS 是一种什么样的体验？

在 2009 年以前，绝大多数的中国医学生都是先在美国扎根，习惯了生活与环境之后，再参加 Step2CS 考试的。而在 2014 年之后，从中国直接飞到美国考 CS，渐渐成为中国医学生的主流做法。这种细微的变化，说明我们中国医学生在面对 Step2CS 考试上，已经逐渐接近美国本土医学生的水平了。

在这里，我们精选了近五年众多的 CS 考经中，极具代表性的 5 篇，它们分别来自于李嘉华（2009～2010）、李旸（2012）、周艳（2013）、李晓阳（2016）和卫昕（2014）。这 5 篇考经是中国医学生在 Step2CS 考试上，不断探索、群策群力、相互扶植共同前进的真实写照。

4.3.1 挂掉 Step2CS，一段比分数还珍贵的经历（《失而复得的 Step2CS》）

李嘉华是国内考 USMLE 的传奇人物。他是 BUG（北京 USMLE 讨论组）创始期的灵魂人物，早在 2008～2009 年，就拥有了 Step1 258 和 Step2CK 262 的分数，也是百歌医学的 USMLE 精讲的创始人。当时，还没有什么人敢从国内直接到美国考 CS。作为开路先锋的他踌躇满志地踏上美国求学之路，誓要下飞机就考完 Step2CS 之时，却遭遇了 CS Fail 的结果。他用自己初次失败的经历为他人敲响了警钟，也为此后从国内备考 CS 的方法奠定了基线基础。他的考经成稿于 2010 年，叙述的是 2009～2010 年他前后两次考 CS 的心路历程。

=== 考经开始 ===

这是一段从未公布过的历史，这是一段比分数更珍贵的经历。

那是 2009 年 10 月 14 日，我来加州的第一个阴雨天。此前两年以来事事顺利，心情一直阳光明媚，那天突然的阴雨，似乎预兆着不祥。与往常一样，我回到实验室打开电脑查邮件，一封 ECFMG 寄来的信特别显眼，"Your score is available"。嗯，CS 成绩出来了，就用成绩冲喜这阴雨天吧。

打开成绩单往下一拉，我愣住了，Fail！"我勒个去，这货不是真的，这货不是真的"。我揉揉眼睛，捏捏自己，好像不是幻觉，成绩还是 Fail；"这不是我的成绩单，这不是我的成绩单"，重新下载了三遍，还是 Fail；我的手开始抖了，再仔细看成绩单，是 Spoken English Proficiency（SEP）没过。

当时脑海一阵空白，软瘫在转椅上，一整天魂不守舍。

如果是一个低空掠过的 Pass，事情就简单多了。无非是与多年一起并肩作战的考友们交换一份 Pass 的考经，换来一串串祝贺。而这次换成了 Fail，事情就复杂了。为什么我当时自信满满从考场出来，结果却是 Fail？我接下来怎么办？我怎么跟大家说 Fail 的成绩？耳边回荡着各种声音，是与否，磊落与闪躲，理性与失控，全都充斥。我在雨中走回家，让雨去清醒发热的头脑。

此际，我拨通了两个越洋电话，一个给卓敏，一个给李旸。是爱与信任让我驱走了卑微的逃避想法，勇敢地直面失败，要对自己的同志坦诚，无论是我的成功还是失败，都要总结经验，给大家指向成功。之后，我逐一给近期要考 Step2CS 的组员打电话，告知我的 Fail。每多打一个电话，我就得到多一分的支持和鼓励，团队就像一张安全网，把我牢牢托起来了。情绪平稳后，在 Fail 的当晚，我写下一篇特殊的考经《我拿到 CS 成绩了》。

我拿到 CS 成绩了，跟以往报喜不同，这次很不幸，是 Fail。虽然不是致命的，但对我的打击非常大。冷静下来后，我还是决定将这个信息告诉大伙儿，连带一些失败原因的分析。

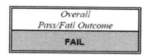

The overall outcome for Step 2 CS, reported above, is based upon the minimum passing levels set by USMLE for the three Step 2 CS subcomponents. The three subcomponents are Integrated Clinical Encounter (ICE), Communication and Interpersonal Skills (CIS), and Spoken English Proficiency (SEP). It is necessary to pass all three subcomponents in order to obtain an overall passing outcome on the Step 2 CS. Results for the three Step 2 CS subcomponents are reported below.

ICE	CIS	SEP
PASS	PASS	FAIL

USMLE STEP 2 CS PERFORMANCE PROFILE

	Lower Performance	Borderline Performance	Higher Performance
Integrated Clinical Encounter (ICE)		xxxxxxxxxxxxx	
Data Gathering	xxxxxxxxxxxxxxxx		
Patient Note			xxxxxxxxxxxxxxx
Communication and Interpersonal Skills (CIS)	xxxxxxxxx		
Questioning Skills	xxxxxxxxxxxxxx		
Information-Sharing Skills	xxxxxxxxxxxx		
Professional Manner and Rapport	xxxxxxxxxxxx		
Spoken English Proficiency (SEP)	xxxxx		

（这是 2009 年版的 CS 成绩单，新版已经简化为只有 ICE、CIS、SEP 三大项了。）

CS 成绩单分析：

这次 Fail 是因为 SEP 得分低于及格线。ICE 过得比较好，CIS 是超低空掠过。

在 ICE 方面，病历项（patient note，PN）得分比较高，可以证明在 PN 方面，我的方法一直都很有效。信息采集（data gathering）左侧拖得很长，右侧刚刚达到及格线边缘，也就是说有些案例做得很不好，有些案例做得刚刚及格。我回忆，既往史应该问得比较好，问题可能出在问现病史和查体里面。所以 FA、UW 的病史，一定要尽量问全了，不然 data gathering 可能很难看。不过总体来说，只要 PN 写得好，ICE 是可以比较安全地过的。

在 CIS 方面，是低空掠过，如果再做得差点，可能就不过了。我觉得可能是总结时分享的信息不够，我只是总结了病史，说了一些诊断和下一步方案，患者说没问题，我就走了。现在看来，这还不够，一定要多说说，可以解释病，解释预后，进行健康教育等。

SEP 是痛点所在。我觉得自己英语讲得还可以，考试时的表现和平时没两样。如果这样也 fail 的话，证明患者要求还真挺高的。仔细想想，有好几个 cases 的患者让我重复 1-2 个提问的问题，我想，这个是最可能的 Fail 原因。为什么会这样呢？我觉得我们练习时都不是 native speaker，有些句子自以为挺好，但实际上 native speaker 听起来觉得很别扭，这些错误我们练习时轻易放过了。另外一些可能原因是句式用得不地道导致扣分。可能还有用错时态和人称的情况。

Fail 原因分析：

从当场考试来看，我当时认为已经尽全力发挥了，但是结果是 Fail，那说明存在一些系统性的不足。我总结就是：1 语言环境未适应。虽然主观上感觉还好，但其实一些蛛丝马迹仍然显示出，其实我还没有适应环境。比如到美国后，语言明显有卡壳，有些话不能脱口而出，或者脱口说错时态和人称。2 我低估了时差、生理、生活不适应所造成的影响。生活上需要安顿的东西很多，有很大压力，分散了很多精力。CS 考试在这种仓促的环境下发挥不好。3 低估了 CS 考试难度。

我的经历对国内其他 Step2CS 考试战友的警示：

口语练习要找对人！出国前，从现在开始，要找 native speaker 练 CS，不能有医学背景的。

永远要小心谨慎，要时时刻刻想着 CS 可能会不过。

不要一下飞机就去考试，要好好适应一段时间，不管你以为自己英语说得多流利。

尽量减少生活对自己的影响，要专门留出时间给 CS，不要把 CS 挤在各种忙忙碌碌之中。

早约 CS，谁也不是 100% 过的，留着后路很重要。

在之后的 1 个多月里，CS Fail 的经历让我有机会静下来，思考更深层次的东西，这比一个简简单单的 Pass 珍贵百倍，我觉得自己的思想从那一刻起，发生了变化：

25 岁前，迫不及待去创造机会；25 岁后，学着耐心等待最佳时机。

25 岁前，遇到困难的事就单干；25 岁后，学着团队合作克服困难。

25 岁前，拘泥于框架，模式和日程表；25 岁后，学着适应灵活的时间表。

25 岁前，冲锋陷阵，一马当先；25 岁后，学着运筹帷幄，决千里之外。

25 岁前，今天的想法明日就要实施；25 岁后，学着三思而后行。

25 岁前，处处想显摆；25 岁后，学着克己寡欲。

25 岁前，挑战别人以证明自己；25 岁后，学着帮助别人以证明自己。

25 岁前，重视表达自己的观点；25 岁后，学着聆听和启发别人的观点。

25 岁前，于己不及，则冒"酸水"，于不及己，则说"蒜话"；25 岁后，学着言行克己秉中。

25 岁前，凡事总要比个高低；25 岁后，理解"闻道有先后，术业有专攻，如是而已"。

25 岁前，从一个角度去评价自己；25 岁后，学着从多个角度欣赏他人。

25 岁前，自己搭台，自己唱戏；25 岁后，学着搭台，请人唱戏，自己鼓掌。

又过了半年，2010 年 3 月，我觉得再考 CS 的时机到了，于是约了 8 月 9 号的考位。在考前半年，我练的是说英语的自信和口语。我看 TED，看美剧，参加口音纠正，参加各种活动去跟人聊天，临考前用了 4 个周末和实验室同事练 case。

2010 年 10 月 13 日出成绩的那天，我 6 点就醒了，外面天色阴霾，我想：不会又是一个倒霉日吧？成绩 8 点就到了，我看着邮件，

1 年前那一幕反复在我眼前重现（这真的是 PTSD 了），实在是不敢打开。为了镇静自己，我打开了以前的那份 Fail 的成绩单，反复反复看了几遍，然后重新温习了那天 Fail 的感觉，直到觉得"再 fail 一次也是这么回事"之后，我才把邮件打开了："Pass"。

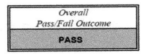

The overall outcome for Step 2 CS, reported above, is based upon the minimum passing levels set by USMLE for the three Step 2 CS subcomponents. The three subcomponents are Integrated Clinical Encounter (ICE), Communication and Interpersonal Skills (CIS), and Spoken English Proficiency (SEP). It is necessary to pass all three subcomponents in order to obtain an overall passing outcome on the Step 2 CS. Results for the three Step 2 CS subcomponents are reported below.

ICE	CIS	SEP
PASS	PASS	PASS

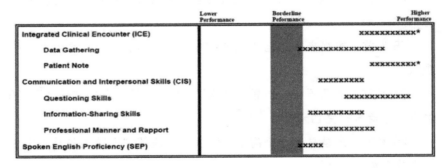

我长长地舒了一口气。

据说用 Fail 成绩单给人家垫背最管用了。"练 CS 就要找 Fail 过一次的人练"，张媛说，"这样的人才懂风情。"回首，Step2CS 是我的第 3 个 USMLE 考试，补叙完这段 Fail 的经历，我的 USMLE 历程才算是圆满结束。

（李嘉华）

=== 考经结束 ===

像李嘉华这样特别擅长文本考试的学霸级人物，反而容易在 CS

上面出现 Fail 的情况。这是我们在 2012 年前后观察到的现象，往往 SEP 是他们的核心大敌。CS 其实考察的是"用英语在日常医疗场景中，与患者的口语交流的能力和与医生的书面交流能力"。SEP 不过关，除了本身这一项会 Fail 之外，还可能会影响 CIS 和 ICE，对成绩有断崖式的影响。据李嘉华之后的回忆，CS Fail 给他 Match 时造成的影响也是很大的。

李嘉华的 CS 考试 Fail 后，大家对 CS 考试都变得异常小心谨慎了。但是这次 Fail 并没有打消我们探索直接赴美考 CS 这件事的积极性，下一篇，李旸的 CS 考经具有里程碑意义。他的经历证明，国内直接赴美考 CS 是可行的。

4.3.2　"过度"准备 Step2CS 考试带来的 9 个锦囊

同李嘉华一样，李旸也是国内考 USMLE 的标志性人物之一。他是中国大陆第一个现场讨论组 BUG（北京 USMLE 讨论组）的创建者（2007 年），并且为其制定了一套可以不断发育发展的基本制度。迄今为止，全国各地都在运行的各种 UG 讨论组，都一直在沿用当时的这套基本制度。

李旸天生是一个小心谨慎的人，2009 年 Step1 250，2010 年 Step2CK 254，以及 2012 年的 Step2CS 都一次通过。不过，他都是在充分准备的同时，待前面有足够可复制的客观经验了之后，才出手的。同时，李旸从 2003 年起，就在北京和睦家医院外科全职工作，到 2012 年参加考试之前，经历了近十年的全英语患者交流、病历书写和近美式的医疗环境的训练。这还不算，考试之前，他还单独飞美国去上了一个 Kaplan 5-day course。以现在的视角来看，他考 Step2CS 之前，一定程度上"过度准备"了。但在 Step2CS 考试的开荒年代，没有充分现成的经验总结，也没有充分参照，考生出现"准备不足而不自知"和"过度准备而不自知"的两极分化状态，并不少见。

李旸大叔一向以活泼风趣而又不断突破知识和认识底线的演讲风格而闻名。他的这篇考经再次用幽默调侃的语气，生生把"水过"的考试提取出诸多精华，形成了 9 个锦囊，送给后来人！

=== 考经开始 ===

先晒成绩单：

USMLE STEP 2 CS PERFORMANCE PROFILE

	Lower Performance	Borderline Peformance	Higher Performance
Integrated Clinical Encounter (ICE)			xxxxxxxxxxxxx
Data Gathering		xxxxxxxxxxxxxxxxxx	
Patient Note			xxxxxxxxxxxxxxx
Communication and Interpersonal Skills (CIS)			xxxxxxxxxx
Questioning Skills			xxxxxxxxxxxxxx
Information-Sharing Skills			xxxxxxxxxxx
Professional Manner and Rapport			xxxxxxxxxxxx
Spoken English Proficiency (SEP)			xxxxx

http://baigemed.com/usmle-exp/step-2-cs/8034/

因为赵明对我考 CS 有巨大的帮助，让我抄袭了很多他的问诊模版，干脆一不做二不休，连考经也使用他的模版了，呵呵！他的考经见《USMLE Step 2 CS 考经（洛杉矶考点）By 赵明》。

大家别光看我的考经，一定要看前面赵明的考经，因为我完全复制了他的道路。就像考 Step1 的时候李嘉华是我的偶像，考 CK 的时候赵雅妮和李嘉华是我的偶像，考 CS 的时候王昆和赵明是我的偶像，今后 Match 的时候张媛和胡向欣是我的偶像一样……人需要信点儿什么、崇拜点儿什么——我信比我强的人，更崇拜志同道合的战友们！

2012 年 6 月 19 日，对我来说是个非常重要的日子，因为在这天，我终于扫清了 ECFMG certification 之前的所有考试！虽然通过考试早已在众多亲朋好友的预料之中，但是从来没有在我的意料之中。我是一个特别没有自信而且超级焦虑的人，又是跟 Step1 考完一样，我考完试之后的相当长一段时间是做噩梦，梦见 Fail 的成绩，梦见看不懂的成绩单等。

说说我的考试过程吧，非常非常"奇妙，浪漫而且奇异"（内含大量高能八卦内幕预警，耐心看完至结尾者，可获 9 个至尊锦囊）。

一、去美国之前的训练

这次去美国是我的第二次，上次是去看前女友，从远了说，也应该感谢一下她，如果没有她三年多陪我一起练浸入式的英语，可能我

SEP 就要触底了。当然也恨她，为什么不多陪我几年接着练浸入式的英语呢？这样的话我还不 SEP 打星儿？

去美国之前，我和周鹏、王维嘉还有赵明拉上李嘉华一起组了一个 BUG CS 组。那个时候进度非常慢，一边是医院的工作加上百歌医学越来越繁忙的事务，等我去美国之前我才复习到 FA 的前面几个 case，连喉咙痛都没有复习到呢。我和周鹏属于不着急型的，不过天天都在和睦家练习，这个有好处也有坏处。好处是一切都是真刀实枪练出来的，不做作；坏处是我和周鹏都是在专科工作，极少会作为首诊医生看患者，有些形成的专科习惯极难改变，尤其像我已经在和睦家干了九年的情况下……这个后面会提到。去美国之前，可以说已经是筋疲力尽了，无论是精神、身体还是知识上的准备上都非常非常非常欠缺。这点似乎与赵明一样，赵明是一个真爷们儿，多苦多累都自己 hold 着不说，但是她妈妈是我同事，我拿到成绩那天跟她妈妈一聊，把赵明的老底儿给揭露了——原来赵明也是上了 N 个夜班之后，带着感冒飞向美国的！

再说起去美国的签证。我的签证是美商会的，一点儿没有费劲，通过和睦家签这种签证就是拿了材料之后按日期去即可。而我状态更甚，马上就要签证了，可我还不知道美国大使馆在哪里呢！不过我遇到了一个美国公使（minister）带来的患者，一看名片儿，嘿，太好了，就问公使吧！他很详细地告诉了我大使馆的地点。原来我天天都路过，就是从来没有从那条街走进去过……

在去汕头之前的一周不到，签证搞定。当时拿着的就是胡向欣准备的"百歌医学行程无忧指南"。这是胡向欣亲手制作的一式两份的信件，里面有 6 页纸和 2 个地图，详细说明了这一路的每个要去的地方、每个重要的地标、每个要见的人和应急方案。而且一式两份。小胡当时的原话是："一份在手边，随意写画摆放，一旦丢了，还有另外一份。"

4 月 21 从北京坐着晚点了的飞机去汕头，一路湍流机震，恶心的我几欲爆浆。到了汕头之后晚上 23 点了，腹中空空，想起上次张忠芳老师曾经带我和万宁辛一起吃过一个汕头的夜宵海鲜，叫"老姿娘"什么的，而且很近，就赶了过去。结果到了一看傻眼了，上次张老师点的东西我一个都不会点，踌躇了半天怕吃坏肚子，只能转头回去在一个街角的便利店买了点吃的。

之后连着两天，都是讲 USMLE Step1 Review 2012 基础速成（汕头）的课，加上和很黄很少鹏的汕头讨论组成员黄少鹏喝大酒（其人酒量深不见底），之后是张忠芳老师和边军辉老师有趣的海鲜晚宴，最后在临走的时候被全班的同学给了一个大力的 CS 必过的祝福，幸福的我涕零着飞向了上海。

上海并不是目的地，到了上海我立刻转动车杀向苏州，我也小资一把，在考试之前游游梦中的江南水乡。有漂亮 MM 同游，总是好的，哇哈哈！原本是想此处省略 8000 字的，但是考虑到对事实的尊重，基本来说就是这样一个过程："平江路 － 评弹（基本听不懂）－ 同里 － 吃太湖三白 － 腹泻（我）－ 回苏州 － 腹泻（还是我）－ 回北京"。期间，原本想在平江路"猫的天空之城"下喝喝咖啡看看 FA 和 CS 的，小资浪漫计划被这史无前例的水样泻彻底打乱了，最后只能回宾馆找 MM 当标准化病人练了一个疲惫乏力的案例而已……说实话当时泻得我比她乏力多了……不过这个 MM 的 SEP 水平真不是盖的！

2012 年 4 月 24 日，在苏州北站缠绵悱恻一小时之后，坐上动车回到了北京，晚上吃上大丰收里面的大葱之后，腹泻就好了。第二天恭迎"大自然一号、Match 姐"张媛，她自告奋勇陪我大练 CS。这是我从大约 3 个月之前开始断断续续准备 CS 之后，第一次真心好好练。家里的门上挂了一个口袋，里面放着 FA CS 的所有 cases 的患者信息。张媛在屋里准备好了就叫"doctor, you may start with your encounter"，我就：看信息、敲门、进。由于这次练习不用查体不用写病历，所以每个 case 控制在 7～10 分钟，一下午练了七八个 cases，一姐给我了非常好的引导和鼓励，太受安慰了！

开始挺难的，我属于天生话比较多的人，经常一个 case 问 10 多分钟。这个问题赵明和王维嘉都说过，其实这个问题到考试那天都没有解决。在和睦家天天看真的老外患者，想 7～8 分钟完成一个新患者的问诊，我认为是不可能、不礼貌和不现实的。所以，我考试的时候采取了一个丢卒保车的策略：仔细问病史＋留下充分时间做 summary ＋大大简化查体。这个后面详述。

二、Kaplan CS 5 天班

赵明曾经私下跟我说过，他去新泽西州上 Kaplan CS 5 天课程的时候，还不知道啥叫 CIS、SEP、ICE 呢！有关 Kaplan 的课，赵明的《深深有感于 Kaplan CS 5 天班》里面已经说得很好了，我就不续貂了。但是有一些事情应该做好：多交朋友很重要。我在那里时，和一个叫安藤彰香的日本女孩形影不离，她长得特像我的一个大学同学（而且是我喜欢的类型），让我那五天艰苦的日子容易了很多。

　　说起这段艰苦的日子，一个是不当学生很多年了，突然在教室里面坐一整天，坐立不安呀。另一个更严重的问题：支气管炎。赵明和我一样，在参加 Kaplan 课的第三天，突然出现了脓痰和严重的咳嗽，他两个多月才好，而我到写考经的这天还没有完全康复呢。记得第四天的下午是唯一可以睡懒觉的日子，中午去上课，下午很早就回来了。终于可以看看纽瓦克了，安藤彰香跟我两个人一起从上课的地方走回宾馆。她很认路，边走边说："如果不是考试，这个地方看着还是不错的……" 现在成绩出来，所有不确定的心情都一扫而空，回想起当时一起上课的人们的音容笑貌，忽然觉得他们都变那么可爱，我真恨不得有一个全班同学的照片加上联系方式，把他们都好好的再看一遍！

　　三、加州旅馆和梦一般的 CS exam（2012 年 5 月 7 日～2012 年 5 月 10 日）

　　赵明的考经里面说过："得到了 Kaplan CS 5 天班的真传，有种被打通了任督二脉的感觉！但是此时的状态还不能够参加考试！"

　　我可不像他那么幸运，可以再酝酿两个月再去考试，我只剩下两天时间的准备了。KJ 有云："打通任督二脉，必然流血不止"。我就是带着这种"流血不止"的心情来到了加州旅馆（Hacienda）。Kaplan 的人说，5 天课程的一个目的就是 "traumatize you"，好吧，这时候我正处在后训练期的急性窘迫期间。

　　2012 年 5 月 7 日下午到了 LA 的机场 LAX，机场、考试中心和住的 Hacienda Hotel 都非常近。强烈推荐这个旅馆，原因是大多数考 CS 的人都住在这里，你懂的。

　　到了之后熟悉了一下周围的环境，有 7-11 便利店、星巴克、一个有药店的超市（我买咳嗽糖浆的地方）和一个有很多快餐外卖的小街。最重要的是要看看考场所在！考场在一个能够大约五六分钟就可以走到的地方。要注意一点，那里有两三座一样的楼，最后面那个才是考场的楼，还有就是注意交通安全！

如果说在 Kaplan 5-d course 要多多交际的原因是缓解压力和孤独感的话，在这里交际就太关键了！我是周三考试的，只要我们按照《神探狄仁杰》里面说的一样："多看多听"，就能有巨大的收获。

周一我刚到旅馆的时候，进门之后，看到右手边有一个图书馆样的地方，有一个年纪稍长的韩国人（一眼就能看出他是韩国人，因为他把鞋脱了光脚坐在那里）在这里拿着一本 FA Case 做苦读状，周围围坐着几个中东的姑娘小伙子。

周二下午15：30，我又发现他一个人坐在此处的张望，我就过去跟他寒暄。三言两语混熟之后，发现他也姓李！又过了一会儿，一个年轻的韩国大夫过来，跟我们一起聊，也姓李！果然李大夫遍天下呀！三个李大夫分别是周三、周四、周五考试。这位老李大夫已经是三进宫了，第三次考 CS 了，都是在 LA 考的。

胡向欣以前说过，似乎北京人都是一次过 CS 的（有一些先天优势，比如北京的卷舌音和美国英语的发音特别一致，而且没有 N、L、R、H、W 发音的问题），这是一个利好。然而据我所知，姓李的大夫一次过的是占少数，这次又加了一个韩国李大夫三进宫的，听得我胆战心惊。然而，这位老李大夫已经非常有战斗经验了，这就是为什么他一定要周五考试的原因：可以收集到很多周一到周四的信息。大家可以多多注意这一点，似乎考场每天都有一个新 case，然后新的一周换一大批，所以周五考试的人如果很能和人混熟的话，是很幸福。

到了 LA 之后，唯一剩下的一个整天就是 5 月 8 号了，考试前的最后一天。

早上 6：00 起来先去 7-11 便利店买咖啡和蛋糕，吃好了之后把 PN 的空模版默写着从头到尾打了 7～8 遍，这是我第二次练写 PN，第一次是几天前在纽瓦克听说 ECFMG 网站上有一个 PN 的 simulator 的时候上去尝试的一下。这次是掐着表试的。在反复几次训练下，时间的确可以减少 20%～30%，也就是说只要查体是非神经系统的单系统的话，理论上最快应该能够在 6～7 分钟之内把 PN 的基本构架写完，留下多一点时间应对不时之需。这对我这种问诊的话唠来说，太关键了。

我不可能像张媛那样 7~8 分钟问诊查体都搞定的，我想要和患者多待一会儿，从来没有觉得时间够用过。

　　以前在 BUG CS 组练习时，王维嘉和赵明老批评我不愿意写 PN 的事情，当时 CS 组的 PN 我一次都没有交过，汗死。没想到最后结果竟然是成绩最好的！这充分说明了 PN 在打字速度过关的情况下，最容易提高！我上小学四年级的时候我爸让我拿一个机械打字机在一个寒假里面练习打字，以 50 块钱作为奖赏，最后我最快一分钟生稿打到过 198！太感谢老爸了！然而，写 PN 的时候很多词语都是熟词了，但是因为要从自己的草稿纸上面找，还要思考，所以速度会有所降低，请大家注意一下。还有一点，要去上 Kaplan CS5 天课程的人，之前最好不要自己练习写 PN，因为 Kaplan 会告诉你很多方法，例如如何简写或如何少写但是能得分。自己埋头苦练，费力不讨好而且误入歧途，练错了就不好改了。

　　还有查体也不要自己练。Kaplan 5 天课程会很详细的教授到底怎么查体。考 CS 的时候，查体是最微妙的一个部分了。和国内的考试操作部分的理念完全不一样，USMLE 里的查体其实考的"医生如何让患者配合自己的查体动作（根本不是查体手法多么好），如何让标准化病人能在之后评分时，还能记得我查体的感觉非常好非常妙"。所以说实话，CS 查体实际上就是说得多做得少的比划。胡向欣和赵明都说过，5-d course 足以让自己练好查体了。

　　另外一方面是，一定要摆脱在国内训练的误区。在考 CS 的时候，最重要的永远是问诊部分和总结部分，查体不重要，在时间不够的情况下，甚至可以不做，也不会有特别显著的影响。

　　中午又搞了一个咖啡之后吃剩下的一个蛋糕，晃荡了一会儿之后，去找老李大夫聊。每天 CS 考试之后的同学大约都是 15：30 左右出来，走回宾馆也就几分钟的时间。这位李大夫会把他们截住问问情况，真是老江湖啦！

　　老李大夫说，考 CS 最重要的基础就是英语口语的水平，这个水平高什么都好说。这个和赵明的理论很相似："SEP 好的，一个月准备就可以顺利通过。SEP 不好的，准备一两年都不一定行。"知道我第二天就要作为这周的第一个李大夫上战场了，他鼓励我说"you already passed（你肯定能过的）！"

不得不说的是 SEP。我总觉得我 SEP 还行（这可能是几年前的事情了，呵呵），但是成绩出来让我挺沮丧的。回想这件事情，我觉得廖宏易曾经说过一个 perfect pitcher 和 relative pitcher 的理论，可以套用一下。Perfect pitcher 是指一个人不用任何引导，就可以发出非常准的音调；relative pitcher 是指需要在别人引导下定调下才可以发出准确的音调。我觉得廖宏易、赵明等就是第一种，无论什么时候英语都非常准，不用有别人帮他们找准调儿。我就不行，需要在有标准美音的环境下，才能保持，否则很容易自己逐渐 shift 掉。在和睦家医院就有这样的感受：看了几个法国患者之后，就觉得自己英语语调发生了变化；一个夜班之后早上看患者，英语语调就会发生变化。这个说明我的耳朵辨识音调的能力不行，小时候音乐课的时候老师就发现过。现在偶尔和我 KTV 的人也能够发现，我能发出很牛的声音，但是很容易走调。唉，不是 perfect pitcher 哦。在 Kaplan 的时候，听着南腔北调世界各国的英语几天，就足以让那个我出现问题了，所以如果您不是 perfect pitcher 的话，我建议在 Kaplan 上课的期间，每天听点儿什么 VOA 之类的，校准一下，别像我去考试的时候，明显带了其他口音的影响。

傍晚回到宾馆之后，先把白大衣、衬衫和领带都熨平，皮鞋擦亮，把要准备的东西都带好。之后把知道的常见 cases 大约 20 多个都从上到下过了一遍，心中七上八下。根本睡不着，也不知道是因为时差还是紧张，一直玩儿 Ipad 游戏催眠。1 点半终于睡着了，6 点闹铃一响就起来了，也不觉得很困。先去 7-11 买咖啡和蛋糕。说起来，这里的 7-11 跟国内的不一样，里面有几个很大的自助咖啡机，我每次都来一杯超大的 Robusto，很提神醒脑通便的！回到宾馆，坐在露台，放松的喝咖啡吃蛋糕。忽然发现，昨天看到的那只在墙角下的蜗牛已经不知不觉爬到了墙头上了，而且那个蜗牛有点儿像 BUG 的 logo 耶……

遥想 2007 年，国内考 USMLE 还是一片荒漠时，BUG 讨论组作为全国第一个有组织有记录有理想有抱负的 Step1 讨论组成立。这多像昨天那只在墙角下的蜗牛？这五年来，我们本着"不动摇、不懈怠、不折腾"的方针，现在已经有很多人考出了很好 Step1 和 Step2CK 的成绩，很多人 CS 一次轻松掠过，更有好几个已经 Match 上了！多么感人！我想我今天的考试也应该能够轻松掠过吧。我查过皇历了，今天还不错，请长生天保佑我。

　　沐浴更衣，净身祈祷。考 CS 的时候，外表一定要光鲜无比。可以认为，考 CS 就是去相亲、去选秀、去出席最最正式的场合。我把原本全套的 Match 装加上外面的白大褂都穿好，在镜子前照了一张照片，结果没有想到的是早上旭日东升，后背一个大太阳，什么都看不清了……

　　标准化病人是没有一点儿医学常识的演员，但是他们的评分占 CIS 的 100%，占 SEP 的 100%，占 ICE 的 66%。也就是说，在美国，合格的医生除了知识上要过关之外（这在 Step1，Step2CK 中已经完全考察过了），也要能让患者喜欢信任。这个考察的过程就叫 Step2CS。因为 SP 毫无医学常识，而所有考试情景都设定为医患初次见面，所以医生们的"品相"一定要好。

　　另外一位李大夫曾经说过，SP 在评估表的最后似乎有一个填"是否下次还希望看这位医生"的选项。而这些标准化病人在填这个空的时候，很大程度上其实就是在考量这个医生是否够漂亮、够"cute"、够幽默、够友好，还有语言是否说得美丽动听。美国医生，是一个"高富帅"和"白富美"的群体，这个表面功夫一定要做足！说个笑话。理想中的医生应该是当你站在标准化病人面前时，他上下打量你一番之后，试探着问："你，中戏的吧？"而你回答说："不，我首医的！"（注：李旸本人首医毕业。）

　　7：15 出发去考场。在过马路的时候，遇到了一个一看就是去考 CS 的亚洲医生，追上去一问，原来是一个日本医生，叫渡边啥啥。相认之后，一路走一路聊，很快到了考试中心。这次非常幸运，我考试这天这一波儿一共 22 个人，只有一个金发碧眼的 AMG 高帅男，剩下的人都是各式各样的 IMG！其中有三个东亚面孔，我、渡边，还有一位医生不认识，开始我以为他是东南亚人，后来吃中午饭的时候我才知道，他姓刘是福建人，在佛罗里达州做科研。

　　开始是一堆签到和准备工作，由于我的白大褂是和睦家的，考试中心的人给了我两张大不干胶贴把和睦家标志和我的名字都给挡上，然后再别上分配给自己的编号。

如果说这次考 CS 让我最头痛的是准备时间太仓促的话，更令我措手不及的就是支气管炎。我在纽瓦克上 Kaplan 班的时候，不知怎么感染了，脓痰咳嗽。直到考试前一天，我觉得实在不能这样凑合了，弄了一大瓶咳嗽糖浆来。犯病最厉害时，恰好就是考试那几天，我觉得都快咳嗽出脐疝了。但是非常幸运的是，考试的时候我虽然在门外一通狂咳，但是一进屋之后，立刻变得平静异常。12 位患者中，我只在第 7 位还是第 8 位患者的屋里轻轻嗽了一下嗓子。另外一个很幸运的事情是我遇到的考试案例——遇到的都是我日常在临床中最常见的主诉患者，没有像赵明那样遇到特别固执的患者，也没有遇到奇怪的病。

这次考试中，我吸取了 Kaplan 5 天课程中的模考经验后，采取了一个新战术。在 Kaplan 的时候，我发现我和中老年女性黑人特别不对付。给我评分最低的就是两位中老年黑人胖女郎，给我评分最高的是一位 28 岁金发碧眼的姑娘。

我清楚记得，我敲门进去，看到那个 28 岁的金发碧眼的姑娘时，心里咯噔了一下，她长得特别漂亮，笑语盈盈，我非常喜欢她（心里面偷偷地想："如果不是考试，我一定要在这个屋子里面跟她多聊一会儿"）。其实这种喜欢的感觉掩饰不住，她能够看出我对她感觉不一样，比如我和她目光注视的时间就明显的长而且有温情。如果你喜欢一个人，尤其是那种突然的 fall in love 的感觉在心中荡漾时，他／她一定很快会发现的，从眼神、说话的方式、语调上都能够感觉出来。我觉得当时我和她之间有种很甜蜜的气氛。她给我的成绩是 10/10，还写上了 "……excellent experience……expecting see you again（完美的体验，希望能再次见到你）"。这个评语真的让我把玩了很久，想要不要去弄到她的联系方式呢？开玩笑的。

反观两位中老年黑人胖女郎，我敲门进屋之后一看，立即有一种失落感，甚至感到有点儿想找 Kaplan 退钱。而这一定也会让标准化病人感觉到，同时也会从我的眼神、说话的方式、语调上传递出去，比如我会下意识的不与她们对视，即使有对视，眼神中也是冷漠和厌恶。这样，她们当然也不会喜欢我了，所以评价上就是 6～7/10。

在我飞去 LA 的路上，仔细回想当时模考时候的场景，发现了一个秘技：用眼神吸引标准化病人。原则就是，不管喜欢不喜欢，一定要从心中想象出很喜欢对方、愿意多了解对方，然后用眼神把这种情感表现出来。总的来说，考试的时候使用这个策略是管用的，虽然没有遇到像中老年黑人胖女郎，但是的确遇到了青年黑人胖女郎，真的很奏效。她看我的眼神，从开始的淡漠逐渐变成了最后的闪烁着好奇和希望的光芒，这就说明相互之间形成了互相喜欢的局面，这正是我想要的！到了最后，我还把这个方法推到了极致。

最后一个案例时，我在读患者信息的时候，突然想到，标准化病人一定也很累了，如果我用眼神传达"这是周五下午最后一节课了，马上就可以放学回家疯玩儿了"的感觉，他/她会有反应吗？推门进去，是一位老年黑人男性，身材非常有型。因为传达这种眼神比较复杂和困难的，又不能言明，只能靠眼神和声调的配合来尝试，我觉得他在 3～4 分钟之后，至少是我洗手查体之前，是有一些反应的（要放松下来的躯体动作和一次稍微长一些的叹气），人真的是一种社会动物哦，真的很好玩儿！

考试的时候，我除了上述娱乐性的战术之外，采取了一种丢卒保车的策略。因为查体不重要，而我（也不值得）不可能因为考 CS 而改变我 9 年多来问病史的习惯。所以与其做作，不如该怎么问就怎么问。我猜想这也是为什么我的 data gathering 成绩条那么长的原因，一定有什么我没有发现的东西……

ECFMG 不准说考试的细节，所以只能就此打住。考试完，15：30 出场，回到边关之后，和渡边大夫、一位埃及小帅哥、一位伊拉克医生、还有一位 17 日考试的高大夫一起，买了外卖。我拿出了一直藏着的 6 个啤酒，和他们在旅店中心的小花园里边吃边喝边聊，我们几个人的感觉非常的相似："考 CS 就像一场梦一样，一转眼就结束了！竟然就考完了？！"张媛说，CS 是最短的考试，这个体会是真真切切的。因为从考试准备的时间、考试的全长来说，都比其他考试短很多。

吃喝完毕，很快就困了。我第二天午夜的飞机，所以还有一整天在宾馆里面整理一下心情。第二天起来之后，首先找渡边大夫一起去给高大夫模拟了几个病理。我是在 Kaplan 纽瓦克上的 5 天课，渡边是在芝加哥上的 5 天课，我们两个给高大夫讲的时候，发现我和渡边的查体流程、对患者的指示性语言和手法高度一致，一看就是 Kaplan 培训出来，非常搞笑。

下午，我坐在院子里面，看到新一批考生回来，神色凝重，步伐匆匆地走过了前台。忽然意识到，可能这 6~8 周的等待将会非常艰难漫长。由于 CS 是一个非常不靠谱的考试（没有标准化的模拟工具），而且我又是一个非常没有自信的人，特别擅长自己吓唬自己，考 CS 之后，我是找各种理由和别人喝"CS 必过"酒次数最多的，有胡向欣、黄慧雅、赵明、余劼、赵越、张媛、刘霜、杨华俊……李鸿波也发现我出成绩那天值夜班时，明显心神不宁。

现在成绩已经摆在眼前了，考经我却写了半个月才完成，越写越长，越写越多，感慨实在是太多……

学一学李嘉华，我将此超长文章精华成 9 个锦囊：

锦囊 1：找到比你强，或者走在你前面的人，吸取经验，少走弯路。这样的人哪里找？ BUG/SUG/GZUG……或者找到和自己进度相似、志同道合的战友，互相帮助一起走，实现多赢（难过时还有肩膀可以靠）。这样的人哪里找？还是 BUG/SUG/GZUG……

锦囊 2：考前要多找各种人练习。感谢曾一起练浸入式英语的前女友，还有同游古城 SEP 超强的神秘 MM，还有母仪天下的"大自然一号"，还有 CS 小组里的各位未来高帅富……关键是练习过程中，要找出自己的优劣势，设计出符合自己的考试策略。

锦囊 3：在 LA 考 CS 的建议住 Hacienda Hotel。离考场近，还可以结识很多考生。

锦囊 4：一个考场一周内每天考的 case 都差不多（似乎每天只换一个新 case），新一周会换成一批全新的 case。所以建议尽量约在一周最后一两天考试，考前多多和前面几天考完的人讨教。

锦囊 5：关于 PN。苦练打字速度，PN 可以很快提高。Kaplan CS 5 天课程会教授很多简化 PN 又能得分的绝招，所以之前不建议自己闷头练，以免误入歧途。

锦囊 6：关于查体。CS 考试关于查体主要是考察如何让患者配合自己的查体动作，以及如何让患者能在之后评分的时候还能记得你而且感觉非常好非常美妙。查体并不是最重要的部分，最最重要的永远是问诊和总结。

　　锦囊 7：关于着装。考 CS 就是去相亲、去选秀、去出席最最正式的场合，外表一定要光鲜无比。标准化病人都是没有医学知识的演员，看中的是这个医生是否够漂亮、够 cute、够幽默、够友好，以及语言是否说的美丽动听。

　　锦囊 8：形成一种你和标准化病人之间互相喜欢的局面。不管喜不喜欢，一定要从心中想象出很喜欢对方、愿意多了解一些对方的感觉，然后用眼神把这种情感表现出来。

　　锦囊 9：不是 perfect pitcher 的同学，请找一个校准工具来保持自己口语的纯正性。

（李　旸）

=== 考经结束 ===

　　李旸自黑调侃风格的考经，像一只"咸猪手"，撩开了美丽的 CS 考试的裙摆，让我们从另一个角度窥探了这个考试的底牌。CS 毕竟是一个人为的考试，是考试就一定有章可循的，是人为的就一定有漏洞。

　　不管是自己和考友的互练，还是 Kaplan 的 CS 班，还是在酒店中和陌生的同路人交流，我们总能从很多不经意的细节之中，总结出适应自己的策略，发现考试的破绽。李旸的考经说明，做为一个平时行事小心谨慎的有心人，在国内有过充分积累的情况下，是可以直接飞去美国参加一个培训班之后，就直接考试而安全通过的。

　　在"科学、探索、原创"的道路上，中国医学生们从来没有停下过前进的脚步。我们尝过了 CS 失败的伤痛，也有了安全"水"过考试的锦囊，下面迎来的将是周艳同学的突破：《有惊无险：没有 Step2CK，Step2CS 也可以过》

4.3.3　有惊无险：没有 CK，Step2CS 也可以过

　　时间不知不觉来到了 2013 年，这时李嘉华已经在芝加哥"厨县"

（Cook County）做上内科住院医了，而李旸在完成了所有 ECFMG 认证考试后金盘洗手，决定不去 Match 了，而是一心一意留在国内做医疗和医学教育事业了。国内考 USMLE 的道路经过这些年的修缮，逐渐向低龄化、本科化、普遍化发展。越来越多人出来做美国临床轮转，很多人的计划是趁在美国临床轮转的时间，一起顺便把 Step2CS 考了。有些勇敢者，开始绕过 Step1 或 / 和 Step2CK，直接考 Step2CS。先来看看周艳是怎么绕开 Step2CK 的吧！

=== 考经开始 ===

备考时间：2013 年 6 月中旬 ～ 2013 年 8 月 28 号

考试时间：2013 年 8 月 28 号

考试地点：芝加哥

备考地点：广州，芝加哥

出分时间：2013 年 10 月 9 号

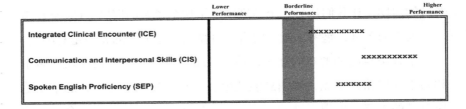

USMLE STEP 2 CS PERFORMANCE PROFILE

	Lower Performance	Borderline Peformance	Higher Performance
Integrated Clinical Encounter (ICE)		xxxxxxxxxxx	
Communication and Interpersonal Skills (CIS)			xxxxxxxxxxx
Spoken English Proficiency (SEP)		xxxxxxx	

http://baigemed.com/category/usmle-exp/step-2-cs

　　我原本理想的计划：翻阅国内大多前辈的 CS 考经，最安全考试路线是先考完 Step1 和 Step2CK，然后做美国临床轮转，接着考 Step2CS。有了 CK 鉴别诊断思路的训练与美国学习工作生活经验之后，再选择 IMG 考生较多的上半年作为考试时机。这样顺利的话往返美帝一次即可完成 CS 和推荐信，不管是从降低考试失败的风险，还是经济性上来考虑都不失为最佳选择。

　　而我最后的情况是：刚考完 Step1，还未考 CK 情况下，上了"Kaplan 5 天班 + 4 周 USCE + 东北部芝加哥考点 + 8 月 + 全场 AMG"。

　　回想起来步步惊心，等待结果的过程担惊受怕噩梦不断，好在最后的结果顺利通过，没有考 Step2CK 确实影响 ICE 表现，强烈不建议其他人如此冒险。

出分日

9 号晚上在家，一直都知道 10 月 9 号 CS 出分的概率有 90% 以上，但是没有告诉父母，想着要是没过的话就装作什么也没发生默默滚回学校复习 CK 销声匿迹明年再战。正好表妹明天要演讲，于是故作淡定帮她做 PPT 一边打开 OASIS，大概 9 点多收到 ECFMG 的邮件说分数已出，下载了成绩单的 PDF 在桌面，一秒钟可以决定是欢呼庆祝还是欲哭无泪，实在没有勇气去看。到了 11 点钟，终于颤颤巍巍地点开成绩单，远远地看到 PASS 几个字，激动的立马从椅子上跳起来。

复习过程

一、打酱油阶段：2013 年 6 月中旬 ~ 7.10

5.27 号刚考完 Step1，一下子懒散起来，加上机票、行李、找房子各种杂事，还怀着第一次独自去美帝的各种恐惧心情，基本没有心情复习。大致了解下这个考试的流程，就是（15 min 问诊 + 10 min 打病历）×12，问诊剩余 5 分钟时和剩余 1 分钟时有广播提醒。算了算，大概采集病史 7~8 min，查体 3~5 min，总结 3~5 min。

为了督促自己学习，就在 USMLE forum CS 版块上发了个帖子，结果很快和两个缅甸妹纸联系上，开始在 Skype 上练习。

妹纸 A 的进度比较快，对整个考试已经比较了解，还找了专门的 CS 导师。大喜！作为一块小白板在她的带领下直接一天 2 个 case，迅速入门，患者和医生角色互换这练，我只把自己做标准化病人的 case 认真预习，做 doctor 的 case 就不预习。由于在 Skype 上没法练查体部分，参考赵明的考经说，Kaplan 教的体检完全足够，所以我都是略过查体，直接总结。但是我的搭档她就会跟我描述她要做哪些体检，需要配合的地方也会对我说出来。然后两人一起限时 10 分钟练习 PN 并互相修改。我基本没有一次能在 10 分钟之内完成的。结束后我会把漏问的问题以及犯的错误回顾一遍，PN 也修改一遍。和妹纸 B 练习的是 mini case，一个人随机抽脚本，另一个人迅速说出鉴别诊断和要做的检查，并给出理由。

就这样，去美国之前过了 1/2 的 mini case 和 1/2 full cases。

二、倒时差 + Kaplan 5 天班狂轰滥炸阶段：7.10 ~ 7.19

7 月 10 号：搭上了去美帝的飞机，第一次出国各种紧张，而且这一天还是 Step1 出分的时候，具体情况和 Kaplan 5 天班经验可以参考我的 step1 的出分后考经。刚到美帝各种不适应，骚扰群众无数，眼泪流了好几百毫升 。

7 月 15 号到 7 月 19 号是芝加哥 Kaplan CS 5 天班的时间。之前看国内考经的观点是在接受 Kaplan 正确备考方法训练后再开始系统练习，所以在国内时，我一直抱着打酱油熟悉下情况的心态，打算上完课后再认真准备。但是上课第一天，就发现其他同学已经准备得很充分，而且大多处于临考阶段，而我 CK 没有考压力山大，上课经常跟不上节奏。

非常感谢第一天上课遇到的拉丁美女 Ximena，整个上课过程一直和她坐一起，下课就向她请教不懂的问题。第四天模考前都有想遁走的心情，最后硬着头皮上了。记忆中模考有两个 case 都是体检的时候时间就到了，但是最后模考的结果却比我预想的要好些，尽管没有一项成绩达标。

Kaplan 5 天班虽然压力山大，但是让我进步神速，认识了一大群同学，加上芝加哥的 Kaplan 中心允许 CS 班学生在课程结束后，继续使用他们的模考教室进行练习直至考试，所以在后来的备考过程中一直以现场练习为主。

三、美国临床轮转阶段：7 月 22 日～8 月 17 日

毕业后没法轮转，所以我做的实习。实习不很忙，要求也不高，正好可以有较多时间练习 CS。在妇产科实习了 4 周，感觉在实际中，完全套用 CS 问诊模版十分不靠谱。那种感觉，就好似拿着中文病历的模板在问诊，比较僵化，患者不喜欢。 同时我观察一起实习的其他医学生如何问诊，觉得他们的问诊方式非常灵活，同时还能和患者产生很多互动，慢慢改变策略为"不求十分问全"，并试着加入些小对话。有时等患者的间隙会和实习同伴练 CS，下班后自己练 PN 或者和住一栋房子里比我晚一个月考 CS 的印度女生练习，周末有空多会去 Kaplan center 实地练习。

随着复习深入，发觉一些深在问题：1.CS FA 中有些疾病在 Step1 中并没有出现，或者并非作为重点出现，比如足底筋膜炎、婴儿肠绞痛，老年性聋、滑囊炎等，看来没有考 Step2CK 十分不利，还需要花时间学习这些。2.Step1 复习过程中自己并没有很重视读音和拼写，大

多停留在识读的阶段，所以常常有各种拼写错误，一些医学术语不知道怎么读。3.Patient Note 书写时间总是不够，一方面是缩写不熟练，另一方面就是拼写总觉得有不对地方，这没办法只能多练习。

四、考前冲刺阶段：8 月 18 日～8 月 27 日

原来的考试时间定的是 8 月 27 日下午场，后来考虑到下午场 3 点开考得到晚上 11 点才能结束，没有车的情况下要回治安堪忧的芝加哥南部实在令人担心，就把考试改成 8 月 28 日上午，略去刷考位 N 字与汗水。

这段时间基本天天去 Kaplan 中心练习，同时不断收集考完同学的考试信息。非常感谢临考前搭档给我编的几个 case，模拟 SP 的飞快语速给我打了强效预防针，还有就是编出完全不在 FA 和参考书范围的 case，让我练习在不确定诊断时的时间安排，证明非常有效，所以有机会应该多和本地学生练习。还有就是搭档借给我的 Kaplan core cases ，有不少 case 比 FA 难度高，进一步强化时间安排，每个 case 都提前 1～2min 结束。

五、考试当天情况：8 月 28 日

考试当天 7：30 来到考场，满目都是 AMG！好在之前已经打了预防针，所以也没有特别忐忑，遇到两个中国面孔的考生结果发现人家其实也是 AMG。周围的 AMG 通常 5 秒就进房间，好在之前也打了预防针，淡定的用 Kaplan 的策略：在蓝色便条上写下患者姓名和备忘录之后，再进房间。

总体感觉 SP 们真都是好演员！碰到个十分絮叨的患者，一不小心时间就不太够，快结束前赶紧问："do you have any other concerns？"答曰"没有"就立即出门。感觉非常糟糕，心跳飙到 200 次，周围的人早开始打 PN 了，这也是唯一一个没有提前结束的 case。好在接着是电话 case，瞬间心情平复下来。SP 中非裔美国人没有明显口音，所以在理解方面并不存在着太大的问题。

还有一点要注意的是 Kaplan 中心中，如果你调暗灯光只有一盏灯关闭，而实际考试中两张大灯都将关闭，房间变得非常非常暗。有不少诊断模糊的 case 个人感觉像是试验性质，按套路问完病史上不用太纠结于病史采集（现在 SP 手中已经没有了评分表），把可能的诊断

都写上，时间安排最重要 ，没有时间做总结比问诊没问全要致命的多。各种五花八门的刁钻问题，好在之前已经打了很多预防针，所以比较淡定。

总结我的 CS 备考建议：

CIS：我觉得参加 Kaplan CS 班提高的最快的就是 CIS。我参考了阳晨考经中的 CIS 模板。另外，每次洗手时问患者 "how does *** affect your life?"

SEP：多练，每个问题都能脱口而出；多听，考试中的 SP 语速比较快，听不懂的时候不要慌张，了解大意总结给 SP 有误的话患者会纠正，或者问 "could you tell me more about it ？" 有机会找 AMG 和 native speaker 练习。

ICE：个人感觉没有考 CK 压力很大。FA 的 mini case 非常重要，考前就练习 mini case 的鉴别诊断 +ddx+PE+workup 达到条件反射的程度。体检不要求全，要针对鉴别诊断做重点检查，不需要每个 SP 都查听心肺。多找同城的 CS 小伙伴沟通这点非常重要。

以下是我的准备材料：

▨ First Aid for CS 4th Edition（mini cases + full cases。在复习最初和最后阶段重点看 mini cases，中间大量时间在练习 full cases，因为并不是按顺序练习，有的 cases 比如神经系统练习过 5~6 遍，但是有的 cases 只练过一次）

▨ Kaplan CS 5 day live course + Kaplan 绿皮书（体检 + 挑战性案例）

▨ Kaplan core cases（这本书的 cases 比 FA 难，临考前搭档推荐扫了其中的一些 cases，此外 PN 的鉴别诊断会给出 supporting data 比 FA 的单纯列举要好）

▨ UW CS notes（FA 的补充，时间不够就看了几个 case）

▨ USMLE 官方网站的 orientation video（30min，入门用）+ 练习 PN 的网页（界面与真实考试时一致的）

（周　艳）

=== 考经结束 ===

周艳绕过了 Step2CK，直接上 Step2CS。她也承认没有 Step2CK 的训练，会有一些磕磕碰碰，但她还是顺利通过了 Step2CS 考试。前人总结的"先 Step1，再 Step2CK，再 Step2CS"的经验是基于最好最完整的准备基础之上的，但在条件不许可的情形下，打破这个顺序对我们中国医学院学生和毕业生来说，可行吗？周艳用自己的亲身经历，回答了这个问题。事实上，后来有不少人都纷纷效仿周艳的考试顺序。这种 Step1 考试之后，多路并行的模式（详细探讨可见《3.5 Step2CK 考完之后怎么办？》）给整个备考过程增添灵活性。

下一篇文章是李晓阳的 Step2CS 考经。她在 2016 年参加的考试，同样是像周艳一样，在完成了 Step1 考试之后，但尚未参加 Step2CK 考试之前完成的 Step2CS 考试。中国医学生 / 医生们，在积累了 3 年的更多成功经验之后，会在 Step2CS 考试上展现出来什么样的水平呢？

4.3.4　完美击杀：还是没 CK，Step2CS 高表现通过

当看到李晓阳成绩单的时候，不由得心中一阵复杂的羡慕嫉妒恨有木有？这样的成绩单，可以说是非英语母语者接近完美的表现了！

有了 2013 年周艳的成功经验之后，三年内我们不断积累的经验和不断提高技战术水平，让同样是跳过了 CK 考试的李晓阳，能以一种更有准备、更坦然的状态，完成对曾经残害过包括本书主编李嘉华在内的无数中国医学生的大 boss——CS 考试——完美击杀！

=== 考经开始 ===

备考时间：2015 年 11 月～ 2016 年 4 月

考试时间：2016 年 4 月

试地点：洛杉矶

备考地点：上海，纽瓦克，洛杉矶

出分时间：2016 年 7 月 6 日

成绩单：

USMLE STEP 2 CS PERFORMANCE PROFILE

	Lower Performance	Borderline Performance	Higher Performance
Integrated Clinical Encounter (ICE)			xxxxxxxxx*
Communication and Interpersonal Skills (CIS)			xxxxxxxxx*
Spoken English Proficiency (SEP)			xxxxxxx

可能大部分人考 U 的路径都是从 Step1 到 Step2CK 再到 Step2CS。从基础知识到诊断和诊疗再到实战的问诊查体写病史，是最合理也是最稳妥的路线。原本我也是这么计划的，然而计划总是不如变化快，15 年底我得知自己获得了学校来年赴美交流实习项目的机会。当时 CK 刚复习到一半，我觉得赶在 2 月出发之前考 CK 有点太仓促，不敢冒险。于是先趁着去美国把 CS 考了的计划就提上了日程。

彼时 CK 虽然还没考，但是自我衡量了一下，觉得 Step1 功底还行，CK 虽然还没有经过考试的检验但是书基本上都过了一遍了，加上前辈硬上 CS 的成功经验，选择这个时机去考 CS 倒也不能说不切实际。正好和我一起去实习的小伙伴也和我有一样的计划，于是说干就干，我们买齐了资料就开始着手准备。

2015.11 ~ 2016.1 新手上路

基本上就是从买齐资料到出发去美帝之间的一段时间。最开始入门刷的是 FA 和 Kaplan Core Cases 的总论部分以及前辈们总结的口诀，学习如何问诊和查体，并且总结形成自己的问诊模板。看看句子貌似都挺简单直白的，但理论和实战毕竟还是有差距的，加之英语毕竟不是母语，随机应变的能力相对差一些。我们经过了 3-4 回词穷的、冷场的、笑场的问诊之后，才能够相对顺利把一个 Case 问下来。当然，在时间的把控和对于问诊重点有的放矢的把握和考试还是有很大的差距，对于查体更是一头雾水。不同于以前学校里体格检查考试的事无巨细和面面俱到，CS 考试每个 Case 的查体时间大概只有 2-3 分钟，一开始觉得这简直是不可能完成的任务。

正在我们非常惆怅的时候，SUG 考完 CS 的前辈给我们这些要考 CS 的童鞋们开了两次小灶。示范了各个系统查体的一些技巧，并且给我们的问诊提了很多建议，并且解答了我们很多的疑问，所谓老司机带我上路。在此之后，且不问每个 case 完成的质量如何，至少形式上可以问诊＋查体＋总结完整的做足全套了。在这出发前的两个月时间里，我们保持着每周练习 2~3 次的频率，至 1 月底出发之前，基本上把 FA 上的所有案例粗略过了一遍，心里大概有了些底。

2016.2 ~ 2016.4 实战练习

说来惭愧，这两个月主要的精力都花在临床实习上，CS 的进度条走得比较慢。每天累成狗，从医院回来后就葛优躺在沙发上无法自拔。不过好在和小伙伴住在一起，天天见面，所以即使偷工减料也每天练个 0~2 个 case 也不是什么难事。两个月下来，又把 FA 过了一遍。如此两遍 case 刷下来基本上问诊已经形成比较稳定的套路了，对于刁钻问题也能招架一些。随着不断地练习，在时间的控制和问诊的完整性上都越来越好。

与此同时，开始练习打病史。这才发现病史才是大坑！如果说 Patient Encounter 好不容易能挤进 15 分钟，打病史的 10 分钟根本就是一眨眼就过去了，容不得半点思考的时间，时间却依然不够用。而且每当把自己打的内容和 FA 上的范例对照的时候，发现经常抓错重点，自己啰里吧嗦的写了一堆有的没的 FA 三言两语就给简明扼要的概括了，简直感受到了一万点暴击。

练到实习快结束的时候，发现似乎进入了瓶颈。虽然自认为速度已经挺快的了，但是时间总还是不够用。仔细分析了一下发现其实问题不在熟练度上，终究还是薄弱在鉴别诊断上，这可能就是没有考过 CK 的缺憾。在 CS 的考试中在病史部分里需要提供 2~3 个鉴别诊断，并且在每个鉴别诊断下面列出可以支持该诊断的依据。倘若不能在看到患者信息后，进门前脑海里飞快地闪现三个靠谱的鉴别诊断，问诊的时候心里就容易没底，问一些漫无目的的问题，查体的时候做一些不是那么切中要害的多余的动作。如果问的这些问题和查的体征不能作为支持鉴别诊断的证据，那它们的价值就十分有限。这么说可能显得目的性有点强，在真实的临床情景里，一些关键的临床线索可能就是在和患者闲聊或者问一些不那么相关的问题的时候偶然发现的。但毕竟考试是另一码事，如果 CS 考试没有时间限制，相信可能很多人都可以做得非常详尽完美，但是一旦有了时间限制，就意味着要有权衡和适当的舍弃。如何使得效率最大化？我能改进的就是采集那些能"为我所用"的信息，而摈弃那些次要内容。什么信息能为我所用？最终取决于进门前鉴别诊断的速度和质量。与其面面俱到拼速度，不如从容不迫地把点踩准。

想来自己还是轻视了 ICE 啊，虽然 FA 没有像 Step1 怪病少见病层出不穷，其实考的都是基于常见病的问答，但核心就是这些常见的主诉横向打通。如果时间足够充裕，相信大家都能答出个一二三。但在短至十几秒的时间内，综合主诉，年龄，性别等因素给出三个可能的鉴别诊断基本上就得靠条件反射了，这没有我想象中那么容易。

醒悟过来了已经是三月中旬了，还好不算太晚。于是赶紧猛攻FA 的 mini case。同样的头痛的症状，mini case 罗列了很多不同的主诉，我就训练自己根据这些不同个主诉，条件反射出三个鉴别诊断，该做哪些查体，开哪些检查。随着反应越来越快，觉得自己不论在问诊，查体还是写现病史的时候思路都越来越清楚了也越来越有底气了。

2016.4 最后冲刺

结束了实习，开始进行最后的复习。四月初先飞到纽瓦克上了Kaplan 班。不像 Step1 和 CK,CS 这种要么挂要么过的考试还是有点怕。保险起见，加之前辈们对 Kaplan 班好评如潮，不惜砸了重金。或许预期比较高，感觉没有想象中干货那么足，但是还是有不少收获的。最大的收获可能是 CIS 部分。Kaplan 的 CIS 评分表还是十分给力的，事无巨细，把该做的和不该做的罗列好，请 SP 打分并反馈。特别是对于我们这些英语非母语的 IMG 来讲，照此评分表做全，相信可以弥补一些劣势。此外还教了如何查体和写病史，纠正了一些不良习惯，也解答了一些关于问诊和病史采集内容取舍方面的问题。

Kaplan 最后一天的模考必须要重点推荐一下。12 个 cases 高度模拟真实考试，难度个人觉得比真实考试要更大，在完成考试后可以拿到一份报告，并得到 SP 和讲师的反馈。一方面能够根据模考的成绩自己心里有底，另外一方面也是心理建设吧。时间来不及了，没有做完总结就被赶出房间了…… 这个患者到底是啥病，咋问了半天都是阴性的……能从这 12 个案例中幸存，对于种种不利局面都能应对，在真实考试中就更加淡定了。

上完了 Kaplan 班就是真正的冲刺了。再次翻开 FA mini case 进行最后的总结，对每一个主诉下面可能的疾病进行更细致的分析：

1. 普通的问诊模板以外，每种病所特有的问诊要点

2. 怎么用简单易懂的语言向患者解释这个病是怎么一回事

3. 怎么用通俗语言解释下一步要进行什么检查，是什么样的检查，目的是什么

4. 每个疾病可以做哪些相关咨询

5. 招架患者各种刁钻问题和小情绪的套路

以上提到的很多点，仔细想想可能不难，但是在考试应激和限时的环境下往往难度就无限放大了。比如碰到一个患者既不抽烟，也不喝酒，又不是无保护措施滥交。这时候该咨询啥？考试的时候可能就懵了，如果停下来想就冷场了。所以早做准备，有备无患。

一边准备着以上内容，考试一天天临近，心情还是比较淡定的，考前一晚居然睡得也挺好，实在是出乎我意料。考试和模考差不太多，还是难免有点紧张，感觉舌头有点打结，同场 IMG 寥寥，基本上都是 AMG 让人感觉有点"鸭梨山大"。

出成绩部分：

CS 的成绩等了快 3 个月，久到让我快忘了考过 CS 这回事了……不过出分前几天还是挺忐忑的，出分当天晚上特意留在医院干活，希望能用忙碌强压掉内心紧张焦虑的小心情。最后点开看到 PASS 真是长长地出了一口气。

从成绩单上看 ICE，CIS 和 SEP 表现都还挺满意的。说说这三部分的心得吧。

ICE：主要取决于结束 encounter 之后的 10 分钟的病史，鉴别诊断和检查的书写。也就是考察了知识性的内容。这一部分对于没有考

过 CK 的同学，甚至没有考过 Step1 的同学来说是尤其需要加强的。我个人在复习后期意识到了 ICE 上的短板，通过反复钻研每一个 mini case 奋起直追，感觉起到了不错的效果。大部分的 case 能做到依靠门口的患者信息条件反射出的 3 个鉴别诊断。当然，在实际的考试中，可能还是有一些 case 最终的诊断并没有落在进门前想到的三个鉴别诊断里，随着问诊的过程中，你观察得到的信息或者患者给你的信息指向了其他的诊断，这时候就考验随机应变的急智了。但无论如何，把功夫练扎实了，随机应变就也会更加从容一些。

CIS：这部分我觉得很大一部分要归功于 Kaplan 的评分表。照这个做全，应该能踩到很多分。关于安慰患者，那就得看个人造化了，可能有些同学比较内敛或者因为英语口语的限制，心中的同情感难说出口，这就需要不断地练习。怎么把安慰人的话说的更有针对性更加真诚，而不显得敷衍和伪善，也有赖于练习搭档的反馈。

SEP：自认为口语还可以，所以在这个部分花的时间比较少一些。但考试当天有点紧张，说起话来有点结巴，多少有点影响这部分的发挥。而且毕竟英语不是母语，即兴寒暄的能力和 AMG 比还是差一点。不过自我安慰一下，抖机灵和 small talk 毕竟属于锦上添花，把该说的话说清楚，该表现同情的地方做到位，CIS 和 SEP 一样妥妥的，都是套路。不过口音比较重或者一直畏惧开口的同学还是得足够重视，考虑到考试紧张的心理因素对于发挥的影响，在练习的时候最好给自己设定更高的要求，以口齿清楚，用语地道，让 SP 听起来不费力为标准。

CS 顺利通关，继续向前看。感谢一同练习的小伙伴，前辈们的指导，老师们给予的帮助，以及一直站在我身后的父母。你们的支持和帮助是我最大的幸运。

（李晓阳）

=== 考经结束 ===

大家看到这里，大概会想："那么 Step1 和 Step2CK 都没有考的中国医学生，直接参加 Step2CS 考试，会怎样呢？"第一个这样吃螃蟹的，就是下篇文章的女主角：卫昕。

4.3.5　我是硬上 CS 的女学霸

卫昕，上海交大医学院 09 级五年制，于 2013 年 10 月至 12 月参加学校交流项目，于 Baylor 医学院实习，实习期间完成 Step2CS 考试。她在尚未参加 Step1 及 Step2CK 等文本知识考试的情况下，同时国内本科医学院教育也没有结束的状态下，就以非常好的成绩完成了 Step2CS 考试，这是一个破纪录的壮举！

=== 考经开始 ===

考试时间：2014 年 1 月 7 日

考试地点：LA

成绩单：

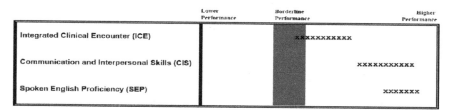

我的这篇考经将回答以下几个问题。

怎么准备 Step2CS 考试?

CS 这个考试是 0 或 1，过或不过，没有成绩分值。而决定这个结果的，是 ICE、CIS 或 SEP 三项中的短板。准备考试之前，首先应该对自己有一个定位，有针对性地准备。以往考 CS 的大神们大多是学神级别的，他们注重的更多是英语能力，沟通能力，但这并不代表对每个人来说都是如此。因为我还是五年制在读的学生，我自己的相对短板就是 ICE。而且我觉得随着考试要求的改变，ICE 的要求更高了，加之新一代学生英语水平的提升，CMG 的老大难会从 SEP 向 ICE 有一定的迁移。

根据如上分析，大家不妨简单把自己做个定位：

■ ICE 型：基础知识和医学英语扎实的人，简单办法就是可以用 STEP1>250 来衡量；

■ CIS 型：温柔细心，会照顾人，体贴人。可以用深交往过的人数 >2 来衡量；

■ SEP 型：英语口语流利。可以用托福口语成绩 >24 作为衡量；

哪个觉得自己不满足条件的，可以移步看我下头的详解。

ICE：

我因为没有来得及考 Step1，就摊上去美国的实习机会，霸王硬上弓，直接上来先考 CS 的短板无疑在知识储备上。确实，CS 的重点不在知识，但实事求是地讲，碰到一个 case，你硬是一点 clue 也没有（我考试的时候就出现了这种情况），你对他再温柔，英语讲得再漂亮，SP（standardized patient）虽然不是医科出身，但对自己演的这个 case 还是吃得很透的，人家看得出你虚，你自己也知道自己虚，再加上现在病史的要求越来越高了，要是没有诊断到点，自然很多关键的病史得分点也拿不到，12 个 case 里这样的情况要是来个两三个，精神上你就垮了。

对于同样在这个项目中没有信心的同学，我建议如下方法：

■ 踏实地把 FA、Kaplan case review 这两本书看了，注意鉴别诊断的思路，注意积累词汇量，注意研究好的病史怎么写得清爽，有效。

■ 搞一个标准键盘，用官方网站的标准页面，弄一个考场的录音（会在中间提醒你剩余时间的）新版的 CS 要求在诊断中写出病史和体检中的支持证据，时间一下子就显得紧张了，所以一定要练得打起字来噼里啪啦才行。

http://www.usmle.org/practice-materials/step-2-cs/patient-note-practice2.html

■ 参加 Kaplan 的补习班。我因为实习时间冲突，没能参加 5 天班，只是参加了一下模考，非常有用。对于体检的注意点，病史里的得分点都会细抠。报名很火爆，我自己因为报晚了，在候补名单上等了大半个月，很是熬人，建议大家趁早报名。

■ 抱学霸大腿。问诊的学习过程，是一个将主诉放射成鉴别诊断，再将鉴别诊断衍生出相关问题，然后当碰到患者的时候，在阅读了患者信息之后，能面对他流畅地问出所有相关问题。这样一个学习过程是临床思维的养成，如果能两个人一起互相讨论，要便利得多。要是没有刘雨洲大神四个月的栽（nue）培（cai），我的 ICE 肯定是跌下及格线了。

CIS：

CIS 是考你能不能很好地和患者沟通，体现出关怀。但这还不够，情感上的事，不是你说了你做了就够了的。关键还是人家有没有感受到，也就是用户体验怎么样。所以说考的是"你那么在乎患者，患者知道么？"这妥妥考得就是恋爱技巧啊！

比如：你家妹子问你："我和你前女友，谁好看？"你觉得自己公正客观，但还想讨好一下妹子，于是说："各有各的好看，但你有你特色的地方。"这就跟头痛的患者问你，"医生我为什么要做 MRI？"结果你说"你可能有长瘤子的风险，这是常规检查，不要在意。"一样，不及格的节奏啊！

所以读懂潜台词很关键，换着法子表现出你的关怀也很关键。

妹子这么问你，是因为她没安全感，告诉她"她很漂亮"是其一（这是原则问题），安抚她躁动的心是其二："我现在跟你在一起很快乐，很满足，别瞎想了宝贝。"患者这么问你，也是因为没安全感，他可能怕自己得了绝症（是个患者多少会有这种担忧），可能是付不起 MRI 的钱，可能只是不懂 MRI 是个啥？那你回答他问题是其一"我们做这个检查，是要确保你没有什么不该长的东西长在脑子里"；稳定军心是其二："我不觉得你会长肿瘤，但谨慎起见，需要排除这个可能，如果你担心费用的问题，我可以帮你联系社工，这只是一个图像扫描检查项目，不会造成任何伤害，别担心。"

关怀别人，并且让别人看出来，是门大学问！我的建议是：多谈恋爱（认真脸）。

关于 CIS，我还有一段轶事想和大家分享。去年暑假我正在犹豫考 CS 的事情，正好在暑假班逮到李旸了，我问他觉得我直接考 CS 的话胜算如何。李旸当时听罢，突然捂住了肚子，一脸痛苦，大声嚷嚷"oh doctor! My stomach, it hurts so bad! do something! help me!"我吓死了，怎么了怎么了，这是哪出啊？！瞪着眼睛看着他缩成球。

他看我没反应，马上也就不装了。跟我说"等你知道该怎么处理的时候，你就能考了。"我模考的时候还真有个差不多的情况。我上去安慰了她，帮她把毯子裹紧了些，问她怎样的体位她能舒服点，告诉她我很抱歉，在这样的时候还要问她病史，但这是必要的，只有这样我才能更好地帮她，告诉她一旦我明白了情况，就会给她药物以缓解她的疼痛，最后问她我能开始问病史了么。她红着眼睛点了点头，之后都很配合。学会处理各种各样的情况，养成一种惯性，考试没有什么能吓到你的。毕竟这是考试，还是比真实的医院友善多了。

SEP：

英语不好的话一定要开发出模仿的能力，模仿别人的发音、词句、搭配。做个有心人，找人多练，如果在美国实习的话更好了，多留心美国的医学生，住院医是怎么跟患者交谈的（我当时就有看到刘雨洲大神把 attending 讲得漂亮的话记下来，功夫不负有心人），看医疗剧也是个不错的选择（看《豪斯医生》的话要慎重）。找个英语不错能跟你说实话的，帮你揪揪问题也是很有意义的。特意提醒一下英语底子很好但口语不过关的同学们，千万不要说 GRE 的长难句，本来发音就可能有这样那样的问题，硬是要飙词汇量只会苦了患者坑了自己，把日常口语说顺、说准才是正道。

要不要在没有考 Step1 的情况下先考 CS？

这个问题比较小众，所以放在后面了。我斩钉截铁地回答，不要。考试的正常顺序是 STEP1，STEP2CK，Step2CS，STEP3，这是一个非常科学的安排，让你从基础知识逐渐向临床过渡，逐渐趋于一个优秀的住院医预备军。但，在有不可抗力的时候，能不能冒这个险呢？我觉得，在满足一定条件下，可以！什么是不可抗力，比如我自己的情况，我申请到了我们学校去德州贝勒医学院的实习项目，三个月。去的时候我已经复习了小半年的 Step1，我想想自己这三个月在以临床实习为主线的情况下可能很难兼顾 Step1，而三个月对我临床英语的锻炼和 CS 的备考方向是一致的，再加上不愿再特意跑一次美帝考试等等琐碎的愿意，我有了我的动机。

如果有和我陷入一样情景的同学，又能确保自己能保得住以上三块板，也不妨考虑一下先考 CS 的可能。

（卫　昕）

=== 考经结束 ===

卫昕向我们证明了一点：中国医学生也可以直接通过 Step2CS。

从李嘉华《失而复得的 Step2CS》、李旸的《"过度"准备带来的 9 个锦囊》、周艳的《有惊无险：没有 CK，Step2CS 也可以过》、李晓阳的《完美击杀：还是没 CK，Step2CS 的高表现通过》，到卫昕的《我是硬上 CS 的女学霸》，中国医学生面对 Step2CS 考试，从无知无畏到收放自如的转变过程。在这些前人的带领下，我们发现考 Step2CS 越来越容易，越来越多人都是轻松地一次通过。

细心的读者们可以发现，详解 Step1 考试（第 2 章）和详解 Step2CK 考试（第 3 章）里面，我们都是先探讨"如何准备 xxx 考试"，给出明确的考试方案框架，然后大家照葫芦画瓢就可以了。而这一章却并非如此。这是因为，Step2CS 考试完全不同于 Step1 考试或者 Step2CK。这是一个"对人的印象"的考试。我们中国学生在从小学开始到大学毕业，对付"知识性选择题"（如 Step1 和 Step2CK）都很有一套，而"对人的印象"的考试应该如何准备如何考，却没有足够经验。所以，我们在准备 Step2CS 考试时，要一边"战斗"，一边积累总结经验。

总体来说，USMLE 的所有考试，无论是内容还是形式，都是与时俱进，动态变化的。而其中的 Step2CS 是最年轻的，也是变化相当频繁的。本书只能总结到出版之前中国医学生应对变化的策略。新的变化新的战术，请随时参考 Step2CS 考经汇总。

下一节，我们将把我们的所知、所感，以及经验组合在一起，为大家讲《如何正确地备考 Step2CS？》

http://baigemed.com/
category/usmle-exp/
step-2-cs/

4.4 如何正确地备考 Step2CS？

前面四篇考经已经很好地为我们描绘出了备考 Step2CS 的轮廓，这一章我们就用科学的方式，以这四篇考经为蓝本，并参考 Step2CS 考经汇总中每个考生的记载，提炼出一个"如何正确地备考 Step2CS？"的策略性建议。

我们已经了解到 CS 的评分项有 ICE、CIS 和 SEP 三个，每一个项都要 Pass，最终的成绩才能 Pass。参照 Step1 路标系统的模式，我们分别对 ICE、CIS、SEP 三个大项设定一个"推荐复习方式、路标点以及补救方式"的模型，希望对大家有帮助。

SEP（Spoken English Proficiency，英语口语能力）

这是考察考生使用英语与标准化病人沟通的语言能力。这个"沟通"一般发生在（但不限于）：

- 进门打招呼和做自我介绍
- 采集病史
- 给出恰当的指引让患者配合查体
- 回答患者提出的问题
- 与患者交流初步诊疗意见和计划
- 对患者进行健康宣教

此过程中，你和标准化病人能够互相理解对方所说所讲，最低标准就达到了。

再上面一层次，就是发音、选词、语法、口音等，还有一项叫做倾听。因为英语不是我们的母语，在发音词汇语法口音上，达不到母语的标准可以理解，这要通过常年训练来纠正。而倾听这项，却可以通过技巧解决。

绝大多数用英文字母拼写的医学术语，本质上并不是英语来源的，而是拉丁语或古希腊语之类！英语为母语的人，看见或听见这些词，多数情况下也是不能理解的。如果过多使用了这些词，就算发音词汇语法口音上一点问题都没有，标准化病人一样会在 listening effort 上扣分的，这也就是为啥要说"患者听得懂的话"的原因。比如，胸痛千万不要说 angina，而是说 chest pain；颅内压高千万不要说 high intracranial pressure，而要说 high pressure in your head。诸如此类的医学术语，都要灵活的转换成患者可以听得懂的普通英语，不仅患者省事，你也省了很多解释的力气。（注：百歌医学体系的 USMLE 精讲中，有一次叫做《让患者喜欢你，让患者信任你》的有趣讲座，下图就是课件的截屏，把最最常用的医学词汇和普通英语做了一个转换表，大家可以看出有些我们认为简单的医学词汇，却是母语为英语者听不懂的。）

Explain Medical Terms in Understandable Language

百歌醫學

Medical term	Translation into plain language
Analgesic	Pain killer
Anti-inflammatory	Reducing swelling and irritation
Benign	Not a cancer
Carcinoma	Cancer
Cardiac problem	Heart problem
Cellulitis	Skin infection
Contraception	Birth control
Enlarging	Getting bigger
Cardiac insufficiency / failure	Heart is not pumping well
Hypertension	High blood pressure
Infertility	Can't get pregnant
Lipids	Fats in the blood
Local analgesics	Numbness medication
Menses	Period

59

如何判断自己能安全通过 Step2CS 中的 SEP 部分呢？

通过对前人诸多考经的总结，并对他们既往教育史辨识分析之后，以下路标点可以作为检验 SEP 是否达标：

■ 曾经在美国上小学或中学，就学时间在 3 年以上，而产生的日

常英语达到或接近 Native speaker 水平

  ▓ 在无特殊准备下参加托福考试，口语 > 24 分

  ▓ 参加 Kaplan CS 模拟考，模拟考的评分表 SEP 分项的成绩在 90% 以上

  ▓ 在美国临床轮转 > 3 个月且自己成功独立采集病史次数超过 20 次（成功的标准是达到带教老师放心满意的程度）

如果具备以上 4 条中的 2 条或更多，可以认为你不需要专门练习 SEP，就能够达到通过的条件了。如果只满足里面的 1 条，通过的可能比较大，但需要做一下准备。如果 1 条都不满足，那应该充分准备。

充分准备的手段都有什么呢？以下给出经过统计与验证证明有效的手段，分成从实践中学习和从培训中学习两方面：

  ▓ 从实践中学习

  • 参加美国临床轮转过程中，通过独立采集病史的过程，磨炼并提高 SEP

  • 通过国内的外资医院，与英语为母语的患者练习得到提高

  ▓ 从培训中学习

  • 参加 CS 培训班：以 Kaplan CS Note 或 First Aid CS 为样本，在专业的 CS 导师指导下形成一套标准问诊套路，并且纠正语言语法的问题。

  • 合格的 CS tutor：这类人是专门为 CS 考试提供考试辅导服务的非医疗专业的 Native speaker，最好这个人还真正在考试中心当过标准化病人。

注："通过国内的外资医院，与英语为母语的患者练习得到提高"，这种方法被认为是可能有一定的偏倚，需要慎重考虑。主要原因是此类医院中的很多患者是长期在中国工作生活的，他们会对一些中国人常犯的语音、语调、语法错误非常能够接受和理解，而且对口音发生认同。而这些却是在美国的标准化病人不一定能做到的。所以建议是，如果有长期在国内外资医院临床一线接触患者的经历，对 CS 考试的整体水平提高是有益的，但是不能替代其他"经过统计与验证证明有效的手段"，仅仅可以缩短这个训练的过程。

以下是未经过验证的方法，质量不可控，内容随机，结果无法评

估。所以这些试图提高 SEP 的方法，有时可能有用，有时可能是浪费时间，随机性和个体差异较大：

🔲 通过网络论坛找 CS 考友一起练习

🔲 看医疗美剧学医疗口语

🔲 交个英语为母语的朋友多聊天

怎样验证自己是否会通过 SEP？即回到之前的路标点，看自己是否能够：

🔲 参加 Kaplan CS 模考，SEP 成绩在 90% 以上

🔲 无准备下参加托福考试，英语口语 > 24 分

CIS（Communication and Interpersonal Skills，临床综合能力考查）

这是在考察医生能否在短时间与患者建立彼此信任的沟通渠道，医生能否以患者可以理解接受的方式问诊查体，能否以患者能理解接受的方式解答患者的疑惑，同时考察医生的谈吐、着装是否满足医生的职业属性。用最简单的话来说，通过 15 分钟的接触，标准化病人是否喜欢你，是否信任你？它分为 5 个考察分项：

🔲 Fostering the relationship：比如进门的礼仪、恰当的自我介绍、专业衣着、肢体语言、查体前先洗手等

🔲 Supporting emotions：包括表现出同情心，比如患者诉说自己的疾苦时，医生要表现出能够让患者感受到的共同情感以及行为

🔲 Gathering information：用简短明确的问句采集病史，了解患者对医疗的主观期待

🔲 Providing information：用患者能理解的话解释病情，回应患者的疑虑

🔲 Making decisions：综合考虑患者的病情和 Ta 的主观意愿，给出诊疗意见和下一步方案

看起来，这些考察项目都非常主观。实际工作中，医生是要有能够"见人说人话，见鬼说鬼话"的本领，能主动随时调整自己，去适应不同层次患者的需求的，这是一门艺术，也是一个医生的终身修炼，做得好是"上不封顶"的。但是回到考试上，CIS 评分并不是在选拔

医患沟通的顶尖大师，而是最低水平要达到固定标准的医生们，同时来标准化医患沟通的基本的行为方式。所以，根据这些年的研究和数据积累，我们很确信地发现，中国医学生，只要遵循基本的原则，把"DOs and DONTs"的清单都做到，加以训练和充分内化，以 Pass 的成绩通过 CIS 是完全没有问题的。

我们需要先完成以下的必备项目：

▓ 使用 Kaplan CS 或 First Aid CS，熟知 CIS 的评分细则

▓ 对 Step1 考试中 behavioral science 里面的 medical ethics 充分了解

▓ 在美国轮转独立采集病史次数超过 20 次，邀请患者对你 CIS 评分（往往很难做到）

或

▓ 参加 CS 培训班，获得标准化病人对你 CIS 评分和改进意见

我怎么知道自己可以通过 CIS 呢？

▓ 与 CS 导师练习，CIS 打分在 80% 以上

或：

▓ Kaplan CS 模考 CIS 打分在 80% 以上

如果满足以上两条之一，CIS 很大程度能通过。如果都满足，CIS 通过应该是十拿九稳。如果都不满足，可以采取以下任意补救措施：

▓ 参加至少 1 个月的美国轮转，建议最佳的轮转地点是门诊或急诊，因为这两个地方与 CS 考试场景最像。观摩学习美国医生或医学生是如何与患者沟通的。

▓ 参加 CS 培训班，与标准化病人充分练习。

▓ 聘请合格的 CS 导师，用面对面的方式练习。

要注意的是，大家一般都会采用跟同期考试的小伙伴一起练习的方式，但这却不是很合适的方式。由于大家都是考生，心里面都熟知 CIS 的评分表，互练的考友可能流于刷 CIS 评分表的项目，而忽略了真真正正把标准化病人当作真实的患者去对待。

举个例子，患者对你说 "Doctor, I am feeling a strong burning pain in my stomach"，如果你平时练习仅仅是两个人过评分表这种，很可能就会程式化的回复 "I'm so sorry to hear that"，然后满足地给那项的小

框框打一个勾，继续问 "How much do you smoke?"。然而，如果此时是真正 CS 考试的标准化病人，他们会立刻觉得对面的医生并没有真心关心他，仅仅是敷衍，在心中就开始扣分了。

所以应有的状态是，稍微停顿一下，说出 "I'm so sorry to hear that. Is there anything I can make you feel better now?"，然后等患者的回应。标准化病人一般会很满意而且配合地说 "No. Thank you Doc"。这时，他感受到的是真诚的关怀。

这两者最大的区别在于，用医学专业人士做"标准化病人"训练出来的医生，是会把真的患者当作评分单；而用"无医学知识的专业演员"训练成的标准化病人，是要让医生体会到，真正的患者是一个需要帮助的人。

请铭记，标准化病人们的名言是："I know I am a checklist，but don't let me know!"

ICE（Integrated Clinical Encounter，沟通交流技巧）

考察医生采集病史数据的能力，表现在：病历书写是否符合规范，内容是否正确，诊断是否正确，下一步诊疗计划是否合理。另外，还考察考生是否在 10 分钟内把收集的信息形成一份电子病历，也就是说，打字速度也是要求的。这部分是考察综合运用医学知识的能力，一个良好的医学知识基础对通过 ICE 还是非常重要的。

一般来说，有 6 个月左右接触实际患者同时写病历的经验，就具备通过这个考试的最基本基础了，尤其已经高分通过了 Step1 和 Step2CK 考试的同学们。要重点指出的是，ICE 是 CS 里面唯一一项可以通过在国内自己复习而提高到足以通过考试的项目。相对其他两项，ICE 是评分点最多的项目，据 Kaplan Medical 的经验，一般做到 60% 的内容就可以通过 ICE 考试。

我们需要先完成以下必备项目：

▣ 参考既往考经，形成对不同主诉的问诊模板（具体见 Step2CS 考经汇总）

http://baigemed.com/category/usmle-exp/step-2-cs/

▣ 通读 First Aid CS 中的 mini case 部分，熟悉各种主诉的常见鉴别诊断，各诊断之间的区别点，以及下一步检查

■ 对每个主诉练习至少 1 篇标准病历（标准病历模板见本节附录）

■ 计时练习打电子病历至少 10 篇（可使用电脑打开《电子病历书写练习模板》训练）

我怎么知道自己可以通过 ICE？

■ 参加 Kaplan CS 模考，ICE 评分在 60% 以上

或：

■ Step2CK>250 且正式全套练习（即 15 分钟问病史和 10 分钟打病历）时，ICE 评分在 70% 以上

如果不满足以上条件，请采取以下任意补救措施：

■ 参加 CS 培训班

■ 在美国临床轮转独立采集病史数超过 20 次，按 CS 要求独自完成病历超过 20 份

■ 使用 Kaplan CS note 或 First Aid CS，使用里面的 Case，自己计时练习打病例

推荐使用以下资料对 ICE 病历书写部分进行复习：

■ Youtube 上的查体视频，因为 CS 的查体是 focus physical exam，而非全部查体。所以着重看 youtube 上关于急诊查体（3min neuro）或者重点查体的视频大有裨益。同样的也有很多人把自己的问诊录像放上去，供学习。

■ First Aid for CS：着重使用书中的 Case 和 mini case 环节。和搭档练习时，要尽量覆盖到所有可能的主诉。一般推荐前半部分所有章节过 1 ~ 2 遍。

■ Kaplan CS lecture note：问诊查体模板及打病历模板十分有效。

■ USMLE World CS：一个在线的 CS case 题库，并提供问诊模板查体视频，建议 First Aid 过完以后再做考虑是否需要开 UW。

■ CS 辅导班：比较著名的有 Kaplan CS 和 Golden CS，一般包含培训课程和最后的模拟考试（可单独报），课程褒贬不一，模考反馈良好值得考虑。

■ 复习小伙伴：既可以分享彼此的资源和信息，又可彼此练习各种病例，无论是考试的前中后期都是必不可少的。既可以视频（通过

QQ、Skype 等）练习，也可以线下真人练习，十分灵活。找不到一起练习的小伙伴怎么办？你既可以通过微博微信等社交平台广泛撒网，也可以把自己的资料发给公邮"牵针引线"。实在不行也可以去网上诸如 USMLE forum 之类的论坛发帖征友。

■ USMLE 官网资料：重中之重！每次 CS 考试改革之前官网都会更新要求，建议所有考生都要在考前至少看一遍。其中包含 3 个重要的文件：① Onsite Orientation for Step2CS：这是一段 20 多分钟的视频，介绍在考试那天会遇到的各种情况。比如考点会提供什么设备，不会提供什么设备，再比如每个房间里面是什么样，还有如他们认为合适的沟通范例应是什么样的。② Step2CS Content Description and General Information Booklet：这是一个 PDF 文件，可以理解为考试大纲，CS 考试的最终考察范围和方式绝对不会超出这个文件所述。文件最后两页是两个病例模板，附带标注，告诉考生什么样的病历可以接受，什么样的病历不妥。一切关于打病历和做检查的尺度问题，都需要和这两个模板比较才稳妥。③ Patient Note Interactive：练习打病历的在线程序，界面和最后考试遇到的几乎一模一样，考前练习打病历最好在这个上面练习。

总之，中国有句古话叫做熟能生巧，英文中也说 Practice makes perfect。CS 考试最不能忽视的就是练习了，而通过 CS 考试必不可少的是大量正确的练习。在通过大量正确的练习后，再回头看看是否通过路标点。希望本文能助大家一次通过 CS ！

（杨　岩　李嘉华）

下一节我们将探讨 Step2CS 通过之后怎么办？

附录 :"胸痛咳嗽"模板

这是一个以"胸痛咳嗽"为主诉，医生通过问诊查体而获得信息之后，写出来的病历，可以作为标准模板练习。

CC：A 52 y.o. M c/o cough，fatigue，and chest pain

HPI：

▨ Cough started insidiously about 6 months ago and has been progressively worsened，accompanied with chest pain.

▨ Associated with hemoptysis，fatigue，night sweats x 1 months

▨ 20-lb wt loss over 4 months w/ anorexia

▨ R-sided non-radiating chest pain for 2-3 days，4/10 intensity，sharp and pleuritic，partially relieved by acetaminophen

▨ Denied orthopnea/SOB/nause/diaphoresis

ROS：neg. for headache，vision changes，abd pain，N&V，diarrhea，dysuria，skin rash，or joint pain.

PMH：

▨ h/o multiple lung infections

▨ h/o STDs，including gonorrhea and chlamydia.

Med：acetaminophen，OTC cough suppressants

All：NKDA

FH：

▨ Parents alive and well，no known familial diseases

SH：

▨ Sexually active w/ multiple male partners.

▨ Smoke 2 PPD * 35 years. Use IV heroin. NO ETOH.

▨ Recent incarceration

PE：

VS：T38.2℃，BP 124/69，HR 108，RR 22，SaO2 : 92% on RA.

HEENT：Oropharynx/ oral cavity clear，no erythema，ulcer or thrush. No cervical/ supraclavicular or axillary lymphadenopathy

Chest：CTAP B/L，no pain on palpation，tactile fremitus WNL.（＋）cough on expiration，（＋）pleuritic pain

CV：NSR，S1/S2 normal，No M/R/G，no JVD，no peripheral edema，clubbing or cyanosis

Abd：Soft，non-tender，non-distended，normal BS，tympanic in all 4 quadrants，no mass or HSM present

Skin：Tattoo on left shoulder

DDx：

  Pulmonary TB，supported by chronic cough，fatigue，weight loss，and hemoptysis. Recent incarceration.

  PCP，high risk for HIV/AIDS，supported by sex w/ men and hx of STDs and IVDU，hypoxemia on RA. But not supported by the chronic disease process.

  Community acquired pneumonia，supported by cough，fevers，and pleuritic chest pain.

  Lung cancer，supported by weight loss and long hx of smoking. Could have obstructive PNA

Workup

  CBC with diff. CRP. BMP

  CXR and CT chest if CXR is nondiagnostic.

  Sputum induction for culture，AFB stain * 3，Gram Stain

  HIV test and CD4 count

  Blood culture *2

以上是一份标准（甚至应该说是写得相当不错的）的 CS 考试病历，同时也是美国临床病例的标准样式。大家会注意到，相当多部分使用的是短语而不是完整句子，同时还会有大量常见的缩写。比如 NKDA 是 No Known Drug Allergy，VS 是 Vital signs，在 VS 里面的 RA 是 Room air，NSR 是 Normal sinus rhythm，HSM 是 hepatosplenomegaly，IVDU 是 IV drug use。这些缩写都是约定俗成的。作为初学者，最好的学习方式是了解常见缩写的含义，平时多运用这些缩写练习写病史。

总之一句话，美国的病历书写规范与中国的规范大相径庭。在美

217

国，病历是医生之间传递信息的工具，只是为了达到医疗人员之间准确而又迅速传递医疗信息，而不是为了能让非医学人士看懂。

最简单的训练方式，就是使用笔记栏链接提供的<u>练习打病历工具练习</u>。在计时的情况下，从头到尾把病历打上几遍（比如上面这个"胸痛咳嗽"的病历，或者自己找到的完整 Patient Note）。别忘了打病历前，把邮箱地址填好，打完提交之后就能在自己的邮箱里，看到英文写病历的水平一步步提高！

http://baigemed.com/
products-beijing/Step2
CS-course/23333/

4.5　Step2CS 通过之后怎么办？万一没有通过又该怎么办呢？

假如是按照 Step1、Step2CK、Step2CS 的顺序备考，通过 Step2CS 之后应该好好庆祝一下。之后，只要本科毕业证在手，就可以开始申请 ECFMG 认证了。这个认证完成，就代表所受的医学教育被美国承认，是"MD equivalent"，可以开始申请美国住院医了。

早获得 ECFMG 认证有很多好处：①很多项目都以"是否具有 ECFMG 认证"作为筛选 IMG、发面试的条件，申请住院医师的时候，如果已经完成 ECFMG 认证，会带来更多的面试机会。② ECFMG 认证下来后，就可以赶紧筹划 Step3 考试。虽然 Step3 考试不是 Match 的必要条件，成绩也不重要，但是趁着 Step2CK 的余热，越早考完越有益（详述请参见第 5 章）。③如果是美国临床轮转经验不多的毕业生，具备 ECFMG 认证也会增加你申请临床轮转的选择范围（详述请参见《6.4 毕业生，如何申请美国临床轮转？》），可以趁机赶紧多申请几个需要 ECFMG 认证的轮转喽！

我们再探讨一下考完并通过 Step2CS 的时间点与当年 Match 的关系。若想申请上 2018 年的 Match（注：2018 年的 Match，是指在 2017 年 9 月开始申请与面试，2018 年 3 月公布结果的申请项目）：如果在 2017 年 4 ~ 9 月份时获得"Step2CS Pass"的成绩单，则申请时间充裕，机会较大；如果在 2017 年 9 ~ 12 月间通过 CS，依然有可能参加 2018 年的 Match，但因为开始申请的时间较其他人晚，所以总面试数量会比较少；如果在 2018 年的 1 月 ~ 3 月份通过 CS，基本上能申请上 2018 年 Match 的机会很小，最好选择申请 2019 年 Match。只要是在竞争性方式获得住院医职位的形势下，不管在哪个时间点通过 CS，能早一年申请住院医，胜算就多一分。

如果申请者是一只"早起的鸟儿"，考完 Step2CS 后还未取得本科学位，不能申请 ECFMG 认证，则应该把精力集中放在美国临床轮转上面，这是决定面试数量和质量的另一个重要因素。在第 6 章中，我们会为你详细介绍美国临床轮转的方方面面。

如果，不幸 CS 没有一次通过的话，请在抚平伤痛之余，一定要分析清楚失败原因，充分准备后择日再战。根据我们收集到的数据分析，基本可以简化为两套解决手段：

■ 因为 ICE 或 CIS 而不过的话，这些都可以短时间弥补。建议马上参加 CS 培训班，争取短期内提高，然后重考 CS，争取赶上当年 Match 申请期。

■ 如果是 SEP 不过的话，比较麻烦。因为 SEP 的提高不是一朝一夕之功。建议定下心来，花比较长的时间去提高口语水平后再重考，一般得把 Match 至少向后推迟 1 年。

（李嘉华）

如果对 Step2CS 考试的历史感兴趣，不妨看一下本章的番外篇文章:《4.6 番外篇：Step2CS 考试的前世今生》。如果你对标准化患者是如何训练感兴趣的话，请参看《标准化患者是如何炼成的》。

http://baigemed.com/
usmle-exp/step-2-
cs/33681/

4.6　番外篇：Step2CS 考试的前世今生

Step2CS 考试的前世（1998 年以前）：TOEFL

1998 年前，USMLE（美国执业医师执照考试）并没有 Step2CS 这个部分，所有想在美国行医的人无论国籍，只需要参加 Step1 和 Step2（即现在的 CK 部分）两个文本考试即可。而当时非英语为母语的外国医学院毕业生，英语水平高低不一，ECFMG 需要一个客观标准来筛选出合适的医生。因此，ECFMG 将 TOEFL（托福考试）引入 USMLE，对考生语言水平进行一个通过性考核。但经过一段时间，研究者发现托福考试过关甚至高分，并不意味着在医疗环境下的英语能力与人际交流能力过关，这也催生了 Step2CS 考试雏形。

Step2CS 考试的雏形（1998-2004）：CSA

1998 年，ECFMG 为了评价外国医学生 / 毕业生在医疗环境下使用英语交流的能力，设计了临床技能评价（Clinical Skill Assessment，CSA），这就是 Step2CS 考试的雏形。ECFMG 开始尝试在语言考试之外，加入对医生的人文素质要求。当时，CSA 考试需要医生多次与不同标准化病人进行接触，流程包括：自我介绍、采集病史、查体、对患者陈述、书写病历。然后通过汇总这些要素的表现，来考察一个外国医学院毕业生在医疗环境下运用英语与标准化病人交流的能力和英语口语。

这段时间算是过渡时期，没有人知道新的考试是否能有效选拔人才。因此这段时间内，USMEL 考试也要求同时考托福（所有后来总有人认为 USMLE 都得考托福）。

不过这种做法却没能延续下去。有批评者指出，如果强制所有外国医学院毕业生都参加这个考试，而美国医学院毕业生不需要参加考试，那么某种程度上是不是施行了双重标准呢？这对一个追求自由和平等的国家来说，是不可接受的。

2004 年，由 ECFMG 开发的针对外国毕业生的 CSA 考试，全面被其上级机构 NBME（National Board of Medical Education，美国医学教育考试委员会）设计的 Step2CS（Clinical Skill）考试取代，TOEFL 也就淡出了考 USMLE 的外国医学生们的视野。

Step2CS 考试诞生（2004）：SEP、CIA、ICE

Step2CS 的闪亮登场，带来了三个划时代的变化：

■ 普适性。过去的 CSA 是只要求 IMG 的考试，而新的 CS 考试变为所有 USMLE 考生都必须通过的考试，无论是美国医学生还是外国医学生（IMG）都得参加。

■ 强调语言使用的熟练性。对于语言 CS 比 CSA 有了进一步要求。TOEFL 作为一个以大学校园为环境场景的英语考试，准备充分也可以拿高分，但高分不代表在医疗环境场景下能流畅交流。ECFMG 在取消了 TOEFL 同时，在 Step2CS 上添加了一项单项否决标准，即 Spoken English Proficiency（SEP）。这对于医学生有了进一步要求，即必须熟练使用一般人能够理解的英语（而不是医学专业英语）来完成医疗活动过程中的信息交换。

■ 为语言以外的测评项目留出了接口。出现了两项平行于语言测试的单项否决：ICE 和 CIS。

根据当时的统计数据：有天然语言优势的美国医学生，基本上是 95% 以上的通过率。外国医学生一般通过率为 75%，原因多为 CIS 或者 SEP 不合格。

此时的 StepCS 考试，仍维持着以口语为主要考试的指导方向。

Step2CS 考试渐变期（2004～2012）

NBME 逐渐发现，在通过 CS 的考生里面，即使是语言没有任何问题，仍然有可能在患者信息交流方面存在着不足，随即开始着手提升对沟通交流技巧（Communication and Interpersonal Skill，CIS）部分的要求。

语言仅仅是交流的基础。一位语言流畅，而却态度淡漠、缺乏同情心的医生，是很难被患者发自内心的尊为一名好医生的。标准化病人眼里的"好医生"第二原则出现了：交流与人际关系。从以往强调"从医生到患者"的单向交流，变为考察"医患双向交流"的能力，比如会考察"医生是否能让患者说出难以启齿的隐私或者隐情"、"医生是否能领会到患者对于疾病的理解和深层需求"、"是否能应对患者的刁钻问题（Challenging Questions）"等，这是建立在语言能力基础之上，对人与人之间交流提出的更高要求。

　　考试更改后，CIS 成为了第二个重要的考察核心。我们可以理解为，这个考试最低要求从"变成一个美国人"提升为"变成一个美国医生"。 对于外国医学生来说，考察重点从比较单纯的医疗环境下的日常英语水平考试，转换到了是否可以熟练地用英语来实现顺畅医患信息交换，以达到患者满意的目的。换句话说，以往只要英语说得溜儿，过 CS 问题应该不大，现在变为英语说得溜，还要演技好，并要能说到患者心里去！

Step2CS 考试的第二次转向（2012 年至今）

　　近年来，CS 考试又开始受到了美国医学教育界的一些批评，原因是美国医学生基本都能顺利通过 CIS 和 SEP，但是在实际临床能力上，问病史、查体和写病历还是存在问题。美国的医学教育界开始批评 CS 过于注重医学交流能力，而忽略了对医疗知识整合能力的考察。因此，NBME 对 CS 的 ICE 部分也开始改变，考试难度在螺旋上升。

　　2012 年 5 月以前的考试，只要在写病历的时候，病史、查体都点到为止，就能得分。新的考试则变为测试把重要的阳性、阴性症状体征问出来，并写在病历的时候按照"诊断和鉴别诊断支持点"的方式书写，对更接近临床实践的能力有了进一步的考察。 这个改变体现了CS 考试对 ICE 能力要求的提升。除了强调熟练并且有效的医患交流外，还加强对使用医疗英语在医生之间信息交换的能力。

（李嘉华　杨　岩）

第 5 章
详解 Step3 考试

5.1　Step3 是一个什么样的考试？

USMLE Step3 考试是 USMLE 考试系列的最后一步。这个考试虽然是获得美国行医执照的必需条件，但是也是唯一的不需要在住院医生项目申请或录取前完成的 USMLE 考试。所以，我们把它形容为一个申请美国住院医时的"小插曲"。是否具备 Step3 成绩基本不会影响面试数和 Match 成功率，只与住院医工作时签证的类型有关。它的作用会在下一节《5.2 Step3 的成绩有什么用？什么时候考 Step3 合适？》中重点介绍，本节为大家介绍一下 Step3 的考试范围、题型及报名事项。

Step3 究竟是考什么呢？

根据 USMLE 官网的介绍：Step3 考察的是考生应用临床知识独立行医的能力。

Step3 报名的要求之一是必须要医学院毕业，因此几乎所有的美国医学院毕业生都是在住院医期间完成这个考试的，而且大部分人会选择在住院医第一年（intern year）结束前完成，少数人会在住院医项目结束前再考。

Step3 考试设计的本意，就是要考察一名临床医生是否已经具备运用医学知识独立行医的能力，相对前面的考试，Step3 考察的知识在广度和深度上又都有提高。

Step3 考试分为两天，这两天可以安排在连续的两天内进行，也可以分开来考。

第一天：独立实践考查（Foundations of Independent Practice，FIP）

第一天考试一共 6 个模块，加上休息时间一共 7 个小时。每个模块有 42～43 道单选题，但是从 2016 年 1 月 18 日开始 Step3 考试进行改革后，题目总数有所减少。第一天考试的临床知识部分和之前几步一样，贯穿整个临床医学学科，包括全部器官系统，其中考点偏重诊断部分，包括根据病史和体格检查做出恰当的诊断策略，或者辅助检查结果的判读。此外还会考察医患沟通与医学伦理、文献阅读和药品广告阅读的题型，以及少数质量改进和患者安全相关的 JCI 类型题。

以一道题目为例：

A 2-year-old girl is brought to the office by her mother for evaluation of fever. You have been the girl's physician since birth. While in the office, the girl stiffens and then has bilateral, symmetrical shaking of her upper and lower extremities; she becomes mildly cyanotic. The episode lasts for approximately 45 seconds, after which she becomes relaxed and appears to fall asleep. Vital signs at this time are temperature 40.0° C (104.0° F), pulse 120/min, and respirations 40/min. On physical examination she has a generally pink complexion and flushed cheeks. She is limp and somnolent and responds with a cry to noxious stimulus. Tympanic membranes are inflamed bilaterally, nose has a scant, clear discharge, and throat is mildly erythematous. Lungs are clear to auscultation except for transmitted upper airway sounds. Heart has rapid rate with a grade 1/6 systolic murmur at the left sternal border. Complete blood count, blood culture, lumbar puncture, and catheterized urine specimen are obtained and sent for stat analysis. Acetaminophen is administered by rectal suppository. Thirty minutes later the patient awakens and is smiling. She is afebrile. Additional history discloses that she was born at term, she had an uneventful neonatal course, she has normal growth and development, and vaccinations are up-to-date. She has never had an episode similar to this. Initial laboratory results are shown:

Blood	
WBC	10400/mm^3
Neutrophils, segmented	25%
Neutrophils, bands	5%

Lymphocytes	65%
Monocytes	5%
Cerebrospinal fluid	0 RBC/mm^3
Urinalysis	Normal

Other laboratory studies are pending.

In addition to ampicillin for otitis media and acetaminophen，this child also should receive which of the following?

A. Oral ethosuximide

B. Oral phenobarbital

C. Oral phenytoin

D. Rectal diazepam

E. No additional medications

（Answer：E）

Two weeks later the patient is brought to the office for a follow-up visit. Her mother says that she is doing well and she has had no recurrence of her symptoms. Examination of the ears shows resolution of the otitis media. Which of the following is the most important diagnostic step at this time?

A. Audiology testing

B. Cognitive testing

C. CT scan of the head

D. EEG

E. No additional testing

（Answer：E）

从上面的例题可以看出，题目可能会比较长，对阅读速度和提炼重点的能力有一定的要求。除了简要病史和查体外，还可能提供辅助检查的信息，并着重考察具体临床情景下的下一步诊疗规范。

眼睛尖也许会注意到，这两道题的正确选项都是"No additional testing"，这是现在 Step3 考试的一个新特点："无为胜有为"。作为对自己知识没有把握的医生，都倾向于多做检查，多做治疗，但碰见 No additional testing/treatment 这类的选项就会特别不踏实，心里总怕做少了点什么。正是因为多做检查的惯性，我们反而丧失了医疗中的独立思考的习惯，反而被检查数字牵着鼻子走。而 Step3 正是通过考察对恰当诊疗的把握程度来衡量受试者是否具备独立行医的思维，敢于对过度检查和治疗说"No!"。

第二天：高级临床医学知识考查（Advanced Clinical Medicine，ACM）

这天的考试分为两部分。第一部分是 198 道单项选择题，分为 6 个模块，每个模块有 33 题，题目更加注重具体临床情景下，下一步应该如何处理的考察。包括检查和治疗，同时这一部分也有考察疾病预后因素的题，比如决定肝硬化患者预后因素的指标有哪些。

第二部分的考试叫做计算机化病例模拟测试（Computer-based Case Stimulations，CCS），其中共有 13 道题，每道题 10 ~ 20 分钟。这部分考试是模拟一位医生在门诊（physician office）或急诊（emergency room）情景下，对新患者的主诉进行处理的场景。包括根据主诉来做相应的体检或辅助检查，判断患者病情是否需要入病房或者收入 ICU，给予相应的治疗，并且进行恰当的随访和患者教育。

刚开始练习的时候有点像打游戏，当给对治疗之后，看着患者一点点好转会感到很开心，而对于摸不清头脑的 case 看着患者越治越差最后 game over 了会让人很抓狂。这部分考题如何准备，将在《5.3 如何准备 Step3 考试中》详细介绍。

根据 USMLE 官网公布的内容，Step3 单项选择题考察范围为表中所述：

表　Step3 单项选择题考察范围

Competency（能力）	STEP3 FIP	STEP3 ACM
Medical Knowledge/Scientific Concepts（医学知识/科学概念）	18% ~ 22%	
Patient Care：Diagnosis（患者诊疗：诊断）	40% ~ 45%	
▓ History/Physical Examination（病史/查体）		
▓ Laboratory/Diagnostic Studies（实验室和诊断检查）		
▓ Diagnosis（诊断）		

续表

Competency（能力）	STEP3 FIP	STEP3 ACM
Prognosis/Outcome（预后）		20% ~ 25%
Patient Care：Management（患者诊疗：疾病管理） 　Health Maintenance/Disease Prevention（健康维持/疾病预防） Pharmacotherapy（药物治疗） 　Clinical Interventions（临床干预） 　Mixed Management（综合管理） 　Surveillance For Disease Recurrence（疾病复发监测）		75% ~ 80%
Communication And Professionalism（沟通交流和专业素质）	8% ~ 12%	
Systems-Based Practice/Patient Safety And Practice-Based Learning（医疗系统为基础的医疗 / 患者安全 / 从实践中学习）	22% ~ 27%	

Step3 报名

和 Step1 和 Step2CK/CS 报名不同，Step3 是通过 Federation of State Medical Boards（FSMB）报名。报名不再需要学校老师签字或者往学校寄东西了，完全自己就能搞定！因为能考 Step3 的条件之一，就是已经获得 ECFMG 认证。对于外国医学院学生来说，这也是 USMLE 四个考试中，唯一一个和 ECFMG 无关的考试。

之后，根据 FSMB 官网上面的要求，注册账号后在网上提交申请，并且用信用卡在线支付报名费用 830 美金，接下来打印并且填写官网上的申请表即可。其中 SSN 这一栏对于没有美国公民或者绿卡身份的报名者可以填 N/A；Notary Public 这一栏如果在美国报名的话可以带着 ID 找银行去办，国内的话可以联系美国大使馆或公证处。FSMB 收到报名表并处理完成后便可以约时间了。

https://www.fsmb.org/licensure/usmle-step-3/requirements

Step3 还有一个和前面考试的重大区别，是不可以选择考试区间，考试报名成功后的三个月内就是默认考试时间段。

（罗祎明）

下一节将为大家介绍什么时候考 Step3 和 Step3 成绩的作用。

5.2 Step3 的成绩有什么用？什么时候考 Step3 合适？

Step3 的成绩有什么用？

Step3 是想使用 H1b 签证在美国做住院医师的必需条件。如果你想知道 H1b 和 J1 签证的区别，可以先读一读《7.7 J1 签证还是 H1b 签证，哪个更适合我？》。而 sponsor H1b 签证的不同项目，对 Step3 出成绩的时间要求也不一样，有些项目要求 12 月底出成绩，有些项目则在 Match 结果出来之前，也就是三月中旬出即可。但是有的时候 Step3 出分可能会出现延迟，所以申请者应该与项目保持联系并关注 FSMB 对于 Step3 的通告。

Step3 的分数值的高低会对 Match 产生影响吗？

众所周知的 Step1 和 Step2CK 的成绩数值高低、Step2CS 是不是一次通过，这三个数据常称作"Match 的三围"——它们都在 Match 中起到了举足轻重的作用。然而，关于 Step3 成绩的作用却众说纷纭，有人说它仅仅是为了拿个签证，有人说如果 Step1 和 Step2CK 分数都很高，Step3 分数太低会显得"不太好看"，甚至还有 Step3 考出高分可能会成为有利因素的猜想。

乍一看，这三种说法都有道理，不过医生说话要讲循证，在《Result of 2014 NRMP Program Director Survey》的调查数据显示，76% 的项目并不以 Step3 成绩作为发放面试的条件。剩下 24% 的项目会考虑 Step3 成绩，其中只有 12% 的项目对分数有要求。

综上所述，结论就是：只有极少数的住导会在意 Step3 的分数，而且其重要性比起 Step1、Step2CK 和 CS 而言相差甚远。

想想这也是正常的：美国医学生在参加 Match 之前，就不会有 Step3 成绩，而申请 J1 签证的外国医学生也不会有这样的成绩，所以

http://www.nrmp. org/wp-content/up- loads/2014/09/PD-Sur- vey-Report-2014.pdf

如果拿此做为衡量标准来判断 Match 项目申请者，并不合适。从以往经历来看，似乎 Step3 成绩高低以及有无 Step3 成绩，对拿面试数量或面试的质量没什么显著影响。不过，据说有病理科项目希望申请者在开始住院医前考完 Step3，这是由于 Step3 考察内容基本没有病理知识，所以尽快考完可以了却病理科住院医的一桩心事。

什么时候考 Step3 合适？

如果使用 J1 签证或者持有绿卡者，Step3 考试时间比较宽松，建议在面试结束后、住院医项目开始前考，可以减轻住院医时期的压力。如果使用 H1b 签证，Step3 最早可以在获得 ECFMG 认证后就考，最晚不要晚于 Match 结果出来之前的 1 个月（即 2 月初）。

总之，虽然 Step3 考试是一个精心设计的考试，但是它对于 Match 本身的重要性很低，其地位远远低于前面任何一个步骤的考试。拿下这一步需要综合权衡分数预期值和备考的时间规划。

（罗祎明）

至于 Step3 的具体准备策略，会在《5.3　如何准备 Step3 考试》中详细介绍。

5.3 如何准备 Step3 考试？

如前所述，因为 Step3 地位非常低，成绩数值意义很小，又有很多其他更重要的事情在这个期间掺杂，所以大家准备这个考试的时候，不免既不用心也不上心。

那么主流人群都是如何"水过"这个考试的呢？

对于大多数小伙伴们，从考 Step1 到最后的住院医申请是一个较为紧凑而连贯的过程，特别是从搞定 Step2CK/CS 到步入住院医申请季之间，间隔时间是很短的。在这个期间，Step3 更多是靠着 Step2CK 时的知识底蕴一气呵成的。

多数人准备 Step3 的时间长度是在兼职状态下 1 ~ 2 个月左右，准备材料以 UW Step3 为主，根据需要辅以 Master the Board（MTB）USMLE Step3，如果遇到解析有疑问的情况去查查文献、指南或者 UpToDate 把最新的知识搞清楚，然后就昂首挺胸的上战场了。Step3 的 CCS 部分开始在 UW 中上手可能有点不适应，但多练几个 case 就轻车熟路了。

不过，我的 Step3 备考过程非常"非主流"，而造就一个的非常"非主流"的分数，而这种"非主流"又有其深在的意义。

我的 Step3 的考试时间是 2015 年 6 月，距离 Step2CK 考完的时间（2013 年 12 月）整整相差 1 年半，而我的 Step3 分数是 268 分，出乎意料的高。我花了不少的时间在这门考试上吗？其实不然。我和绝大多数考生一样，做了一遍 UW Step3，并把错题和标记题重新过了一遍，看了一遍 MTB Step3，然后看了 1/2 的 Family Practice，就去考试了。

但在我考完 CK 到考 Step3 这段时间内，我经过了国内内外妇儿的实习，以及美国普内科、心内科、消化科、肿瘤内科、内分泌科、风湿免疫科、家庭科和妇产科等科室的实习，并且在实习过程中会经常翻看相关科室的教科书（当时看过 Harrison Internal Medicine 和 Current Diagnosis and Treatment 系列的内科和一些专科教材，当然是以兴趣为中心挑重点章节读的），遇到临床问题回去查 UpToDate、Pubmed 以及相关指南。比如遇到了消化道出血的患者，我会把 UpToDate 的相关章节仔细阅读，确保对患者的每一步处理都充分理解和掌握。轮转过程中，在临床方面受益匪浅。轮转中的主动学习，对临床知识的掌握起着举足轻重的作用，和拿到 268 的考试成绩密不可分！

　　总而言之，Step3 本身不难搞定，然而考试终究只是敲门砖，熟练而灵活的运用临床知识看好患者才是医者的职责与使命。而临床知识的获取，一方面是通过积累大量常见和罕见的病例，也就是国内非常看重的"临床经验"，而另一方面要不断通过主动学习来获得。这两种学习方式是无法相互替代的。这份"非主流"考试经验的深在意义，其实是学习临床上那些瞬息万变的知识的方式——也是老一辈临床大师们的方式："走出实验室，到患者身边去！功夫在诗外，处处皆修行"希望临床上的小伙伴们能多多珍惜学习机会，千里之行，始于足下。

（罗祎明）

　　下一章，我们来谈谈如何做好美国临床轮转。

第 6 章
教你玩转 "美国临床轮转"

6.1 什么是美国临床轮转？为什么要参加美国临床轮转？

美国临床轮转，又称为美国临床经验（US clinical experience，USCE）。对于申请住院医有及其重要的意义。在介绍如何获得美国临床轮转机会之前，我们先介绍一下什么是美国临床轮转。

简单地说，医学生或者医学毕业生在美国直接或间接地参与临床相关的活动，都可以算是美国临床轮转。最直接的例子就是在医院参与各个科室的临床活动，相反，如果只做基础研究或者临床研究，或者只参与临床教学活动，而不直接参与日常诊疗活动的话，则不能算作是美国临床轮转。

本章会接触到很多新名词，在日常交流中有时会混用这些名词，为了防止混淆，我们先把这些名词的英文和中文翻译统一如下：

- Elective rotation = 选科轮转
- Sub-Internship rotation = 实习轮转
- Externship =（外国医学）毕业生见习
- Observership =（外国医学）毕业生观摩
- Internship = 第一年住院医

以下表格是各种美国临床轮转的医疗权限的区别。总体来说，医疗权限越大、越偏重临床的经历，在申请住院医时越被看重。

表 1　美国临床轮转参加条件与医疗权限对照表

	Sub-internship rotation	Elective rotation	Externship	Observership	Internship
参加条件	医学生	医学生	毕业生和医学生权限	毕业生和医学生	美国住院医师
参与查房	是	是	是	是	是

续表

	Sub-internship rotation	Elective rotation	Externship	Observership	Internship	
独立问病史查体	是	是	是	可能是	是	
查阅病历	是	是	是	否	是	
向主治汇报病历	是	是	可能是	否	是	
写病历	是	是	可能是	否	是	
写医嘱	是	否	否	否	是	
医疗操作	否	否	否	否	是	

医学生轮转又可分选科轮转（elective rotation）及实习轮转（sub-internship）：

■ 选科轮转（elective rotation）：美国第四年医学生在完成内科、外科、妇产科、儿科、精神科、神经科、家庭科等核心轮转（core clerkship）之后，可以根据自己的意愿和住院医选择方向，选择去不同的科室轮转。在轮转中，医学生在住院医生和主治医生的指导下，对患者进行问诊、查体、书写病历及汇报病历。有时候医学生可能是整个医疗团队里第一个接触患者的成员。查房时，上级医生会对医学生提出各种各样的问题。对于上级医生来说，这是观察医学生的知识水平并选择合适的教学内容的手段；而对于参加临床轮转的医学生来说，是一个很好地表现自己的机会。外国医学生做 elective rotation 的机会有不少，而且基本都在很好的大学医院。

■ 实习轮转（sub-internship）：是美国临床轮转中要求最高，难度最大，也最容易获得强力推荐信的临床轮转。参加 sub-internship 的医学生被简称为 sub-i，他们承担着和第一年住院医生几乎一样的工作，区别只在于患者数量较少和没有直接处方权。 sub-i 是患者医疗主管团队（primary team）的一员，对于患者的诊断和治疗方案有最终决定权。权限越大，责任也越大，sub-i 的工作时长往往直逼第一年住院医。通常是一周工作六天，总时长一般为 60 到 70 小时。虽然没有直接处方权，但是 sub-i 可以下医嘱，只要高年住院医共同签字就可执行。

　　由于 sub-intership 在大多数美国医学院不是强制要求的轮转，选择某科的 sub-intership 就意味着想要申请这个科室的住院医培训项目，对于住院医培训指导（program director，简称 "住导"）来说，做过 sub-intership 是选择本科室强烈决心的表现，会在面试时加分。sub-intership 的申请机会比 elective 少，而且和 elective 一样，只有最后一年的医学生才能够申请。

　　毕业生的美国临床轮转可分为毕业生见习（externship）和毕业生观摩（observership）两种形式。

　　■ 毕业生见习（externship）：是提供给外国医学毕业生直接参与部分美国临床工作的轮转。轮转的权限大概介于美国第三年和第四年医学生之间，主要可以参与查房、独立采集病史、查阅病历，有时还可能汇报病历和写病历。如果做得好也是可以获得比较好的推荐信。有一些招收外国毕业生比较多的住院医项目，会设置毕业生见习项目。比如，华盛顿特区的 Providence Hospital 内科项目、纽约 North-LIJ 大学医院的精神科项目等。在这些项目里面见习的毕业生，是有可能直接获得该住院医项目的面试甚至是住院医录取的。

　　■ 毕业生观摩（observership，简称 ob）：是提供给外国医学毕业生间接参与美国临床工作的轮转。这是入门最容易的美国临床轮转，对 "在校医学生身份" 并没有要求。各种观摩项目分类也是五花八门，从大学医院，社区医院到门诊一应俱全。相比起所有其他获得美国临床经验的方式，这个是申请难度是最低的。原则上来说，参加观摩的人是不能够独立接触患者的，取而代之的是允许参加查房和科室的教学活动。此外，不少 ob 申请时都要求有 ECFMG 认证，所以已经毕业的同学应尽早做好计划，早日拿到 ECFMG 认证。一般来讲，每年的 3~4 月是申请 ob 的最好时机。

　　谈完什么是美国临床轮转后，让我们再来了解一下为什么参加美国临床轮转？其重要性可以从两个最直接的方面体现：

　　■ 许多美国住院医培训项目，都明文要求申请者参加过美国临床轮转。

　　■ 几乎所有项目都要求申请者提交美国医生的推荐信（letter of

241

recommendation），而临床轮转几乎是获得这类推荐信的唯一手段

所以，参加美国临床轮转是整个 Match 过程中非常重要的环节。它既是对先前在准备 USMLE 时的医学知识的实战考验，也为日后住院医师的工作打下基础。大量的实例表明，在 USMLE 考试分数达到一定的高度后，美国的临床轮转经历（尤其是医学生轮转经历）对住院医师职位的申请过程起到极大的帮助。这直接体现在拿到的面试邀请数量，以及最终的 Match 结果上。

（余　劼）

在本章接下来的其他章节，我们将为大家详细介绍如何申请美国临床轮转，如何做好美国临床轮转，并跟大家一些分享美国临床轮转的见闻和亲身经历。

6.2　申请美国临床轮转需要什么材料?

下面列举的材料适用于医学生轮转申请和毕业生轮转申请,根据申请地方的不同,申请美国临床轮转的材料会有细微差别,请申请者按需准备。

■ USMLE Step1 成绩单:不少临床轮转项目都需要有 Step1 成绩,在申请前最好具备它。

■ 个人陈述(Personal statement / statement of intent):谈谈自己为什么要出国实习,为什么选择这家医院某个科室,有什么履历之类的。可以根据不同的医院具体化一些。

■ 申请表(Application form):申请不同项目会有不同的申请表要填,可在相关项目官网上下载。一般需要填个人基本信息、学校信息、实习时间、科室选择、之前做过哪些实习、有没有托福和USMLE step1 成绩等。填好后还要交校长或者教务老师盖章签字。

■ 托福成绩单:此项是否需要以及分数要求每个项目都不一样,具体要求,详见各项目官网。建议总分 100 以上,口语 24 分以上。

■ 成绩单:就是申请者所在医学院官方出具的英文版成绩单。

■ 健康保险:一般买包括意外事故和医疗急诊住院的出境旅游险,保险时间需涵盖整个实习期。

■ 执业过失险(Malpractice insurance):这个比较贵,选择面也比较窄。针对对象是医学生,同样涵盖整个实习期。大多数人是从Academic Medical Professionals Insurance Exchange Risk Retention Group买的。

■ 个人简历(Curriculum vitae):个人简历。一般包括个人基本信息、教育背景、USMLE 成绩、TOEFL 成绩、特殊经历及个人荣誉等。

■ 培训证书(Training certificate):有的项目会要求提供特殊

的培训证书，比如申请纽约州的实习要有 infection control mandatory training certificate。具体要求项目官网上会有说明。一般可以找到这些证书的在线课程，通过后就有电子版证书了。

推荐信（Letter of Recommendation）：这个不是申请住院医师的推荐信，而是国内在校实习期间一起工作过的主治医生的推荐信。一般自己执笔，写好后请主治修改签字。内容要详实一些，不要空泛地赞美。

无罪证明（Background check）：证明无犯罪记录的文件，由户口所在地派出所出具。要将此文件找公证处翻译成英文并公证才可使用。

照片（Photo）：同时需要纸质版和电子版的照片。

申请费（Application fee）：大多数项目申请时需要付申请费，项目官网上会有详细说明。一般支付方式有汇票，电汇，支票等，除支票需有美国的银行户头外，其他都可以在国内银行办理。电汇保留单据给项目，汇票则和申请材料一起邮寄给项目。邮寄建议选择 Fedex 或 DHL 这些比较靠谱的公司。

疫苗接种表（Immunization and health form）：这在过去是最费时费力而又琐碎的部分，所以可以最早准备起来。一般来说疫苗接种史和抗体阳性要求至少有其一，但根据特定病原体不同和项目要求不同，也会要求两项均提供证明。常见的项目包括麻疹、风疹、腮腺炎、乙肝，丙肝、水痘，白喉、百日咳、破伤风、脊髓灰质炎、流感、流脑等。一般来说，公立医院报告是中文的，要翻译成英文版再去求医院医务科盖章，而外资医院和检疫中心的报告都是中英文的，可以免去翻译的麻烦。除了提供英文的既往接种纪录以外，不符合要求的则要补种，因为很多疫苗需要接种 2～3 次，每次间隔 1 个月，比较耗时。流感疫苗一般要每年十月后才可以接种当年的，所以申请冬季月份实习需要时可以先延期，寄出申请资料后，再通过邮件更新状况。结核菌素试验如果结果阳性则要求附带胸片，一般要求一年以内试验才有效，所以不要提前太久。此外，部分学校申请表格里包含的一份健康表格，可以请有医师执照的中国医生填写关于免疫和健康状况，并签字。

还有两样是医学生轮转特有的文件：

■ 校长信（Dean's letter）：简而言之，就是以校长的口吻写的一封信，说："这个学生是我校在校生，被允许在哪个时间范围内出国做实习，Ta 在国内已经完成了哪些实习，英语能力很好（比如 Step2CS 一次通过，或 TOEFL 成绩高等），我校也有英语教学，学校支持这个学生出国实习并且愿意提供一切帮助"。写好之后，用学校官方信纸打印，拿到校领导办公室请负责人或教务老师签字。

■ 在校证明（School approval）：个别项目需要在 Dean's letter 之外提供一份证明，也有项目是在申请表里包括一页验证表，以证明申请人的在校生身份并被允许出国实习。

（范潇文）

现在，疫苗接种表已经可经由"体检、抗体血清滴度和疫苗接种服务"协助完成了，方便了很多！下一节，我们将讲解如何申请轮转。

http://baigemed.com/baigemed_service/vaccination/25274/

6.3 医学生，如何申请美国临床轮转？

在前面的章节里，我们讨论了"什么是美国临床轮转？为什么要参加美国临床轮转？"，以及"申请美国临床轮转需要的材料"，我们将在这节谈谈医学生如何申请美国临床轮转，从"申请时间""申请科室""申请地点"三个角度为大家分析。

申请什么时候的临床轮转最合适？

绝大部分美国医学院开放给国际医学生的轮转机会，都是第四年的选科轮转（elective）。因此，一般在选科轮转项目申请的资格要求中，明确规定申请者必须在自己医学院已经读到最后一年（final year）。实际操作中，五年制和长学制有所不同。

从理论上来说，五年制的医学生，是要利用最后一年去申请elective，或者使用大五休学的办法来做轮转。轮转结束后，再继续原本大五的学业。而长学制（七年制／八年制）的同学则没有这个烦恼，他们在做完国内医学院第五年的必修轮转后，直到他们长学制毕业之前，都可以笼统称为 Final Year Equivalent，都可以申请医学生的轮转，美国医学院一般也不会深究。

一年中，一般申请 1～6 月份的轮转比较合适，因为这时离当年 9月份的住院医申请比较近，可以轮转完成后马上向主治要推荐信，赶上当年的 Match 申请期。通常前一年 10 月～来年 4 月的轮转机会比较多，而 5 月份～9 月份由于大部分美国医学院还在为本校的第三年医学生制作轮转安排表，留给外国医学生的位置不多。

申请什么科室做轮转？

如果轮转的科室就是今后申请住院医的科室，那自然最理想；但是，一些科室相对难进或招 CMG 较少（比如外科、急诊科、妇产科等）。那么，是要申请自己喜欢但比较难 Match 的科去轮转，还是要申请比较容易 Match 的科（比如内科）去轮转呢？

我们建议"八二"原则，即把 80% 的时间用在自己喜欢并且准备申请的科去轮转，用 20% 的时间用在比较容易 Match 的科去轮转。

因为在喜欢的科室中，更容易如鱼得水。你有足够长的时间去发现这个科室与众不同的细微之处。你需要积淀才能将你的这种认知传递给面试你的人，留下一个"very dedicated candidate"的印象。你在科室里的出色表现，可能为你赢来原本难申请科室的面试甚至是住院医职位。

同时，建议留出一定时间（比如一个月左右），完成一个内科的实习作为备选。最好是先做一个月的内科轮转，再到自己喜欢的科室轮转。从内科开始，比较容易熟悉美国医疗系统和日常医疗工作，为在自己喜欢的科室轮转做好准备。

申请哪里的轮转合适？

大致可以分为三类：学校交流项目、低收费或免费的项目、高收费的项目。

第一类：学校交流项目

有些医学院提供医学生交流机会，比如复旦与哥伦比亚大学，交大与贝勒医学院、宾夕法尼亚大学，北医与加州大学戴维斯分校等等。交流项目的内容跟选科轮转（Elective）类似。这类轮转不仅学费全免，生活费上还能拿到学校不同形式的补助。鉴于全国各个学校情况不同，这里无法一一赘述，建议先向自己的学校了解相关的项目，并积极申请。

第二类：低收费或免费的项目

收费低廉而质量又好的项目申请竞争比较激烈。5～9 月申请难度较高，比较好申请的时间是 10 月到第二年 4 月之间。以下列举一些公认的好项目：

▪ Mayo Clinic Rochester：Mayo Clinic Rochester Clerkship 是一个

强烈推荐的好项目。申请费是 350 刀，内含有当月的 malpractice insurance，所以等于是一个免费项目。每个人最多只能做一个月的实习。Mayo 的教学质量非常高，实习收获很大。Mayo 在选择轮转实习生时，USMLE 高分者申请成功率高。在 Mayo 轮转遇到大牛的机会很多，拿到的推荐信署名很有可能就是某个学术协会的主席，推荐信的信度很高。如果在 Mayo 的评价中拿到优秀，很可能会获得住院医面试的机会。每一年都有很多中国医学生申请到那里轮转，像罗祎明、文雨萌、刘雨洲、易曦雁等 2016 年 Match 的面霸都在那里轮转过。

Cleveland Clinic Ohio：Cleveland Clinic 也是一个强烈推荐的好项目。申请费 150 刀 / 月，最多可以做两个月。学费全免，还管住宿。Cleveland Clinic 可选择的实习科室多。内科相对难申请到，但是神内、外科的实习都不难拿到。Cleveland Clinic 是全美排名前五的医院。Cleveland Clinic 内科每年给 IMG 发面试的标准之一就是在 Cleveland Clinic 做过轮转或者观摩，USMLE Step1 和 CK 分数都高于 240。Cleveland Clinic 也是对 IMG 比较友好的，每年都会招收不少的 IMG，内科和病理科都有中国医学毕业生的身影。

Case Western University Hospital：Case Western 是克利夫兰另一大医疗巨头。附属医院 University Hospital 对国际学生开放第四年轮转。但是它的内科只有血液肿瘤内科是可以申请的。神经内科轮转相对容易申请到。University Hospital 神经内科在美国属于顶级项目，教学质量非常高。如果想要做神经科的同学千万不要错过这里的实习。2016 年这里的神经科招收了毕业于山东大学的王法俊作住院医。

University of Kansas Medical Center：全称是堪萨斯大学医学中心。报名流程可以在 KUMC 的官网找到。申请费是 600 美元，然后捆绑一个月 725 美元的住宿费，实习是免费的。KUMC 只要提交了申请费就一定会有轮转，但唯一不足之处是，轮转分配的科室不一定是你想要去的。KUMC 比较出名的内科亚科是肾脏科，李嘉华、卓敏、裴蕾都在 KUMC 的肾脏研究所工作过。裴蕾在完成了 KUMC 的博士学业之后，从 2016 年开始在 KUMC 做内科住院医。

第三类：学费高昂的实习项目

Harvard University：大名鼎鼎的哈佛大学医学院旗下有三

个教学医院：麻省总院（MGH）、布莱根女子医院（BWH）以及 Beth Isreal Deaconess，作为访问医学生都可以申请。申请费 115 刀，2016 ~ 2017 最新实习报价是 4625 刀 / 月。这一个月的费用相当于 200 个住院医项目的申请费用了！不过据轮转过的朋友们透露，哈佛的教学也不错，很多美国人都有 Harvard 情节，拿到的推荐信效力也好，所以近 5000 美元一个月的轮转也是物有所值。

　　■ Yale University：耶鲁大学也是著名的常春藤大学医学院，轮转的学费大于 3000 刀 / 月，免申请费。耶鲁大学的医疗系统几乎已经将康州绝大部分的医院都收入自己囊下，所以在耶鲁的实习有助于你拿到康州的面试。

　　■ University of Florida：这里也是一个高学费（3200 刀 / 月），免申请费的项目。主项目在 Gainsville，主要是大学私立医院，以看私立患者和医学研究为主。Jacksonville 是 UF 的分校区，承担了该市大量的公费医疗患者，轮转体验也是一流的。

　　最后，说一下美国临床轮转申请的大策略。两句话："提前申请，找好备胎"！

　　■ 提前申请：无论是什么项目的申请，都请不要掐着截止日来申请，能提前就提前！一般提前 4 ~ 6 个月是比较合适的。大于 6 个月，美方医院可能还没有自己医学院学生的轮转计划，很难给 visiting student 一个保证。

　　■ 找好备胎。申请实习的随机性很大，好运气很关键。如果运气不站在你这边怎么办？ Plan B ！在申请时，同一时间段应该申请几个项目，等拿到录取后再行挑选。那什么样的项目是最好的备选项目呢？当然是那些免申请费和能接受电子邮件申请的项目。免申请费、接受电子邮件申请意味着申请的时候是零成本！这样 Plan B 早早拿到手里，然后 Plan A 可以慢慢等。等不来"女神"，"备胎"就可以上位了，时光不会虚度。

（范潇文）

6.4　毕业生，如何申请美国临床轮转？

上一节是讲医学生如何申请美国临床轮转。这一节，我们再来探讨毕业生如何申请。

毕业生轮转，有若干个维度衡量：

■ 根据医疗权限程度，分为见习（externship）和观摩（observership）

■ 根据临床轮转场所，分为学术型机构（academic organization）和非学术型机构（non-academic organization）

■ 根据临床轮转内容，分为住院部轮转（Inpatient rotation）和门诊轮转（outpatient rotation）

这里首先需要指出的是，学术型机构是指具有住院医培训项目（Residency Training Program）的医院，也就是有正规教学职能的医院（teaching hospital）。在美国有正规教学职能的医院包括 University Hospital（大学医院），University Affiliated Community Hospital（大学附属医院）和 Community Hospital（社区医院）。这三种医院全都是学术型机构。所以，学术型机构与大学医院不能直接划为等同。而非学术型机构，是指其他没有住院医项目的医院和诊所，以及没有教学职务的私人开业医生。跟一个私人开业医生观摩，然后请这个医生写一封推荐信。这样的机会并不难找，但这样的推荐信在住院医生申请时效用比较差。

不同的毕业生临床轮转对 Match 的好处，从高到低依次是：

学术型机构见习（externship in academic organization）> 学术型机构观摩（observership in academic organization）> 非学术型机构见习（externship in non-academic organization）> 非学术型机构观摩（observership in non-academic organization）。

这样的原因是，在学术型机构里，可以了解到整个住院医师培训是如何运转的，也能对住院医师的临床工作有基本的认识；同时，在学术型机构里可以接触到项目的住导、主治医师有可能有学术头衔。这些都会提高推荐信的含金量。因此，应尽可能去学术型机构进行轮转。

由于国际毕业生常参加的临床轮转项目的申请网址较长，纸质版出版物使用不便。这些项目汇总请参见笔记栏中的链接，网页内容实时更新。下面我们罗列了一些常见见习机构及简单介绍，供大家参考。

http://baigemed.com/usmle-exp/elective_observation/33774/

学术型机构见习

1. Providence hospital，District of Washington

简介：这是一个官方的内科实习项目，有自己的内科住院医项目，IMG 比例接近 100%，里面的住院医师很多出自这个项目。

见习费用：$2400/ 月。

申请条件：ECFMG certificate，需要面试。

2. Psychology Training Program at North Shore-LIJ Health System，Long Island，NY

简介：这是对于有志于申请精神科的申请者来说最值得申请的项目。这是一个 9 个月的项目，名义上是见习，实际上干的就是第一年住院医的活儿。LIJ/north shore 是纽约最富有的医院之一，位于长岛，其 Psychiatry Residency Program 是全美的最好的精神科项目之一。每年都有 CMG 申请上，并通过此项目实习最后成功地 Match 到了精神科。

见习费用：免费

申请条件：ECFMG certificate，需要面试。

学术型机构观摩

绝大多数都是官方项目，通常价格不菲，但是物超所值。通过这样的轮转，即使你没有直接的美国临床经历，轮转之后，也更容易理解美国的医疗体制，可以最大限度地观察诊疗活动及参与临床教学，包括各种晨会（morning report），查房（rounding），午会（noon conference），接触各领域的顶尖临床医生，拿到份量颇重的推荐信。

1. Cleveland Clinic, Cleveland, OH

简介：大名鼎鼎的克里夫兰诊所，全美排名前五，心脏科近20年全美排名第一。针对毕业生主要包括 Global Clinical Observer Program ，International Physician Observer Program 和 International Preceptorship Program 三个项目。Global Clinical Observer Program 主要是针对国际毕业生且持有 ECFMG certificate 的申请者，4 周的内科轮转，每周在不同的亚专科（消化科，感染科，心脏科和呼吸科），主要是在会诊团队（Consulting Team）。每年有 12 个位置，分上下半年两个申请季节，需要提前半年开始申请，每个月只有一个位置，竞争非常激烈。参加过 Global clinical observer Program 可以有机会拿到了那里的内科住院医面试。International Physician Observer program 主要是针对国际医生（多数是正在国内进行住院医师培训或者专科医师培训）或者国际医学生（International medical student），ECFMG certificate 不是强制要求。非常多的 IMG 通过这个项目在这家医院轮转，各个专科都有。申请费是 $500，学费大概是 $1000/ 月。International Preceptorship Program：主要是针对已独立行医的国际医生，没有名额限制，没有专科限制。推荐国内医生申请，尤其是没有 ECFMG Certificate 的人。为期 1~4 周不等，学费是 $2000 到 $10000。

见习费用：不等

申请条件：ECFMG certificate（非必要），无需面试。

2. Cleveland Clinic Florida, Weston, FL

简介：这个项目各种专科非常全。每年都有来自中国大陆的医生 / 医学生轮转。一般为期 4 周，可以申请延长到 8 周。

见习费用：申请费 $500，每周学费 $100

申请条件：无需 ECFMG certificate，无需面试。

3. University of Miami miller school of medicine, Internal Medicine Institute, Global Observership Program

简介：这是非常好的一个项目，申请的时候需要提交数封推荐信。一般也给在里面轮转过的人发面试。

见习费用：学费是 $1000/ 月。

申请条件：无需 ECFMG certificate，无需面试。

4. Massachusetts General Hospital，Boston，MA

简介：Harvard 附属的麻省总院有多好就不用我多介绍了。学费比较贵，申请科目多，无其他硬性要求。

见习费用：$7200/ 月

申请条件：无需 ECFMG 认证，无需面试。

5. Mount Sinai Medical Center（Miami），Miami Beach，FL

简介：位于风景秀丽的迈阿密沙滩，主要有心脏科，感染科，内科和病理科四个课程，每个课程一般是为期 4 周，官方建议至少提前 90 天申请。

见习费用：注册费是 $750。

申请条件：无需 ECFMG 认证，无需面试，如果考过 USMLE 的话，要求 Step1 和 Step2CK 成绩大于 220。

6. SUNY Upstate Medical University，Syracuse，NY

简介：提供内科和儿科，以及其亚科的专科见习。

见习费用：申请费 $300，学费是 $1500/2 周（内科）或 $1000/2 周（儿科）

申请条件：需要 ECFMG 认证，USMLE step1 和 Step2CK 成绩大于 200。

7. University of Hawaii internal medicine Observership，Honolulu，HW

简介：地处风景秀丽的夏威夷大学，一般会给见习的人发面试。

见习费用：$3000/ 月

申请条件：直接联系 University of Hawaii internal medicine residency program。

8．Saint Agnes hospital，Baltimore，MD.

简介：这是一家位于 Baltimore 郊区的典型的社区医院，有内科住院医培训项目，IMG 率是 100%，提供 H & J 签证，每年都会招 2 个 CMG 左右。日常是在 Medical team 轮转 4 周，通常包括一位主治医师（attending physician），一位高年资住院医师，两位第一年住院医师，1～2 位医学生。作为见习生，你可以负责一到两个患者，每天汇报病史，病程，帮忙收患者及其他帮助住院医师干一些力所能及的活儿。为期一个月。比较容易申请。

见习费用：$500/ 月

申请条件：有 ECFMG 认证优先，无需面试。

9．Union memorial hospital，Baltimore，MD.

简介：这也是位于 Baltimore 的一家大型社区医院，有内科住院医师培训项目，IMG friendly，会招一定的中国毕业生，目前林若曦是 2014 年的内科住院医。一般会给轮转者发面试邀请。轮转为期一个月。

见习费用：免费

申请条件：有 ECFMG certificate 优先，无需面试。

10．Albert-Einstein Medical Center at Philadelphia，Philadelphia，PA

简介：费城大名鼎鼎的爱因斯坦医学中心是全美最富有盛名的公立医院之一。轮转结束时将得到 PD 的半小时谈话时间。这个医院每年至少给 CMG 发 10 个面试。

见习费用：$650/2week

申请条件：需要 ECFMG 认证。

11．Oklahoma State Medical Association

简介：这个是 AMA 的官方项目，是为期三个月的内科轮转。

见习费用：$900

申请条件：无需 ECFMG certificate，无需面试。

12. Drexel University· College of Medicine，Philadelphia，PA

简介：提供一系列付费的针对外国医学毕业生的轮转项目。

见习费用：见具体项目。

申请条件：Step1 和 Step2CK 成绩，无需 ECFMG 认证。

13. 华人美国医师协会（The Association of Chinese American Physicians，ACAP）

简介：提供纽约多家社区医院的临床见习，包括 Lutheran medical center，New York Hospital Queens，Flushing medical Center（这些医院全部自带住院医项目，而且每年都会招一定数量的中国毕业生）。涵盖各种科室：内科，急诊科，儿科，病理科。每年 2 ~ 3 月开放申请，位置非常紧缺，需要尽早跟协会的联系人联系。每年开放申请的公告都会贴在未名空间（Mittbbs，俗称"麦地"医学版）。此外还可以通过参加 ACAP 的年会和模拟面试会认识纽约地区的比较有影响力的华人医师，争取有机会拿到一些医院的面试邀请。

见习费用：见具体项目

申请条件：USMLE 成绩，ECFMG certificate 优先，有些具体项目需要绿卡。

非学术型机构见习与观摩

由于这类型的美国临床经验，效果上不是最佳的，所以这里只做简单介绍。这种机会大多可以通过联系到热心帮带的华人医师获得，也可以通过商业中介机构购买。大部分时间会跟一名私人开业的主治医师，随他 / 她一起看患者。地点可能是 outpatient clinic，inpatient，甚至 nursing home 都会有。可以在临床一线接触患者、问病史、查体、向主治医生汇报 / 讨论病情，这种锻炼的机会是非常难能可贵。对于面试素材的准备也很有帮助。但也有可能运气不好时会碰见不热心教学的带教医生，或者有很多带教学生同时学习，导致动手的机会少。这些轮转都可以获得推荐信，但推荐信的信度和内容往往参差不齐，一不小心使用了一封糟糕的推荐信而导致当年 Match 失利的情况是时有发生，所以提交这类的推荐信时，请一定要小心谨慎。

希望大家通过上文已经了解到，作为一个毕业生如何申请轮转。这里还要指出：即便你是医学生还在校就读，你也可以在拿到ECFMG认证后申请这些毕业生轮转（长学制的同学或者是五年制休学的同学）。在时间允许又不差钱的前提下，多一份轮转经历并不会有坏处。

再次声明，由于上述内容变化非常快，时效性很强，而且每年都有很多新补充和改变加进来。这个实时更新的网页汇总了最新的临床轮转项目，并不断补充，帮助大家找到更好的临床轮转地点。

（谭博伟）

http://baigemed.com/
usmle-exp/elective_
observation/33774/

我们将在下一节给大家带来余劼和易曦雁两位美国住院医的美国临床轮转体验。

6.5　在美国，做临床轮转是一种什么样的体验？

第一位出场主角是余劼。他是复旦大学医学院 2005 级八年制学生，于 2012 年赴美参加临床轮转，并于 2014 年 Match 到"厨县人民医院"内科（Cook County Hospital），将在 2017 年住院医师毕业。毕业后将出任"厨县人民医院"内科第一位华人住院总医师。

在 2012 年的时候，中国医学生到美国做临床轮转还没有那么普遍，他的轮转经验就像邻家学长的采风文，读起来很舒服很接地气。很多申请人可能都会像余劼一样，在踏上美国的第二天，在陌生的地方，用陌生的语言，在陌生的医疗环境开始我们的旅途，让我们看看余劼是如何应对的呢？

注：我们遵照美国医疗环境的习惯，文中隐去了所有提到的患者姓氏或者名字，以一个不相关的字母代替。

==== 文章开始 ====

我的美国轮转之旅从睡机场开始……

2012 年 11 月 2 日，天使城洛杉矶，横扫美国的飓风"桑迪"还没有完全过去，我去纽约的航班也被临时取消了，无奈之下只好在机场待了一个晚上。第二天，到肯尼迪机场时已经晚上 11 点，哥大宿舍的入住时间早已过去，不得已，我又得在肯尼迪机场待一晚上。机场候机大厅里滞留了好多旅客，搭着弹簧床。在得知所有的床都已经被借完了以后，我只能找了个地方趴着看美剧，直到天亮。当初真的没想到第一次来美国就睡了两晚的机场，不知道接下来的两个月会有什么奇遇。

坐公车经过布鲁克林大桥的时候，曼哈顿岛南端的摩天大楼群映入眼帘，和电影《蝙蝠侠》中的画面多么相似！疲劳一下子就被兴奋替代了。转了两次破破的地铁（和上海的地铁比起来，真的很破了）来到了 168 街的哥大医学院宿舍，接待的宿管 Amy 是一个约莫 30 岁的白人女性，热情地告诉了我许多生活必需的信息。宿舍的布局很简单，只有床、桌子、柜子和一个储藏间，在这个全美国人口密度最高小岛上，寸土寸金，这个不到 15 平米的小房间开价 800 刀 / 月，我也只能硬着头皮租下了。收拾完东西，办好 ID，第二天就准备开始轮转生活了。

轮转之前的担心

我的第一个医院是 Harlem Hospital 内科的 sub-internship，第一天前晚上心情很是忐忑。

一来，sub-internship 是美国医学生要求最高的轮转，只有 4 年级医学生才能选，也就是说除了没有直接的处方权以外，其他任务和第一年住院医一样，一般来说独立管理 2 到 3 个患者。我第一天直接上行么？另外一点让我担心的是 Harlem Hospital 位于美国著名的黑人区之一，我在选科时候并不知道这一点，直到一个朋友和我介绍说曼哈顿以中央公园分界，南边是富人区，时尚之都，治安也好，著名的上东区、上西区、华尔街都在南边，而北边则相对贫穷，治安也不太好。哥大整个校区和附属医院都在北边，这也就罢了，我在网上一查，发现 Harlem 区是美国黑人的精神圣地，记得最近特别火的抽风神舞"哈林摇"吗？英文就是"Harlem Shake"……我知道 sub-intern 经常要值夜班，这意味着我要走一段不短的夜路，我必须要做好应对意外情况的准备。

现在回想起来，可能是我每天带着医院的胸牌走路，幸好没发生什么。

轮转生活

第一个月轮转：Harlem Hospital

第一天我早早地起床了，赶到 Harlem Hospital 办理相关手续。系主任 Dr.Ayinla 是一个非裔美国人，在见面之前我听说他们家的房子被飓风吹倒的大树给砸了，想来心情应该不怎么样。结果他一点不动声色地了解了我的情况，有没有打算来美国行医，后来我知道这是面试季，在医院里碰到了好几拨来面试住院医的毕业生。我算是在轮转开始前就被面了一次。聊完以后，他给我分配到了内科 Hospitalist team 2，这是我第一次见到 Dr. Romonala，菲律宾的 IMG，他在之后对我帮助特别大。我的 team 加上我一共6个人，3个一年级住院医，一个二年级住院医，一个主治，再加上我，一共管理20左右的患者。我惊讶地发现我们整个 team 里果然竟然没有一个美国本地人！

　　Team 里的第二年住院医巴基斯坦人 Dr.Nasir 专门负责我的教学，上来第一句话就问："Do you have broblems（problems）of English?"那浓浓的印度腔我当场就 Hold 不住了，不过听着听着渐渐地觉得还挺顺耳的……住院医对医学生的教学真是无处不在，比如第一天我和 Dr.Nasir 一起去血库取血，他突然问："知道什么叫 neutropenic fever 吗？"我说："不就是中性粒细胞低至0.5K以下的发热么？"

　　他略微惊讶了一下，看眼神就是："你小子不错呀！"，然后就追问道："那常见的感染源有哪些？怎么治疗呢？"。这问题想答全很难，我尽力说了一些。Dr.Nasir 在表示赞同的同时说："不错，但还不够全面，回去查好资料，明天在 team 里做一个5分钟的 presentation吧！"类似的小作业每天都有，虽然说累，但是感觉每天都在学东西，也真正感觉到了作为一个医学生所受到的重视，这是在国内实习较少体会到的。

　　经过2天的熟悉，我的实习很快就上了正轨，每天早上6点三刻准时到病房，先自己看一遍我管的几个患者，这叫医学生的 Pre-round，主要是看一看患者前一天晚上有没有什么新情况，和患者打个招呼，记好新出的化验报告和晨间生命体征，准备之后向住院医和主治汇报。七点半再和 Dr. Nasir 转一遍所有的患者，等待九点钟主治查房。

　　Harlem Hospital 曾以住院医生工作强度大著称，其中一个原因就是很多本应该由护士完成的操作都交给了住院医生，其中包括抽静脉血、抽血气、拉心电图等等，由于每天工作繁忙，所以 Dr.Nasir 会在主治来之前就把确定要做的任务布置下去。一开始我是跟在第一年住院医 Dr. Obadan 后面看着，她来自尼日利亚最好的医学院，和丈夫一起来美行医。我第一天就发现了她热情开朗，于是就尽可能地跟着她走。Dr. Obadan 很放手，由于我第一天就和她说这事儿我在中国做的已经非常熟练了，结果她第二天就让我自己去抽患者的血。说起来是小事，不过也没有这么简单。

在美国大多数的医院，抽静脉血用的都是"BD"的蝴蝶针，这种类型的针会连着一根管子，配有保护套，一旦抽到血就可以把管子和真空试管连接，通过负压把血抽到管子里。真空的管子分成不同的颜色，有的是肝素试管，有的是枸橼酸钠试管，分别用来抽不同的检查，刚开始的时候很容易搞混。而血气抽完以后也必须放在冰里，自己迅速送到实验室。有的患者一次要做十几种实验，这么多管子很可能漏抽，所以我每次抽血之前都会好好清点工具，要是抽到一半发现有根管子没带，那会是一件非常尴尬的事情。

主治查房的时候气氛很欢乐，Dr. Romonala 喜欢和患者开玩笑，总是把"Dear"，"Honey"放在嘴边，也喜欢问我一些比较基础的医学问题，有的时候也让我下班之后查一些资料第二天向组内汇报。通常我会在回到寝室之后一边吃饭一边查 UpToDate 做 PPT，第二天早晨打印出来递给大家。Dr. Romonala 在每次 presentation 结束之后都很开心，"You did a great job, Yeah!"这样的学习气氛也让我积极性很高。

主治查房以后，我会和住院医师一起去听 noon conference，医院请各个专科的医生来给住院医师讲课，当时正好在复习 Step2CK，偶尔插上几句话的感觉还挺不错的。下午我会帮着住院医生写病史，跟进检查，收新患者。

我每天都等着 Dr.Nasir 发消息告诉我急诊室里有新患者，有的时候他忘了，我就发消息给几个第一年住院医，问有没有新患者给我看。一旦来一个新患者，我就冲到急诊室，问好病史，做好体检之后向 Dr.Nasir 汇报，顺便把入院录给写了，如果我做得好就可以节约他的时间。积极地收患者虽然累一点，但是一方面可以有机会汇报病史，给主治留下好印象，另一方面也是为了之后的 Step2CS 的考试作准备。作为参加 sub-internship 的医学生，每四天需要做一次 long-call，保持收患者状态到晚上八点，一周上 6 天班。好在 Dr. Remonala 每周六早上都会带果汁和甜甜圈慰劳大家，也没有觉得特别辛苦。

Code Blue

在 Harlem Hospital 的第二周某天上午，当时我们组正在查房，突然广播响了起来："Code Blue! Code Blue! Room 1323! Room

1323！" Dr. Romonala 立马说："你们快去吧！"我还没搞清楚什么情况，其他四个住院医就冲上了楼，于是我也紧跟了上去。到了 1323 房间，发现所有的住院医都冲了过来。原来一个患者心脏骤停，需要抢救，第三年住院医和护士带着抢救车跑过来站在床前指挥，所有一年、二年住院医排队进行胸外按压，护士麻利地抽血气，肾上腺素和除颤器也先后用上。

整个场面紧张有序，医生和护士像是配合默契的乐手一样，演奏着挽救生命的交响曲。这时 Dr. Obadan 拍了拍我的肩膀，说："Wear your own glove and stand after me!"很快就轮到我了，我拼命地回想之前的 CPR 训练，把手放在了患者的胸骨柄上，扣直了肘关节，快速地压了下去。这时我看到了患者的脸，已然失去了血色，我不知道我们的努力能不能让他活过来，我们能做的就是尽己所能。抢救持续了 10 分钟，患者在接受了第三次电除颤之后，终于重新恢复了窦性心律，大家都松了一口气，曲终人散。很快，忙碌的病房里就只剩下床位负责医生和护士，我们组也跑下楼去继续查房，好像什么事情都没有发生过，但就在刚刚我们救回了一个生命。

医闹？

第三周，我们组来了一个很让人头痛的患者，Mr.K。他是一个流浪汉，他不喜欢住医院和社工给他安排的 Nursing Home，总是找各种原因跑到医院急诊室，说自己要一个新的 Nursing Home，或者自己咳嗽得很厉害。纽约的公立医院的急诊是不能拒绝患者的，碰到这种有政府老年人保险（Medicare）的难缠患者，就会直接转给住院部。病房床很舒服，伙食也很好，能免费住上几个礼拜对于他来说是一件很惬意的事情，听说这已经是他第二次到 Harlem Hospital 了。Dr. Romonala 拿他没办法，但是我们的 Dr.Nasir 作为一个虔诚的穆斯林，非常反感这样的弄虚作假行为。他在几次尝试请 Mr. K 出院未果后，联系了院警。荷枪实弹，又高又大的警察是医院的守护者，任何针对医院的暴力行为都根据 "零容忍原则" 被强行镇压，偶尔我还能见到警察押着有暴力倾向的患者在医院里。

这次，院警以 Mr. K 拒绝出院，占用床位为理由把他请出了医院，这种情况在国内也十分少见。

第二个月轮转：Allen Pavilion

第二个月的 sub-internship 在 New York Presbyterian Hospital 的分院 Allen Pavillion，这座漂亮的建筑位于曼哈顿岛的最北端，隔着哈德逊河遥望 Bronx。每天早上六点半在 Milstein 大楼门口有班车前往，那时正值圣诞季，纽约常常飘起鹅毛大雪，清晨一片黑暗中啃着饼干酸奶赶班车的日子对我来说绝对是难忘的经历。

在开始实习之前，我特地问了刚结束轮转的医学生感受如何，她笑着说"一个 team 只有一个主治（Attending），一个医师助理（PA），然后就只剩下我这个医学生了，每天都要打好多电话请会诊，下医嘱，还要面对主治的各种问题，一周休一天，四天一个夜班，我已经连续上了十二天班了！不过好在医生都很 nice，除了 Dr.Siddall，他实在是太尖刻了……哦，对了，你的主治是谁呢？"

我只能无奈地摊摊手："Dr. Siddall。"

Dr. Siddall

Dr. Siddall 是另一个给我留下深刻印象的医生，他是哥伦比亚大学医学院的高才生，在当年那个 Step1 还很难的时候，他以 258 分的成绩碾压了考试。他在纽约 Presbyterian 结束了住院医生和肾内科专科培训之后，又觉得肾内的工作太简单，所以又回纽约 Presbyterian 做 Hospitalist 和 ICU 的值班医生。在带教的时候，他的口头禅是："No, don't copy their thoughts. Use your own brain."

他是一个喜怒形于色的医生，由于自己的知识很扎实，对其他没有自己给力的医生也会透露出些许傲慢的情绪，也难怪他带的医学生会觉得他很尖刻。幸运的是，在医学生这个水平上，我对医学知识还有些自信，来来回回对答了几个回合以后，他态度好了不少。每周他也会布置我许多题目，让我学习了以后汇报学习心得，我们会到医院靠哈德逊河的走廊边，倚着落地窗坐下聊半个小时，他教会了我利尿药的剂量调节、心衰的基本处理。

但最有趣的恐怕还是一些闲聊，我一直觉得如果他不做医生也许会成为一个疯狂的科学家："我为什么会比其他医生更细致？因为我很疯狂，我对患者的病程变化太感兴趣了，我会彻夜不眠看 ICU 患者的指标变化和各种处理的效果，我兴奋地不感到疲惫！""我喜欢 nice 的患者，但我做医生的根本动力还是对于疾病本身的兴趣而不是患者。""不要学习一个个的疾病，要学习病例，我推荐你去看看 NEJM 里的病例讨论，很精彩。""我做深静脉置管、抽血气很快，在 Presbyterian 我是住院医生里的 King。你必须相信自己是一定能抽出来的！"Dr. Siddall 带教的这一个月，我很努力地去查资料来应付他机关枪一样的提问，虽然很累，但每天也过得很充实。出科的时候，他对我说："I like you, so I will give you my highest recommendation."

我发现像 Dr.Romonala 这样热情开朗的医生，只要能跟着转一段时间，就会给医学生写一封不错的推荐信，但像 Dr. Siddall 这样的就很难说，但是一旦他被学生的努力给打动了，就会不遗余力地帮助你。

Allen Pavillion 的内科病房分成四个区域，每天早晨我必须在这四个区跑来跑去，向护士、社工、康复师汇报自己患者的诊疗计划，会不会近期出院，要不要特殊护理等等。等到早上查完房，各种患者的会诊任务也会铺天盖地地袭来，要在一个 5 分钟的电话里向专科医生汇报一个患者的基本情况和会诊原因是一件很挑战的事情。Allen 的 long-call 和 Harlem 的不同，也更有挑战。我必须独立去急诊室收一个患者，完成入院录和入院医嘱，值班的主治会在我写好的入院录的基础上修改签名，当天谁值夜班，谁就是我的带教，所以这一个月下来我也见识了不少不同风格的主治。

其中有个叫 Dr.Wong 的主治特别放手，一般主治都会给我一个基本的诊断思路，而当我问 Dr. Wong："你觉得这个患者主要问题是不是前列腺炎？该用什么药呢？"他直接笑着说："你的患者，你决定。（Your patient, you decide）"我就打了鸡血似的查了好多资料，定了一个诊疗方案，他看了看就直接同意。还有一次，一个 SLE 的女孩肚子疼，我给她开了 NSAID 完全不管用，我问 Dr. Wong："需要用吗啡吗？"结果他又来了句："你说用就用吧，她是你的患者。"我无语了，硬着头皮权衡利弊，最后还是开了吗啡, Dr.Wong 也不含糊，立马批准。

在 Allen 的这个月正好夹着圣诞节，23 号那天大家都穿着绿色和大红色的西装、领带，气氛很欢乐，医院为了能让我在圣诞节有一个 3 天的假期，调整了休息天，刚结束 14 天连班的我也终于能喘口气了，不过每天去中午住院医生培训课上蹭饭，偶尔还有科室聚餐的生活还不算太难熬。另外，谁说调休是中国独有的呢？

第三个月：New York Presbyterian, GI department

我的第三个月是在消化科专科，天天和 fellow 们插科打诨，看主治内镜，时间过得飞快，也比之前的两个月轻松不少，也有了时间逛博物馆，去中央公园跑步，和同在美国的前辈和战友们吃饭聚餐，当然，最重要的是和吕毅以及韩国小美女练 CS。

第四个月轮转：在北卡罗来纳大学教堂山分校的儿科神内

我的主治 Dr.Greenwood 已经 70 多岁了，还每天坚持查房和看患者，他的领带都是小熊维尼、愤怒的小鸟，口袋里装着玩具，散发着极强的儿科医生气场。

我和两拨第三年医学生一起轮转，还很幸运地认识了韩裔的 MD/MPH Kim，她带着我去参加了医学院的毕业舞会（Prom），见识了美国医学生所谓的 "Work hard, Play hard." 医学毕竟在很大程度上是一门研究人的学科，需要很强的交流技巧，美国医学生不一味地读书学习，让自己生活变得丰富多彩，不仅放松了心情，也锻炼了他们与人沟通的能力，而这些 social 的能力在将来的面试中也会助有心者一臂之力。

最后，我想给大家传递的信息是：

1. 美国临床轮转已经不是少数学生、少数学校的专利了。医学院最后一年的学生（5 年制的是第 5 年，八年制的可以是本科的最后 1 年或者是第 8 年）只要花点时间在网上搜索都能够找到不少美国轮转的机会。

2. 有很多公立医学院不需要支付轮转学费，只需要个人负担交通费和生活费即可。

3. 大多数轮转需要比较繁琐的文书准备是疫苗部分，但是这些都能够方便快速搞定了。

4. 轮转的经历对于 USMLE 复习以及将来申请住院医都是很有帮助的。

==== 原文结束 ====

读罢余劼的采风文,大家是不是觉得很给力很挑战,又很有趣呢?为了让大家更能了解到一手的轮转体验,为了让大家听听余劼这位一线男声优的甜美嗓音,我们还专门请他把这篇轮转采风文变成了一个百歌医学直播间节目,大家可以在看文字之余,过过耳朵的瘾了!请听《美国临床"轮转记"(by 余劼)》。

眨眼间,我们就来到了 2015 年。经过 3 年的经验积累,中国医学生在美国临床轮转上面的已经越发成熟。其中易曦雁是 2016 年 Match 申请者中的代表人物,她在 2016 年 7 月将进入 University of South Florida 开始她的神经科住院医训练。她的临床轮转经历,更像一个长年有备的人在合适时机遇到合适的人的一场美妙的化学反应。

https://m.qlchat.com/
wechat/page/topic-intro?
topicId=3200002171045
06&preview=Y&into-
Preview=Y"

==== 文章开始 ====

2015 年,我在美国的四所医疗机构,做了前后四个月的神经内科实习(Elective Rotation),并拿到对面试申请非常有帮助的推荐信,建立了不错的 Connection,其中包括神内排名第一医院的两封内推信。下文我将逐一回顾每个月的实习经历,并总结神内实习的几点建议。

我的第一个月是在儿科神内的门诊(outpatient)和会诊(consult)中度过的。初到这个环境,我的 Baseline 水平是:"不了解病历系统,不会用英语做全身体格检查,不能流畅英语问诊,只能在跟随主治(attending)看完一个患者后用 Step1 和 CK 的知识,提问或回答问题"。

从第一天开始,我就给自己设定了一个个的阶段小目标:

▨ 第一周要熟练独立地完成体格检查。有一个很可爱的精神科住院医,比较"消极怠工",每次体格检查就问我和另一个第四年医学生谁来做,并让我们给他和主治汇报结果,如此一来观察两天再亲手操作两天,一周下来已经可以流畅做完了。

▨ 第二周要汇报病史。当时住在第二年医学生家中,起初第一周是每天回家磕磕绊绊手舞足蹈地给他说一两个今天碰到的有趣的病例,到了第二周就在住院医问病史的时候小本本记录信息，然后主动请缨地给主治汇报病史，同时住院医再补充。

　　第三周要开始问病史。前两周每晚看Kaplan CS Video，门诊就按照CS考试的套路结合自己平时的观察来问，熟练后对每种神内主诉都会有自己的套路了。记得第一个问病史的患者是一个黑人小孩，诊室里坐了全家六七个人，采集病史时由记性不佳的奶奶主诉，旁边子女不断纠正，口音让交流更加不顺畅，我采集的信息也颠三倒四的，但是主治特别好一直在患者面前表扬我，说"she is the best, right?"我很感激她当时的鼓励没有让我因为一开始混乱的尝试而停住脚步。

　　第四周要开始写病历。这一步相对没有那么有挑战性了，基本就是把汇报的内容更细节地录入电脑病历系统，而且相较国内咬文嚼字要求工整简洁，美国病例更像写一个小故事，流畅具体，并能看出医生的诊断倾向和思路。

　　就这样，四周的时间我已经从一个茫然不知所措的小白，会因为一天下来只在旁边围观而在白雪皑皑的回家路上想哭的小弱，锻炼成可以完成一系列采集病史，体格检查，打病历，汇报病史的医学生了。

　　这一个月有两件事，对我之后的实习都影响很大。

　　第一件事是实习最后一天的最后一次问诊，主治让我独立先看一个有复杂精神病史多次调整药物主诉为头痛的患者，当我跟他汇报病史的时候我把所有细节都罗列给他，心里还挺得意我现在已经可以采集这么详细的病史了，但是随后主治问了我一系列诊断相关的问题，我却只能说不知道了。

　　主治说了一句我一直提醒自己的话，"你是医生不是秘书，你有自己的临床思维和初步鉴别诊断，你需要围绕鉴别诊断来采集病史而不是堆砌信息，你的汇报病史也应该让人感受到你的思路"。当和他一起送走这个患者的时候，已经是晚上七点半了，但是这一个病例的教学对我影响极大，让我意识到这里不仅需要听话，更需要的是知识和独立思维。

第二件事是和当时一起实习的第四年医学生相关，他现在已经是UCSF的神内住院医了。我很庆幸第一个月和他在一起，见识了主动而得体，好学但也有进有退，职业（professional）的实习表现。我在实习快结束的时候，询问他对于实习的建议，他告诉我："完成临床工作的同时，最好能关注1—2个有趣的病例，早上查房的时候找文献主动做 presentation，或者聊相关话题"。虽然现在看来这些是实习的 commen sense 了，但是当时让我意识到评估标准不仅仅是"干好活儿"而是要展示你的学习态度，不仅仅是闷声看书，而是要用"多说多问"来展示你的学习能力。"Clinical ability"固然是一个重要的评定指标，但是"Potential"是更高级的一个方面。美国医学生也好，印度医学生也罢，我们要抱着一种"他山之玉可以攻石"的态度，从别人那里取长补短。

美国学生往往在考试方面，敌不过咱们新一代 CMG，但是他们对于这个系统还是更为熟悉的。我们与其鄙视他们知识不行，不如换点时间帮助他们复习 USMLE 和 SHELF（美国医学生的出科考试），通过他们，你会有很多意想不到的东西。

再比如，印度学生虽然口音难听，但是他们的表达方式往往非常有效率，值得我们学习。如果和一些靠谱的印度医学生结交，你还会学到很多印度文化，你的下一位主治说不定就是印度人呢。

所有人都会经历一无所知无所适从的阶段，调整好心态的同时相信时间会改变一切，把看似难以攻克的大任务分成一个个小任务，多观察多思考，有把握就果断争取进一步获得机会，被拒绝了则换一个主治继续前进。

第一个月总是最艰难的，但是第二个月总会来的。美国临床是一个很看重知识看重循证依据的地方，当一开始没能力完成临床工作时，别忘了我们储备多年的 USMLE 知识。合适的时候回答问题，根据 USMLE 知识和临床的异同来提问，多找文献准备小讲课，展现学霸力，你会发现这样赢来的信任在你试图获取更多临床机会的时候，是非常有用的。

带着第一个月积累的经验，我开始了第二个月的实习。这个月经历了门诊、会诊、神内病房。由于有第一个月门诊的经历，所以第二个月第一周的门诊非常愉快，每天两个患者，即我先问诊体格检查以及打病历 45 分钟，再汇报病史，最后和主治一起问诊检查，并一起讨论病例提问教学。即使有的主治一开始不太敢让我独立问诊，或者认为 45 分钟不够我完成全部步骤，但当我问过一次后都很放心地让我继续这个节奏了。由于半天一换主治，每个主治不到两天，我本没有计划要推荐信，但是这周结束后有主治主动提出给我写推荐信，很是受宠若惊。会诊和门诊一样，也是 case by case 的，基本就是自己先去接诊患者，团队讨论的时候提出自己的想法，之后再跟随团队一起去看患者。不过不同在于会诊有更多时间可以自己先做功课，比如接触一个 vertigo 的患者，可以先从 UpToDate 上面打印鉴别诊断的表格，团队讨论的时候可以分享一下，或者有意思的病例可以事先找一篇文献，发表自己的诊断 / 鉴别诊断 / 下一步方案的时候，就可以拿出文献作为支持依据。

病房工作则是和门诊会诊截然不同的实习环境了。由于日常工作更加琐碎，让你时不时摸不着头脑的对话更加频繁，你会很容易拘谨，想干些什么但不知道该干什么的悬着一颗心的状态。这个时候，需要做几样事情：

■ "策反"一个好助攻。似乎神内病房中好助攻往往是感性的精神科住院医们，我的精神科助攻下班陪我练 CS、值班带我收患者、帮我预演我的 case presentation & topic presentation、检查我的病历、给我介绍神内住院医好朋友、告诉我 Match 攻略、安慰我其实他也不懂他们在聊什么、提醒我即使再心急抢答问题也要停两秒否则太 aggressive 等等。人生有此助攻，夫复何求！在这样的助攻下，成功收获主治青眼相加和 "excellent case presentation" 的评价。当然能找到这样的好助攻也是看机缘，正好聊天投机，聊过去的经历聊人聊 case 聊文化都一拍即合，自然会愿意支持你。

■ 从住院医的角度思考问题。作为一个医学生，总有时候你会觉得自己很多余，想帮忙却不知道如何下手或者被住院医无情推开，这个时候不要东窜西窜也不要故作高冷姿态一旁观望，想一想如果我是住院医我下一步要干些什么，哪些事情是愿意交给医学生来做的，比如打电话？打印文件？贴心地做下一步事情，而不是为了彰显存在感而碍事。

想要存在感？多做 Presentation。几个月之后我再回到这里面试，同组住院医见到我的第一句话也是 "Any presentation today?"数量上是一周 1～2 个 presentation，质量也要有保证，题目要围绕组里的病例，Topic 不要太大，最好围绕某个小方面，但是有应用性，生动而不拖沓。比如组里有脑肿瘤癫痫发作的患者，来一个抗癫痫药在脑肿瘤患者中的应用的 presentation，开头还设置一两个小问答调动大家的积极性，思路要清楚、中间结合一点基础医学的理论知识，能脱稿就别看稿，若还能像当年在百歌医学讲课一样在黑板上写写画画那就更好了。

总结一下，病房工作是实习难度升级版，但是好助攻、换角度思考问题、多做小演讲、保持微笑一样可以拿到好的推荐信。而且住院部的推荐信是对门诊部 & 会诊团队工作能力的补充，也是非常必要的。

至此，基本上每个神经内科的临床工作环境都已经经历过了，接下来第三个月和第四个月分别在 Consult team、General neurology inpatient team、Stroke Service 中轮转。当你实习能够完成上级分配给你的任务，每天收 1～2 个患者，管理 2 个患者，入院出院病历汇报病史都可以像美国医学生一样按时按量完成，管理新患者的下一步流程可以说得八九不离十的时候，你的论题就变成了"如何让团队中其他人喜欢你？"了。

在我实习过程中，一位主治给我上了这样一课。首先，你要积极主动而不太具有攻击性，你要让别人意识到你很有能力，但却不是刻意炫耀。有很多小细节需要注意，原则就是不显突兀。其次，选中一个最有 Chemistry 的住院医结交，对所有人都好的同时，要对他/她更好，这是融入一个完全陌生的圈子的开端。实习不像考试，是一个很随机的过程，你的实习经历和推荐信质量 80% 受自己表现的影响（做到前面所述，基本推荐信不会掉链子），但是 20% 会受到个性、交际模式、医院整体氛围、当时组内住院医、医学生、主治甚至患者的影响（这个决定推荐信的档次）。充分做好自己，适当影响别人，能给我们带来意想不到的收获！

==== 原文结束 ====

（余　劼　易曦雁）

其实，好轮转过程都是非常相似的。不同于考试，美国临床轮转是一个在工作中被侧面全方位观察的人心大PK。其中有一些关键点，事关重大，一定要掌握。下一节我们集中了这些关键点的小建议，请2013 ~ 2016年间的几位"面霸"谈谈他们是怎么做好临床轮转的。

6.6 如何做好美国临床轮转？

花了大量时间，撒了大把银子，终于申请到了几个月的美国临床轮转机会。那么，如何将这些投资成果转化为教育经历、强力推荐信以及漂亮的简历呢？我们请来赖青颖、王维嘉、易曦雁和阳晨这几位2013 ~ 2016 年间的面霸，分别从不同角度，结合自己的经验与体会，谈谈这个大家都关注的问题。

赖青颖是 2014 年北京大学医学部八年制临床医学毕业的，于 2015 年进入 Albert Einstein College of Medicine 附属的 Jacobi Medical Center 开始内科住院医训练。因为国内轮转繁忙，她仅利用毕业前 2 个月的脱产科研时间前往美国进行临床轮转。分别在 University of North Carolina（UNC）的肾内科和 Mayo Clinic 的内科做了各 1 个月的 Clerkship，她为我们讲述了一个"从菜鸟到推荐信"的故事。

==== 文章开始 ====

从菜鸟到推荐信

我的实习经历总结来说，是一个"未完成的逐步进阶"过程。正常进阶应该是：学习采集病史 − 熟练病例汇报 – 进行病例讨论 – 参与临床工作。说"未完成"，因为在实习结束时，最后参与"临床工作"这一步，我认为还远远没有达到美国四年级医学生的水平，还不能独立管患者，主要跟在住院医后面学习。而我说是"逐步进阶"，这的确是我从一窍不通的菜鸟到拿到推荐信，一步步如履薄冰般逐渐达到目标的过程。

第一个月在 UNC 的实习，完全从零开始。虽然在开始实习之前，为准备 CS 考试参加了 Kaplan 班，先学习了采集病史的方法和套路，但真正到临床工作中，我掌握病史已经不易，要把病例汇报出来更加不易。刚开始的时候，我的病例汇报非常磕磕绊绊，几乎是照本宣科念病历，更别说提出有效的病情分析和诊疗计划了。后来，我每次在需要向主治汇报病例前都花1~2个小时来进行准备，熟悉病例内容，并且查询相关资料，再练习汇报的发音、语速和节奏，把握不准的地方就跑去向带我的住院医和fellow请教。大约过了两个星期，我的病例汇报逐渐让带我的住院医刮目相看，自己也渐渐有了自信。

现在看来，花费两个星期实习的宝贵时间来练习汇报病例这种基本技能，实在是有点浪费，甚至是小冒险，万一实习结束也拿不到推荐信怎么办？建议后来者如果实习时间短，之前又没有英文汇报病例的经验，还是提前有所准备为好。最好能找已经在美国实习过的人求教英文汇报病例的要求，并针对性地练习。

美国这里病例汇报，一般都要求按照SOAP（subjective, objective, assessment and plan）的模板进行。对于已经住院患者的病例，subjective的部分尽量在汇报时不要念病历上的文字，而要像讲故事一样娓娓道来，这样其他医生（包括将来会给你评价的主治医生）能听得舒服、听得清楚，也能体现出你对患者的了解程度。这在没有任何基础的情况下，刚开始可能会比较困难，需要不断练习。要在轮转的时候，仔细留意和学习一起轮转的美国医学生是如何汇报病例的，包括内容、遣词造句、语调风格等等。遇到问题困难，一定要需求帮助！其实哪怕再小的问题，只要虚心求教，别人不但不会瞧不起你，反而会觉得你认真可靠，也能让别人感觉良好，从而增进关系。

我在UNC实习这一个月虽然没有拿到推荐信，但结识了很好的住院医和fellow，他们在实习过程中对我帮助非常大，让我有了很大的提升。

我由于轮转时间短，要在有限的时间内拿到足够好的推荐信，是具有一定挑战性的。我第一个月在UNC的实习就以0封推荐信告终，虽然当时的主治医生应允了推荐信的事情，但因为表现实在乏善可陈，最终这封信不了了之。不过这一个月的经历并没有白费，它让初踏上美国的我迅速熟悉了美国医院的环境和工作方式，英语水平有了迅速提高，在采集病史、汇报病例上也逐渐得心应手，为接下来的第二个月（也是对我来说拿推荐信至关重要的一个月）的实习打下基础。

第二个月在 Mayo 实习，可以说是非常幸运！带我的带教主治医生一个比一个 nice，而且都非常乐意给我写推荐信！现在回想起来还想偷笑。他们对我没有很多要求，却乐意放手让我去干各种事情，并且给我很多鼓励，我也乐得有很多机会来表现自己。有了第一个月实习的基础，采集病史、汇报病例已经逐渐不成问题，接下来就是临床工作中的表现。其中的诀窍就是：

首先一定要勤快！勤动笔、嘴、腿。笔用来记录，嘴用来汇报，腿用来跑路。每天早到先转一圈患者，记录生命体征和检查结果，主治医查房进行汇报的时候尽量细致，并且依据不同主治医的特点，对他们可能会特别关注的点及时提到，会让他们觉得你对患者非常了解。主动及时查询检查结果，并汇报给上级医生，同时提出自己的看法和对下一步处理的计划，让大家觉得你对患者的事务尽心。这个不需要很高深很复杂，即便很简单的低血钾、低血糖，如果能及时注意到并进行处理，也是加分的。

其次，要努力让自己成为一个好的团队成员。美国医生的医疗活动，非常强调团队合作。在整个团队一起工作的时候，随时问周围的人有没有需要帮忙的，比如患者要出院，我去跟患者核对出院带药；上级医生在转完病房后，忽然想到病史的某个点需要跟患者核实，我就及时去跟患者沟通，获取准确的信息；某个重要的检查或会诊，帮助打电话沟通和落实，诸如此类等等。这些细碎的小事，尽自己所能去协助完成，在自己还没有能力独立管患者的时候，也是很能获得加分的。

再次，跟你的患者搞好关系！我感觉作为外国毕业生，在实习中展现自己与患者沟通交流、建立良好医患关系的能力非常重要，让你的患者喜欢你，你的同事和上级医生也就会更信任你。实习过程中，我一直努力地从带我的主治医生身上学习与患者沟通、交流的技巧，从方式、言语表情甚至遣词造句都刻意留心，这不仅增强了我在实践中与患者打交道的能力，这方面的能力也会被写进推荐信中。

Last but not least，争取各种机会做 presentation 吧！一个认真准备过、形式生动内容充实的 presentation 也能让自己大大加分哦！我在 Mayo 这个月在 learner conference 上做了一次关于 Amyloidosis 的小讲课，结合手里的患者、UpToDate 还有 board questions，效果非常好，结束时 fellow 表扬我真是棒棒哒，还说一定要汇报给 attending 知道。

就这样，我在 Mayo 的这一个月拿到了三封推荐信，内容都应该非常 positive。

好了，就根据我上面提到的这些内容，总结一下：

▓ Practice makes perfect
▓ Be modest and always ask when you need help
▓ Know your patients well and be on top of things
▓ Always ready to help others and work as a team

写到这里，突然感觉这些经验同样适用于 Intern year。由此可见美国临床轮转的重要，并不仅仅是推荐信而已。

==== 文章结束 ====

接下来出场的是王维嘉。王维嘉毕业于浙江大学医学院，2013 年进入 Tufts Medical Center 开始内科住院医训练。他先后在布朗大学附属医院、麻省总院、哥伦比亚大学长老会医院、St Luke's Mount Sinai 医院和波士顿 Tufts Medical Center 做过临床轮转。他总结了做好临床轮转的两条原则。

==== 文章开始 ====

勤学加好问，做个小雷锋

做好 Elective Rotation，Sub — internship 和 Observership 的原则是一样的，我觉得有两点：一是 take ownership of the patient，二是 be a nice person 。

先说 take ownership of the patient 。

我找不到一个很好的翻译。意思就是把每个碰到的患者当成是自己的患者，把自己想成是他／她的负责医生，而不是觉得自己是一个学生，被动跟着别人学。只有把患者当作自己的患者，而不是别人手中的学习案例的时候，才会发现真正临床上碰见的棘手问题。举个例子，比如遇到肺炎的患者，当你把自己当成这个患者的医生，就会自然地去想该用什么药。大多数医学生是不晓得该用什么药的，这个不要紧，你可以去查 UpToDate，查书，问第一年或者第二年的住院医生，提出这个问题本身就很重要。同样的问题还有，患者会不会过敏，肝肾能不能承受，如果这个药不管用该怎么办。一旦把自己当成患者的负责医生，很多问题自然而然地会出现。有了问题就简单了，该查书查书，该问人问人。查书了之后自然让人觉得你的知识还可以，问问题自然显示出有好奇心，这些都是主治医师和住院医生评价一个学生时关注的点。更关键的是，因为你的问题都是来自对患者的思考，所以可以避免为问问题而问问题的情况。有的学生为了显示自己的知识或者引起大家的注意，会问一些很明显有答案的问题，这种情况住院医生和主治一眼就能看出来。

Take ownership 就是说要关注患者的每一个点，每一个疾病状态。住院医生一般拿着很多患者，很多小的事情或者是和本次住院不相关的情况就不会太关心。这些就有可能是你提出意见的好时机。有一次一个患者因为皮肤感染住院，大家都在关注抗生素和感染的情况，没有人注意患者还有房颤，可以用华法林。如果能在查房的时候你提出这个问题，也会给大家留下好的印象。

Take ownership 还有一个好处，就是可以自然而然地去关注患者除医疗之外的问题。比如患者什么时候能出院，患者家太远回不去怎么办。不是说医学生需要知道怎么去解决这些问题，而是能去发现这些问题本身就可以给大家留下一个好医生苗子的印象。

刚刚开始临床实习的时候，大家会担心英语不够好，不能留下好印象怎么办？我们的英语并不是母语，讲得不如当地人好是十分正常的，大家也能理解。解决的办法就是"讲得慢，说得少"。讲得慢意思是，讲之前先想一下句子怎么组织，用什么词，然后再开口。慢慢讲，讲清楚。我个人觉得，"说的少"其实更重要。说的少就是说要多听，认真听别人讲，这样别人会觉得你很耐心。同时，因为听得认真，所以能更好地理解患者的病情，更准确地提出治疗方案；也可以更好地学习别人是怎么汇报病例的，便于自己模仿。其实，看病的时候需要讲的话也就那么几句。比如感染性休克，你回答好了补多少液体，用什么抗生素，感染灶在哪里，别的话基本也是多余。说的少，其实是做医生一个非常重要的素质。如何用一两句话把病情写清楚，用2分钟把病历汇报好，很能体现医生的水平。

大家也不要为了留下好印象去刻意做一些事情，比如为显示自己知识而提出一些自问自答的问题。这些小伎俩其实住院医和主治们都是用过的，过来人一眼就可以看出来。如果把重心放在照顾好患者上，从患者的角度去思考从入院到出院的一系列问题，里面有很多细致甚至是琐碎的东西，谁是真的对临床有兴趣，谁细致用心，谁的知识比较好，这些也是大家一眼能看出来的。

第二个原则是 be a nice person，用英文是因为感觉翻译成"做一个好人"有点奇怪。意思是对每一个人都很友好，有点"做个雷锋一样的人"的感觉，但不是大英雄式的人物，而是一个处处微笑处处热心帮忙的"小雷锋"。不仅是患者，医生，也包括护士，工人，志愿者，病房接电话的，清洁工。你的表现大家都能看到。至于怎么显示友好，其实哪个国家都是差不多的，我觉得语言不是一个太大的障碍其实。见人微笑，别人有事情尽量帮忙，别人自然会对你友好。

不要以自己为中心。很多同学觉得自己一定要问几个问题，要回答主治医生的问题，要做一个小的讲课，这些都是好的，但细细想一想，这些其实对整个医疗队伍并没有什么好处，并没有让自己变成一个真正有用的人。另一个方面，每天帮大家擦好黑板，准备好讲课的笔，找到能用的打印机，帮 intern 打电话去催检查结果，或预约患者出院后的随访，或者是打电话发传真给患者的家庭医生来了解患者之前的病史等等，这些小的事情都能让整个队伍的工作更加顺利，大家自然会喜欢这样的人。学生因为管的患者少，有大把的时间做好一个"小雷锋"。真正做了住院医生之后，才知道这些小事有多烦人。那把这些小事做好的学生，大家自然都特别喜欢喽。说到底，学生毕竟是来学习的，知识有限，专业水平也都差不多，很多时候就是靠这些小细节赢得人心的。

不过有时候即使我们做到了"be a nice person"，也还是会遇到不友好的同事或上级。在外面实习，不是每个人都会喜欢你的。很多的时候尽了力，主治医生还是会说"我不太了解你，觉得写推荐信不合适"，或者根本就是不回邮件。这不是因为我们做得不好，绝大多数原因是对方太忙了，或者是这个主治医生一般就不愿意帮学生 。这个是不可控的机会风险。做好自己能做的，然后去尽量多接触患者，多接触同事，多去医院露脸，总会遇到好的愿意帮助我们的医生。这里说到写推荐信，不用腼腆，当面开口要就好了。大家都懂，花这么多时间和精力来做实习，要推荐信是正常的需求。有的人愿意写，有的人不愿意写，都去要就好了。可以问 "Do you feel comfortable to write a strong letter for me？"，大概可以知道对方愿不愿意帮我们。

最后以我非常喜欢 Fischer 医生写的一段话作为结语："如果每天学的知识将来能救别人的命，那我们每天的努力就有了新的意义。每天带着这样的想法推开病房的门，是一件幸福的事情。"

==== 原文结束 ====

接下来出场的是易曦雁。她是 2016 届华中科技大学同济医学院八年制临床医学的应届毕业生，2016 年也要开始她在 University of South Florida 神经科的住院医训练。她利用医学院最后一年在美国做了 5 个月的医学生轮转，这其中包括在 University of Illinois at Chicago（UIC）、Mayo Clinic、Cleveland Clinic 以 及 University of Louisville 各自 1 个月的神经内科实习，以及 Cleveland Clinic 血液肿瘤科一个月的实习。在 2016 年神经内科众多的 CMG 申请者，她面试的质与量都是当之无愧的佼佼者。她将为我们说说"轮转结束后"的注意事项。

==== 文章开始 ====

轮转结束后我应该做些什么？

轮转的结束，并不代表你为之付出的努力到此为止，定期的 follow-up 也是非常重要的！话说，"再深厚的感情也经不起时间冲击下的淡忘"…

在轮转结束后，发邮件与之前的医生们联络，是保持感情的主要方式，让他们不要太快忘了自己，这对之后的推荐信有很大意义。有几个 follow-up 的时间点很重要：

刚实习完的第一周，更换大本营的时候，给前一个月的所有住院医、主治发一封感谢信，内容要具体到一起工作的时候印象深刻的某段经历，回顾自己做了哪些工作，并且诉说依依不舍之情；

要回国的时候，给关系好的住院医以及写推荐信的主治寄一张明信片，谈谈生活和今后的规划，诉说我还要杀回美帝的雄心壮志；

六月底要推荐信的时候，附上自己的 CV，让对方夸自己的时候有的放矢；

9 月 15 日在 ERAS 上传资料之后，跟各位主治住院医 update 自己的 package，感谢他们的推荐信和帮助；

感恩节，当然也是非常必要地感恩，同时更新自己收到的面试数、分享面试过程中有意思的见闻的时候了；

最后结果出来的时候，当然也要把好消息分享给帮助自己的医生们。

所以总体原则就是 2-3 个月一封邮件的频率，言之有物，有理有趣，最低标准就是要维持他们头脑中你的形象。

除此之外，对于比较投缘的主治或住院医，可以更加 specific 地通信。比如，有个主治医送给过我一本她自己编写的神经内科 Board Review 书，我就会写写自己看书的体会，如何把它用在我的日常学习实习中；比如，精神科的住院医同时还是一位语言学家，我就会在考 CS 前 skype 和他练习（似乎大材小用了）聊聊学外语的方法；比如，我在写 Personal Statement 的时候，发给了三位住院医和两家公司改了七稿才定稿，最后好几个面试和模拟面试中都有主治或 PD 提出 essay 写得非常印象深刻，而这样一来二去和住院医的关系也更加拉近了，他们觉得参与到了我整个申请故事中；比如，我有一位神内住院医相当于全程的申请 tutor，我从实习阶段就开始定期 update 自己的信息，每走一步都提出具体的问题，并真切地接受他的建议，现在即使我有一个月没有 update 自己的信息，他也会主动发邮件追问我的近况。

我的心得，就是让临床轮转的效果延续到轮转结束之后。任何远距离 Connection 需要机缘来建立，但是更重要的是之后如何花时间和心思来维持，而这些 Connection 很有可能是对之后的事业受用终生的。

==== 原文结束 ====

最后一个出场的是阳晨。他毕业于北京大学医学部，在 2014 年进入位于圣路易斯的华盛顿大学病理科住院医项目。他在 Match 之前花了很大的精力专攻病理科轮转，在面试时收到了非常好的效果。他对美国临床轮转有深刻的认识，提出除了获得推荐信外，参加美国轮转还应该达到其他目标。

==== 文章开始 ====

除了推荐信外，参加美国轮转还有五个其他目标

与项目里的所有人建立良好的关系。与人为善是一个基本的原则，多交朋友少树敌。我这里特别提出要和"所有人"建立良好的关系。"所有人"不仅指帮你写推荐信的主治医师，科里的各种"大佬"们，还包括科室里的住院医以及其他的工作人员。科室就是一个小社会，你永远不知道，什么时候，哪些人，在什么地方，能给你提供项目的内部消息。哪些人无意的一句话，也许就决定了你是否能拿到面试。正因如此，你应该在做实习的这段时间，多与他人交流，多与他人建立良好的关系，这样对于你的申请大有裨益。

建立强有力的人脉，充分理解科室文化。这一条，纯功利的角度来讲是最重要的。建立人脉在哪个国度都有着举足轻重的作用，可以帮助你达到你想要的高度。这里想要强调的是科室的人脉，毕竟你申请哪一个科室，负责筛查你材料乃至面试你的人都是这个科室的人。医疗圈子其实并不是很大，很多人都认识该专业领域里的绝大多数其他人。人脉会随着你认识的人的增多，迅速成为一股强有力助力。即使在申请住院医时用不上，在以后的工作和升迁的过程中也是必不可少的。可以说，建立人脉有着长远的帮助。理解科室文化其实和人脉有些交集，这里的理解科室文化就是知道该学科有什么伟大的人物，现今的领军人物都有哪些，科室目前科研的最前沿进展都是什么。归根结的，其实还是增加谈资，增进人脉的扩充。

锻炼自己的英语口语，同时为考 USMLE Step2CS 做准备。英语不是我们的母语，医学英语更是非常复杂，所以我们中国人医学生的劣势往往体现在英语口语的水平不足。其实，虽然这些先天性不利因素不是很容易克服，但是通过自身的努力能够缩小这方面的差距。英语

口音并不是什么大不了的，虽然如果你能说一口地道的伦敦腔，可能会给人更好的印象。但是最重要的是你能表达清楚，同时能够很好地理解别人想要转达给你的信息。在做实习阶段就是很好的锻炼时间，此时不能胆怯的躲在自己的安全空间里，而是要争取一切的机会来增强自己的表达能力。比如轮转的时候积极回答问题，提出一些关于临床工作的问题。下班后和住院医们一起扯淡聊天，增进友谊的同时也学一些日常用语。甚至要努力争取一切可以做小演讲的机会，这些能力是美国医学生非常擅长的，同时也是我们国内医学生急需弥补的。

在实习过程中，参与发表一至两篇科研文章（SCI）。我们都知道，发表科研文章能让自己的简历看起来更加漂亮，能体现自己除了临床功底还有科研写作的能力。一般来说，实习时间有限，在同一个医院轮转时间最多不会超过三个月，要做出大项目的可能不大。但是，在短短的时间内写一篇病例报告、写个病例系列或者参与到一个住院医级别的小项目共同发表并不难。值得一提是，如果有发文章的这个想法，应该尽早去找机会。

体会美国医院的文化，加深对美国本土文化的理解。我们来到美国，就要在某种程度上，必须对当地的文化熟悉，而且还有一定的认同接受。对于在医院工作的我们来说，融入美国文化也能更好地帮我们开展医疗工作。在美国实习的这段时间，是亲身体会美国当地人的生活的好机会，别舍不得，用足它！

（赖青颖　王维嘉　易曦雁　阳　晨）

==== 原文结束 ====

以上四位分别从"菜鸟"、"中期维持"、"后期维护"三个时间点谈到了如何做好美国临床轮转，以及谈到在推荐信之外的其他目标。在下一小节中，我们将单独讨论一下推荐信这个话题。

6.7　话说"推荐信"

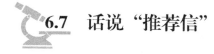

在申请美国住院医师的材料中，有一份看不见的"秘密成绩单"是至关重要的，它的名字叫做推荐信（Letter of Recommendation）。往往在 Match 结果出来前，你都不会知道这份"成绩单"里面到底有什么。如何评估这份"秘密成绩单"的好坏，一直是一个谜团。在这一节内容中，我们试图用一种科学方式，来帮助大家评估这份"秘密成绩单"。

先要普及一下四个基本概念："推荐"、"强烈推荐行为"、"推荐信"、"放弃（waive）看推荐信的权利"。

■ 推荐：推荐是西方社会特有选拔制度的一部分，由一个业内的、客观的第三方评价，来作为录取、雇佣和升迁的依据之一。

■ 强烈推荐行为，包括：

■ 充满热情洋溢的赞美词又言之有据的推荐信

■ 推荐人直接打电话的面推

■ 住院医在自己项目内的内推

一般而言，面推和内推都属于"强烈推荐行为"，没有人会压上自己的人品和影响力，推荐一个自己认为不行的人。所以一旦有直接打电话的面推或者内推发生，基本必定属于"强烈推荐行为"。

■ 推荐信：有价值的推荐信是一封封存（enclosed）的信函，里面内容不为申请人所知（如果申请人放弃看推荐信的权利的话），弹性很大。一封有力的推荐信——比如上面所说的"充满热情洋溢的赞美词又言之有据的推荐信"——可以让一个平凡的申请者获得更好的机会；一封不好的推荐信，可以让牛的申请者失去机会。一般少有人会在推荐信里面直接表达负面的信息，这样的约定俗成，让整个推荐信的语言发生水涨船高的效应。事实是，如果信中措辞都是比较普通和中性的话，那其实是在传递对申请人的负面评价。

■ 放弃看推荐信的权利：受推荐人主动放弃阅读推荐信的权利。一般而言，放弃阅读的推荐信比较没有放弃阅读的推荐信更加使人信服。

我们在 Match 量表（详见《7.9 Match 量表 V4.1》）中提到，影响 Match 结果的因素之一，就包含"强烈推荐行为"。如果是以推荐信的形式体现的，就必须是一封"信度和含金量"都很高的推荐信。那我怎么知道哪封推荐信的"信度和含金量"都很高呢？让我们来一起详细分析一下：

推荐信的信度：

一封推荐信，首先在阅读者眼中要可信可靠。就像检验金子的成色之前，首先是要确认里面所含金属的确是金子，才能开始下一步的鉴定。如果阅读者认为推荐信并不可信，就算内容写得天花乱坠，也不过是一张美丽的废纸。那我们如何控制推荐信的信度呢？

可控因素：放弃看推荐信的权利是至关重要的一条。我们在申请过程中递交的推荐信，都可以选择"是否放弃阅读推荐信的权利"。如果保留了阅读推荐信的权利，言下之意，就是默认了自己可以先直接看到推荐信内容的好坏，然后再挑挑拣拣之后，有针对性地投向住院医师培训项目。这在住导眼中，要比主动放弃阅读推荐信的权利的申请者信度低。日理万机的住导们往往会直接略过你这封推荐信喽。

不可控因素：这些因素很多，不仅仅限于此，此处属于抛砖引玉。①模板化推荐信。如果参加的是商业机构提供的临床轮转，请小心自己获得的推荐信是一份模板化推荐信，如果是的话，千万不要在住院医申请的时候用。当然，这必须是在我们看内容了之后才知道。所以，最糟糕的情况就是"看了但没有看出来是模板化推荐信，提交了"。这会双重降低推荐信的信度。②对来信人的预判。读信者一般都会先根据是谁写的信，做一次预判。多数情况下，这种预判并不会影响结果。但是有时候，某些项目非常看重本项目以前的毕业生写的推荐信，住导会寻思"我这个住院医培训项目成长出来的人，Ta 认为这个新申请住院医师位置的人挺不错，本身就是基于我这个项目的记忆的，所以应该更靠谱"。而同样的这一封推荐信，换到其他项目住导眼里，可能就没有这个特殊的效果。③对某国家或某医学院的预判。也有一些项目的住导，会对某个国家的医学院有良好的印象，这时候来自这个国家的医学院的推荐信就更有信度，但放在其他项目里可能就没有这个效果。

推荐信的质量：这相当于验成色部分，就是看推荐信的"含金量"。

可控因素：①推荐信的临床场景。一般推荐信都会在开头说明这封推荐信是在哪种临床场景下，通过对被推荐者的观察而来的。临床场景包括 Sub-I，elective rotation，externship 和 observership 等，在本书章节《6.1　什么是美国临床轮转？为什么要参加美国临床轮转？》中，我们详细比较了各种临床轮转的临床权限的差异。同样一句赞扬的话，场景临床权限越大，推荐信的分量就越重。所以，Sub-I > elective rotation > externship> observership >research。②观察被推荐者的时间长度。推荐信里会说明和被推荐者一起工作的时间长度。同样的赞美的话，时间越长，分量越重。一般内科轮转都是 1~2 个星期换一次主治，但如果跟这个主治继续保持学术交流（比如跟他合作科研项目和写文章），就可以延长推荐时间。最理想的状态，是既跟推荐者在临床工作，又一起做科研，这样可以大大延长共事时间，让推荐信变得非常有分量。③推荐人在业内的地位。同样赞美的话，推荐人学术头衔越高、所在机构越知名或行政职务越高，推荐信的分量越重。一般而言，好的推荐信作者，包括在学术领域里的大牛（某某协会的主席）、教育界的医生（住院医项目的住导和副住导、核心教学团队医生、医学生轮转负责人等）和行政岗位上的大腕（医学院院长、科室大主任等）。当然这些人的推荐信也不好拿，既要机缘巧合，也是事在人为。临床医生类型的推荐人，至少应该是住院医生项目的主治医生，因为只有一个经常能看到住院医生的主治医生才能更客观地评估一个申请者，写出的推荐信价值也更大。

不可控制的因素：推荐信的内容。前面说到的可控制因素全部都是基于"同样的赞扬"。但现实中难免会遇到纠结的情况，比如手中同时有两封推荐信，一封推荐信是业界大牛写的，但对内容没有把握，而另一封是初出茅庐的主治，确定 Ta 推荐的力度很高大，这时候应该如何选？答案是没有标准答案，要靠跟推荐人接触后的个人感觉来判断。

我们设身处地替住导想想，有两个学生的申请材料中都有推荐信。一个是业界大牛推荐信，信中对这个学生提出了很多中肯的意见，这难道不是一种"赞许"吗？同样，收到了一份初出茅庐的主治医的推荐信，信中把另一个学生夸的天花乱坠，但这又能代表什么吗？住导也会很纠结。但如果有一个人没有主动放弃掉看信的权利，则相对信度产生了差异，这会让住导开始倾向于另外一个主动放弃掉看信权利的人。

一般人会选择自己觉得内容有把握的，但有一点不要忽略的是推荐人写推荐信的经验。一般业界大牛是久经沙场的推荐信写手，对人的观察和优点的提取比较到位，碰到比较友善的业界大牛，不妨大胆要推荐信。

虽然我们不能控制推荐内容怎么说，但万一推荐人让我先给他一份草稿呢？这时候当然要抓住这个机会把自己狠狠地赞一番，万一推荐人签个字就发出去了呢？一般来说，一封典型的美国临床医生推荐信是这样的：

第一段，阐明推荐信作者是在怎么样的一个工作环境中认识你的，他当时的身份和你当时的身份。

第二段，一般会讲你在实习时的总体表现，这当中用词很重要，如果只是 good、smart、on time 一类的词，就可能显得很单薄，比较好的修饰包括 outstanding、splendid、extraordinary 等等，总之是越夸张越好。对 IMG 而言，很重要的一点是要提到实习时的英语水平。这是住院医生项目最关心的一点，英语讲得好，才能更快地融入，不然就会成为项目的心病。

第三段，往往是以一个事例来阐述申请者的特质。这样，一方面突出写信人对申请者的了解，另一方面，也会让写信人的形容词显得有根据。

最后一段，往往会强调申请者的优秀，一般会做横向比较，比如和第四年美国学生相比，申请者可以排在前百分之多少。

最后附上一句有多大程度上推荐这个申请人的话。

沿着上面的方向，聪明的读者一定会产生一些问题，我们一起
Q&A 一下：

　■ 问 "国内医生写的推荐信是否有用？"

　■ 答：是否有用首先取决于住导是否认为这封推荐信可信。原则
上是住导对写信的这个人、所在机构、所在国家越有正面印象的了解，
他们认为推荐信的信度就越高。所以，国际化程度高的住院医项目，
也就是招很多 IMG 的项目，更容易接受非美国医生写的推荐信。

　■ 问："任何美国医生写的推荐信，其信度一定比国内医生高
吗？"

　■ 答：不一定。每年几千份的申请，住导们肯定知道一些商业临
床见习的存在，某些只为钱而乱写推荐信的医生没准已经上了黑名单，
即使看起来推荐信不是模板，但推荐信可信性依然不高。

　■ 问：科研导师（非临床医生）的推荐信是否有用？

　■ 答：如果这封推荐信来自于业界科研大牛，共事时长又足够
长，内容非常好，我们认为可能还是有一定的作用的。所以如果有这
样的推荐信的话，可以考虑使用。

我们把以上各因素总结这张"推荐信含金量筛查表"：

推荐信含金量筛查表（VER1.0）		百歌醫學
	可控部分	不可控部分
信度	Waive掉看推荐信的权利(W)	对来信人的预判
信度	Waive掉看推荐信的权利(W)	对某国家或某医学院的预判
信度	Waive掉看推荐信的权利(W)	是否使用了推荐信模板
质量	产生推荐信的场景(S)	推荐内容怎么说
质量	被推荐者观察的时间长度(L)	推荐内容怎么说
质量	推荐人在业内的地位(R)	推荐内容怎么说

我们大胆提出"推荐信预测价值"假设，对推荐信的可预测价值

进行一个量化评估：

推荐信预测价值（V）＝放弃看推荐信的权利（W）×〔场景评分（S）＋时长评分（L）＋推荐人业内地位（R）〕

其中，

■ 放弃掉看推荐信的权利（W）取值是 0 或者 1。0 代表不 Waive，1 代表 Waive

■ 场景评分（S）取值为 1 到 4 之间

· Sub-I：4 分

· Elective：3 分

· Externship：2 分

· Observership：1 分

■ 时间长度（L）取值为 1 到 4 之间

· 4 周以上：4 分

· 2～4 周：3 分

· 1～2 周：2 分

· 小于 1 周：1 分

■ 业内地位（R）为一个小公式：R＝临床系数 ×（所在机构＋学术头衔＋教学职务）

■ 所在机构

· 大学附属医院（University Hospital or University Affiliated Hospital）：2 分

· 非大学附属医院（Non-University Hospital）：1 分

■ 学术头衔

· 教授（Professor）：3 分

· 副教授（Associate Professor）：2 分

· 助理教授（Assistant Professor）或无教授头衔：1 分

■ 教学职务

· 科主任（Division Chair）或项目住导（Program Director）：3 分

· 副住导（Associate Program Director）及核心教职员：2 分

· 一般主治：1 分

■ 临床系数：指推荐信有多大程度是评估临床能力的

· 是：1 分

· 否：0.5 分

这样，推荐信预测价值就被量化为一个 0 分到 16 分之间的数值了。由于我们不能直接对推荐信的内容进行评估，更不能干预推荐的内容，所以推荐信预测价值不能直接等同于推荐信含金量，我们对推荐信预测价值分为三等：

推荐信预测分数	0～4 分	5～12 分	13～16 分
推荐信预测价值	低	中	高

对于预测值低的推荐信，即使内容非常好，也只能把含金量提升到中等。对于预测价值高的推荐信，如果内容写得一般，含金量也不过降到中等，但很少会降到差。对于预测价值中等的推荐信，这时候需要具体问题具体分析推荐信的含金量。这个是《推荐信预测价值》的第一版，今后我们会根据采集到的样本，继续调整权重参数和其中的项目。

这个模型给出的是一个最理想的推荐信情况，希望大家在轮转中尽量找预测价值高的推荐信（≥ 13 分），同时也尽量避免预测价值低的推荐信（≤ 4）。而预测价值中等的推荐信是现实中最常见的，很难比较出好坏。在临床轮转中不妨多要推荐信，然后根据推荐人和申请项目的具体情况，组合出一个最强的推荐信组合来。如果犹豫哪个推荐信组合才是最有利的话，不妨咨询顾问公邮系统。

（李嘉华　刘雨洲）

相信经过这章，大家对美国临床轮转的方方面面都已经有比较好的理解了。下一章，我们将探讨申请美国住院医的话题。

第7章
带你进入
"美国住院医师培训"

7.1 美国住院医培训简介

美国住院医师培训（Residency），是获得 Specialty Board Liscence 的受训过程。与之相应，专科医师培训称为 Fellowship。Fellowship 是从 Residency 完成之后到获得 Subspecialty Board Liscence 的受训过程。

在美国，无论 Residency 还是 Fellowship，都是一个以循证医学为中心，高度标准化的培训体系。首先我们介绍一下住院医培训。

住院医师的培训费用主要由美国的联邦医疗保险（Medicare）资助，除此之外，还有来自于联邦退伍军人医疗系统（VA hospital system）、Affordable Care 以及各种项目自筹资助。虽然 Medicare 对于住院医师培训费用预算上限被冻结，但从其他来源的资助数额仍在稳步上升，因此每年新住院医师的职位仍然维持了一个稳中有增的态势。据 2016 年数据统计，美国有 30750 个住院医职位，其中美国医学院应届毕业生有 18187 名，其他申请人包括美国往届医学生，美国 DO 医学院毕业生，以及各种国际医学毕业生。其中，不具备美国绿卡的国际医学生有 7460 人，他们的 Match 成功率是 50.5%。2012 ~ 2016 年间，虽然美国住院医培训的大门对国际医学生关闭的谣言不断，但国际医学生的 Match 率一直维持在 47% ~ 50%，并且稳中有升。

由于住院医训练的钱绝大多数由外部资助，住院医还为医院增加了工作人手，所以医院都非常希望拥有自己的住院医培训项目。住院医培训项目的监管由医学毕业生教育鉴定委员会（ACGME，Accreditation Council for Graduate Medical Education）负责，而 ACGME 又与各学科协会合作，制定本专业的培训内容及培训时长。

那么，ACGME 都管哪些事情？

ACGME 设定的培训内容非常具体，对医学知识、医疗技能、医患沟通、团队合作、工作环境、工作时长及排班等都做了严格细致的规定。例如，ACGME 规定住院医每周不能工作超过 80 个小时，两个班之间至少有 10 个小时休息时间，第一年住院医一个班最多工作 16 个小时，第二年及以上的住院医每个班不得超过 24 小时。每个规定下还有详细的解释以避免培训项目违规，甚至还规定了培训项目需要有住院医怎样应对疲劳的教育和应对计划等等，这些规定保证了住院医师和专科医师有充足的精力去面对每天的工作。

ACGME 还要对每个培训项目主治医对培训医生的教育方式和时间做了详细的规定。比如住院医值夜班时主治医师不能放任不管，需要有直接间接的监管和帮助，还要有一定时间的教学。

ACGME 规定了住院医培训项目的最大人数，以保证每个住院医都有足够的学习机会；还有交接班的方式和效率，信息传递的完整程度。他们每两三年就会对培训项目进行审查，抽取培训医师参加匿名的面试和问卷调查。

ACGME 定期会对住院医项目进行实地考察，如果发现项目在某些地方做得不符合 ACGME 的规定，轻则通告批评限时整改，重则可以吊销住院医项目的资格。

以上这些条条框框，最大限度地从第三方机构的角度保证了住院医师培训和专科医师培训的质量，从而提高患者安全、服务质量和医生的专业性。一句话，美国住院医训练的严格以及医师质量的整齐划一，来自于培训章程的细致以及监管制度的得力。

美国住院医师的成长非常迅速。住院医师是整个医院临床工作运转的核心，平均每周工作 50 ~ 80 小时。日常临床工作由主治医生带教，主治医会在查房时进行很多床旁教学。除此之外，住院医还参加各种教学活动。

住院医毕业时的质量，是关乎项目的生存和声誉的重要因素。所以每一个进入项目培训的住院医，都会受到高年资住院医和整个科室的照顾，就像培养自己孩子一样的用心，主治们都巴不得把毕生所学在短短的住院医培训期间教会你。

住院医师培训，是强调培养独立行医能力，但这不代表会把一个第一年住院医扔到病房里面自生自灭。ACGME 很合理地设定了住院医各项能力的"路标系统"（Milestone），住院医每达到一个"路标点",就会被赋予更多的独立行医空间和更多的责任。

以内科儿科为例,第一年住院医会在高年住院医的帮助下最多管理 10 个患者,而第二年住院医就需要带领 2 个第一年住院医管理最多20 个患者,通常第三年的住院医已经是半个主治医生,而真的主治医师基本上是把日常医疗交给第三年住院医管理,第三年住院医也会被要求从医疗质量、病房周转、患者满意度、多学科协调等角度来考虑他们的治疗方案,让他们以主治医师的思维来思考问题。

在这样的培训强度和对临床的参与度中,住院医师能力的提高是非常有效率的。同时,住院医师也会感受到,他们是被保护着一步步通过实践和学习,成为一名独当一面的主治医生的。

（胡向欣）

下面的章节将为大家介绍进入美国住院医培训过程的方方面面。

7.2   进入美国住院医培训的流程：Match

通过 USMLE 的全套考试，拿到 ECFMG 的认证证书，终于要开始申请美国住院医师职位了。我们先前的努力，都是为这一步做准备的。在此，我们向大家介绍 Match 运作的基本原理和申请美国住院医师的一般流程。

首先简单解释一下什么是 Match。Match，我们将其译为"双配"，这是一个申请人与项目双方互动的过程，常见的流程为：

- 申请者向住院医师培训项目提交申请
- 住院医师项目判断后给出是否面试的答复
- 面试之后，双方都形成一个对对方的印象
- 双方将对对方的印象填写在志愿表（Ranking Order List），经过计算机运算，得出申请者与项目的最优组合。

具体而言，双配是通过 National Resident Matching Program（NRMP）进行的。上年 9 月到次年 3 月是住院医申请的季节。申请者将自己的申请材料通过 Electronic Residency Application Service（ERAS）这个门户，向心仪的住院医项目提出申请。住院医项目也通过 ERAS 下载审阅申请材料，向心仪的申请者发出面试。

面试一般在 9 月中到次年 2 月进行。2~3 月间，申请人按照自己喜好（类似于填报高考志愿一样），在 NRMP 网站上填写一个 Rank order list，对面试过的项目进行排序；同理，项目也根据对面试过的申请人的喜好，也填写一个 Rank order list。这是一个双盲的过程，彼此都不知道对方是如何排名的。NRMP 通过计算（具体计算法则见本节最后的附录），使申请者进入最心仪的项目，同时项目也招收到最青睐的住院医。

最终的结果次年 3 月的第 3 周公布，周一公布是否 Match 上的信

息，周五公布 Match 到哪里的信息。一般周五被称为 Match Day。

没有双配成功的申请人和项目会进入一个额外的小双配环节，叫 Supplemental Offer and Acceptance Program（SOAP，戏称"捡肥皂"）。这个环节更加像传统的招聘：由申请者向项目提交申请，项目发放工作录取，申请人决定是否接受。

双配成功后双方必须履行合约，不管哪一方单方面终止合约都会受到 NRMP 的处罚。双配的双盲性及双配后的契约性，使双配过程对于医学生和项目都是客观、公平和不可控的，这样一定程度上避免了"内定"或者优秀学生聚集在少数医院的情况。当然，Match 也有非常人性化的一点，就是当两个人想要 Match 到同一个城市或者 program，可以走伴侣双配（Couple Match）的方式，像 2014 年的阳晨和张凌欣以及 2016 年的刘雨洲和卫昕，就都去了同一个心仪的项目。

而双配以外还有一种比较少见的游戏规则，叫"Out-of-Match"，即有个别项目不参加双配，而采用传统的招聘方式找住院医，而接受 Offer 的住院医也不能够参加双配的过程。一般而言，"Out-of-Match"都是一些竞争力不太强的项目或者招人很少但对招什么人有特殊要求的项目，担心进入 NRMP 不能找到他们最理想的人，所以通过提前发 Offer 的方式锁定理想的人选，很有点儿像高考的提前录取。

美国应届医学生基本只能参加 NRMP 的双配，而 IMG 和非应届 AMG 可以选择"Out-of-Match"或双配两者之一。在 2012 年及以前，还有过 Pre-Match（"Out-of-Match"的一种）与 NRMP Match 双轨并行的情况，也就是说一个人可以先尝试 Pre-Match，不行或者不愿意之后，再进入 NRMP Match。这种情况已经在 2013 年取消了。对这部分历史感兴趣的人，可以参见李嘉华的文章《深度分析 2013 年"美国取消 pre-Match"对 CMG 的影响》。

（黄慧雅）

http://baigemed.com/usmle-exp/match/4751/

下一节，我们来探讨双配需要哪些申请材料。

辐射：NRMP Match 算法解释

Match 的宗旨是优先考虑医学生的志愿，同时照顾项目对学生的选择，在此基础上提供一个稳定合理的匹配。实现这个理想条件的算法设计和运行十分巧妙，设计者获得了 2012 年的诺贝尔经济学奖。既然前文中提到 Match 与"相亲"十分类似，有兴趣的同学也可以研读一下 Gale-Shapley algorithm for the stable marriage problem。NRMP 里面，运算的参数不是成绩、毕业年限等因素，而是申请者和住院医师项目向 NRMP 提交的 Rank order list。简单说来，这个算法有以下两个原则：

"Applicant proposing"：Match 是以申请者为主导，计算机尝试先把申请者与其排名第一的项目相匹配。如果该项目也 Rank 了申请者，那他们就成功地"暂时性匹配"（Tentative Match）。如果项目没有 Rank 申请者或者项目已经招满了他们更喜欢的人，那他们的匹配就不成功，计算机就开始尝试匹配申请人排名第二的项目，依此类推。

"Tentative Match"：暂时性匹配。申请者 A Rank 了项目 X，而项目 X 也 Rank 了申请者 A，此时 A 与项目 X 称为"暂时性匹配"；当出现项目更喜欢的申请者 B 进入队列的时候，A 就会被移出匹配的名单，此时 B 与项目 X 称为"暂时性匹配"，而 A 就变为不匹配了。此时计算机会尝试把申请人 A 与排名下一位的项目 Y 进行匹配。这个算法会一直运行，直到所有的申请者都尽可能地 Match 到了最心仪的项目，或申请者提交的 rank order list 已经被尝试过为止。

当算法循环完了所有申请者的 list 内容，Tentative Match 确认了以后，Match 就敲定了。当项目没有 rank 该申请者，或者项目们已经招满了他们更喜欢的人时，就会出现申请者没有 Match 上的情况。

Couple Match 则把两个申请者视为一个单位，申请者提交成对的 Rank order list，在成对的两个项目都有名额（也可以是一个项目的两个名额）的前提下，系统会把两人同时 Match 到他们排名靠前的配对项目中。

申请者提交 rank order list 的时候，可以放心地按照喜好来排名，不需要担心项目对自己的喜恶或者哪里更有可能 Match 上。Rank 的项目越多，Match 的概率就越大。

（黄慧雅）

7.3 申请需要哪些材料？

本节将介绍住院医师项目申请需要的材料和申请流程

我们先解释一下三个经常搞混的机构

■ ECFMG：这个机构在申请时充当 IMG 的虚拟教务处的角色，它收集申请人在医学院的文件，然后由它出具给 ERAS 和 NRMP

■ ERAS：住院医电子网申系统，上传申请材料和申请项目的平台

■ NRMP：双配系统，应用于最后提交 rank order list 和查阅双配结果

住院医申请是通过 Electronic Residency Application Service（ERAS）开始的。我们以参加 2017 年的 Match 为例。2016 年 7 月份可以开通 ERAS 的付费账号，这里相当于是自己申请的总平台，申请材料上传和筛选项目都是在这里进行。2016 年 9 月 15 日后可以通过 ERAS 报名（勾选所有想要申请的项目）并把自己的申请材料递交给申请项目。

一个完整的申请包括以下申请材料：

■ ERAS 申请表（MyERAS applicaton）：相当于个人简历

■ 个人陈述（Personal statement）

■ 推荐信（三封或以上）

■ USMLE 成绩单（USMLE transcript）

■ ECFMG 认证（ECFMG status report）

■ 医学院成绩单（Medical school transcript）

■ 医学生成绩报告（Medical Student Performance Evaluation）：由医学院出具

■ Postgraduate Training Authorization Letter（PTAL），俗称 California letter，只在申请加州项目时需要）

■ 照片

我们再详细说下以上材料。材料分成两类。第一类是属于手续性内容，基本只需要办理即可，不需要仔细琢磨的。

■ 照片：建议找职业照相馆照一张专业且好看的照片，不要使用证件照。这张照片将伴随整个申请期。这是个看脸的时代，美国医生也是个看脸的职业，一张专业的照片可能给带来更多的机会。下面是裴蕾的申请照片，可供参考。

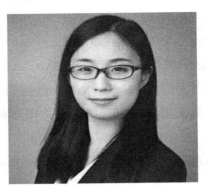

■ PTAL：这个是专门针对申请加州项目的申请人。如果不申请加州项目，则不需要办理 PTAL。申请 PTAL 需要美国社会安全号 SSN，这把很多没有 SSN 的 IMG 拒在门外了。办理 PTAL 主要过程是填表格，表格在官方网站处有详细的填写说明，本书就不详细介绍了。

■ 医学生成绩报告（MSPE）：成绩单应由医学院出具。美国医学院按照统一格式，对医学生在校表现进行评价。主要是列出医学生各科成绩及年级排名，以及教授的评语。对于美国医学生来说是一份重要文件。然而，对于国际医学生而言，大多数医学院都并不是按照美国标准来评价学生的，其出具的 MSPE 不具备可比性，甚至有些 MSPE 是学生自己编撰的，连可信性都存疑，所以对于 IMG 来说，MSPE 的内容基本没有作用。不建议花额外的时间去准备这份东西。IMG 可以让 ECFMG 生成一份空白的 MSPE。

■ 医学院成绩单：医学院出具的成绩单，用申请 ECFMG 认证时的那份成绩单即可。

■ ECFMG 认证：只要在 ERAS 上面勾选让 ECFMG 投送即可。

■ USMLE 成绩：只要在 ERAS 上面勾选让 ECFMG 投送即可。

■ 推荐信：在 ERAS 上填入受邀推荐人的信息，生成一份推荐信的邀请函，把这份邀请函发给推荐人，推荐人根据里面的链接就可以上传推荐信。推荐人上传推荐信后，你会被告知推荐信已经上传了。你可以创建任意多的推荐信邀请函，获得任意数目的推荐信。最后你会在推荐信群里面选取合适某一个项目的推荐信组合来提交。具体推荐信如何准备，请见《6.7 话说"推荐信"》

第二类材料则需要申请者仔细琢磨。

■ ERAS 申请表：这是一份申请表，申请人像填写表格一样填写。但从内容来说，这相当于一份个人简历。而在医院那边，可以把内容按照 CV 格式整合下载。表格主要包括：

• 个人基本情况：包含常规的个人信息。值得注意的是①签证类型，需要签证的申请者，请填写 H1b 或 J1；不需要签证的填写 Permenant resident 或 citizen。②掌握语言水平，当觉得自己英语非常不错的时候，大家都喜欢把英语水平写成 Native（母语水平）。但如果在之后面试时没有体现出 Native 的水平，反而会留下负面印象。

• 教育经历：包括本科学校、医学院以及研究生院受教育经历、毕业后医学教育（即住院医）等信息。大部分 CMG 本科就在医学院学习，略过本科即可。另外，毕业年限的填写比较讲究。如果你申请时已经毕业（这里以在 2016 年 7 月及以前毕业为例），长学制的同学可以写长学制的毕业时间，短学制但后来读研究生的同学只能写本科毕业时间。如果你申请时正好处在长学制的最后一年，但之前已经用本科学位获得了 ECFMG 认证，请填写本科毕业时间，而不是预计的长学制毕业时间。这是因为美国的住院医师项目不知道中国短学制和长学制的区别，在看见你的申请材料时，会简单地认为你在下一年（即 2017 年 7 月）才从医学院毕业，它会默认你不满足参加住院医的条件。

• 获奖情况：填写各种奖学金和学术性奖项，也可以是科研基金。但是如舞蹈比赛冠军等奖项就不属于这里。

• 科研经历：这个可以是短期的科研项目，也可以是数年的研究生或博士后科研。科研经历需要填写起始时间、每周工作时间、导师，和一小段对于经历的描述。对于经历的描述这段话最关键。你可以按照这个格式写："科研项目想弄清楚的问题 + 你在里面主要做什么 + 有什么成果"。经历的内容如果跟推荐信呼应的话效果更好。另外，如果有很多发表文章，但却不把自己的研究经历描述清楚，容易留下挂名作者的印象。

· 出版物（Publication）：这里填写曾经发表过的文章、书、会议摘要等。大家不要认为发在 SCI 期刊上面的才算 Publication。这里 Publication 的种类很多，除同行评议文章之外，还有非同行评议文章、摘要、书中的章节，甚至是博客文（大家发表在公众号上的也算哦）！美国医学生也是一样，哪有那么多科研论文呀，都是"攒鸡毛凑掸子"，所以不要害羞，哪怕在校报上面发表的豆腐块都要拿出来晒一晒。当然，这些 Publication 的质量面试官自有判断，没准就有项目喜欢写诗的住院医呢！

· 工作经历：首先，参加的所有美国临床轮转都是写在这里。需要填写包括轮转的地方、时间、带教主治、经历描述。经历描述这一块儿最重要，要说明是哪种权限的轮转（参见《6.1 什么是美国临床轮转？为什么要参加美国临床轮转？》）和具体工作内容（比方说独立做了几个首诊、管过几个患者、管过什么病，做过什么小讲座）。工作经历最好能在推荐信上得到印证。此外，临床轮转外的工作也是在这里写，理论上医学院毕业后的正式工作都可以写上，比如做医生、创业、医药代表，或者生物公司科学家，同时获得雇主的推荐信就更完整了。从医学院毕业到申请当时这个过程最好不要留有工作经历的时间断层。出现时间断层的原因多数是全职考试、当全职妈妈 / 爸爸、从事一些不愿意提及的工作（瞎扯一个，比如在加勒比做海盗），或者由于健康原因暂时不能参加工作。如果一些时间断层实在填不上，最好在个人陈述里面有所解释。一般来说，对于 IMG 来说，2 年之内的时间断层都会假定用来备考 USMLE 了，这是可以接受的；2 年以上就要好好思考和解释一下了。

· 志愿者经历：这里专门填写本职工作外（unpaid）的经历，主要是各种志愿者活动。对这些活动的描述可以丰富申请人的形象。形式内容不限，只要别出现错别字和语法错误就行。

· 个人兴趣爱好：别小看这栏，很多面试官在面试时会从这里入手跟你聊，要确保你写的东西是真正的爱好，并且能滔滔不绝说一个上午才行。爱好最好要跟医学专业无关。如果你爱好写的是阅读，结果一问，只是经常看 First Aid 和 NEJM 而已，这样会觉得你这个人很无趣。

以上这些内容，是不断填写、不断修改、不断完善的过程，用词简明扼要为佳，要反复修改锤炼。一定要避免语法和用词错误。我们为大家准备的一个拟似 MyERAS 的表格，让大家可以从很早就着手琢磨和锤炼自己的上述内容，做好长期准备！

http://baigemed.com/usmle-exp/match/33968/

■ 个人陈述（Personal Statement，PS）：顾名思义是自己职业目标的陈述。PS 是一个非常主观的叙述性文件，对住院医师项目来说，其意义不如上面的客观事实有力。PS 是一个双刃剑，一个人的 PS 写得好，如果缺乏坚实的客观事实作为依据，是难以打动住院医师项目的；但如果只有优秀的硬件实力，却不懂得如何推销自己，在双配这个过程中也不免会吃亏。所以，写 PS 就像商家的广告词，产品就是自己。推销的核心，是广告的内容与产品相匹配，让卖家愿意觉得物有所值。吆喝得名不副实，卖家会觉得是吹牛，就算卖家一时上当，也会在住院医师培训期间体现出反向效果。

在文风上，一篇好的 PS 要能让人愿意读完。在住院医的选拔过程中，选拔委员会每天都要看几百份符合客观筛选标准的申请，留给每个申请者的时间很少，留给 PS 的时间也就是 1~2 分钟，如果读不出什么有意思的内容，就会迅速跳过。那么，怎么样的 PS 算是引人入胜的呢？

1. 不要写成流水账或者 CV 拓展版，也不要写从小爱医学、长大做医生这样的八股文。

2. 要突出个人心理矛盾的升华。好的小说艺术是将酝酿人物心理冲突，利用心理冲突作为契机让读者更好地了解角色。PS 也应如此，利用好自己心中的冲突，让读者更好地了解你。

3. 请将过往经历结合你的志向大声说出来。很多人担心太特异性的目标可能会让他们失去一部分面试机会。这其实不然！所谓东方不亮西方亮。你清晰的目标让你更容易从那些模版式的 PS 中脱颖而出。

4. 请把语言改地道。推荐让英语为母语、教育程度在本科以上的人帮助修改。

另外，可以准备出不同的 PS 供不同的项目使用，比如可以为临床型的项目和偏研究型的项目准备两篇不同的 PS。而对于特别想去或者有特殊关系的项目，不妨炮制一篇专属 PS。但最好 PS 的命名要截然不同，投错 PS 可是无法挽回的。

最后，我们再总结一下上述材料准备时需要注意的细节。

▪ 申请时，具备 ERAS 申请表，PS，三封或以上推荐信，USMLE Step1、Step2CK、Step2CS 成绩，ECFMG 认证，医学院成绩单，一张大头像这些材料时，可以认为是申请材料包完整了。而 MSPE、PTAL 不是构成完整申请的必要条件。

▪ 在申请时，即使 USMLE 成绩单和 ECFMG 认证还不全，申请人还是可以提交申请的。在项目那端，显示的是申请未完成，此时大部分项目都不会下载你的材料，也不会发面试邀请。当你获得新的 USMLE 成绩或者 ECFMG 认证时，一定要在 ERAS 里面选让 ECFMG 再次送分，让自己的申请材料包完整。

▪ ERAS 申请表只有一份，所有项目看到的信息都是一样的。PS 和推荐信可以有很多不同版本，不同项目可以使用不同 PS 和推荐信的组合

▪ ERAS 有保存推荐信的功能，只要每年续费，推荐信就可以一直保存下去。每年到了 9 月 15 号申请日前夕，ECFMG 的推荐信审核都会变得异常缓慢，使很多申请者无法在申请开启时的第一时间提交申请。所以要做好提前量，避免这一尴尬的发生。

（刘雨洲 李嘉华）

好，一切准备就绪了！在下一节里，我们将探讨如何了解和挑选住院医项目。

7.4　如何了解和挑选住院医项目？

　　面对琳琅满目的美国住院医师项目，如何选择确实是个难题。严格意义上来讲，经过 ACGME 的多年管理，住院医师培训项目并没有好坏之分，只有适合或不适合自己。而有趣的是，我们绝大多数申请者在看待一个项目时，评价标准是类似的。所以，下面分别为大家介绍一下如何在递交申请前、面试前、面试中这三个阶段来了解挑选住院医项目。

7.4.1　递交申请前，如何了解和挑选住院医项目？

　　这个阶段是在琳琅满目的住院医项目中，挑选出打算申请的项目。这个时段，挑少了可能会错过机会，挑多了又是一笔不菲的开支。那么，从哪里获得住院医项目的信息呢？

　　首先，我们需要初筛一份申请项目列表。一般内科的项目多，经过初筛后还基本有 250 个项目，所以还得再第二次筛选，其他科的项目少，经过初筛后可能剩下不到 100 个项目，不差钱的同志们一般就全都申请了。一般使用以下方法的组合来初筛项目：

　　■ FREIDA：这是美国医学会（American Medical Association）提供的一个免费服务。本身相当于一本电子版的住院医师项目招生简章，可以根据地理位置、科室及自定义关键词检索。FREIDA 提供非常全面的项目的信息，可以重点关注以下信息：

　　• 基本信息：可以查询到项目负责人（Program Director，PD）和科室秘书（Program Coordinator，PC）的名字和电子邮箱地址、项目官方网站和机构名单（一般是项目的住院医轮转的医院）。

　　• 常用信息：可以查询是基于大学还是社区项目，项目大小（通过住院医数目判断，以内科来说，大的 30 ~ 50 个，小的 10 个），需要几封推荐信（一般 3 封，个别要求 4 封），最重要的是看看提供什么签证（H1B、J1 还是 F1 签证）。

· 教职工：留意全职教职工的数量，一般这个数目越大，教学科研质量越好。然后就是 IMG 的比例，这个可以侧面看出项目是否属于对 IMG 友好（占比 50% 以上，就说明一般每年都有 IMG 会进入这个项目）。

· 工作时间表：主要看排班表、值班表、和每周平均工作时间。这个可以判断项目的临床工作的强度。

· 教学环境：主要关注第一年的平均教学时间（每周 8 至 20 个小时都有），以及项目提供的教学活动类型。这个可以衡量项目的教学水平，一般教学时间越多，项目培训质量越好。

· 雇佣政策和福利：主要关心的是住院医工资水平，美国住院医的工资基本是在 4.5 至 7 万每年年薪（税前），还有各种福利待遇。大城市的住院医工资一般较高，但生活支出也是大城市高于中小城市。

Match a resident：这是一个帮助申请者快速筛选备选项目的收费服务。它可以根据输入的条件，自动生成出一份相对量身打造的项目列表。具体输入的内容有：

1. 是否是外籍医学生（Foreign Medical graduate）；

2. 美国临床轮转时间；

3. 签证选择；

4. 毕业年限；

5.Step1 的成绩；

6.Step2 的成绩。

这个收费服务比从 FREIDA 逐个看要来得省时间，而且提供了 IMG 比较关心的常见 IMG 筛选条件（美国临床轮转时间，签证和毕业年限），但不足在于有些项目更新不够及时，所以它给出的列表还是只能充当初筛作用。一般大家根据初筛结果，逐个项目在 FREIDA 看，再精简出属于自己的列表。

前人的申请列表：站在前人的肩膀上，永远是最省力的。如果你跟前一届申请者在个人条件和项目偏好上都相近的话，不妨找来前辈花很多时间总结的申请表来参考。

　■ 项目白名单：这个是荟萃前人获得面试项目而得出的一些给中国医学院毕业生发面试的热门项目。可以认为是之前的 Match 成功者申请列表的一个汇总，并且根据时间逐渐更新的。这个列表的数量比前三者都要少，但是列出的项目都是相对高频，属于必申项目类别。由于白名单每年都会变化，请延循笔记栏中的链接取得最新版。

　接来下就是再深入了解一个项目，做出加入列表或者从列表删除的微调，一般可以通过以下途径获得信息：

　■ 项目网站

　• 先看门面：一个好网站应该尽量简明扼要的介绍项目的特点，既能够突出自己的特点，又没有太多废话。相应的，一个不好的网站，要么就是废话非常多，要么就是粗制滥造使得申请者找不到有用的信息。如果有一些项目，你发现根本找不到它的网站或者网站粗制滥造，那基本上可以断定这个项目是一个很差的项目，因为连自己的门面都不好好装饰，怎么可能对住院医会好呢？

　• 再看内容：比较值得关注的项目网站内容包括申请截止时间、住院医简介、住院医排班、毕业生去向、常见问题和答案等栏目。有些网站会注明对 IMG 的具体要求，比如美国轮转时间，毕业年限，USMLE 成绩等要求，以及支持签证的种类。上面的要求如果与 FREIDA 有别，以项目网站的内容为准。虽然这些要求不一定是 100% 的死规定，但是如果你的条件不符合的话，你的申请很可能会被自动滤过，除非你有办法通过内推而绕过对申请者的自动滤过。

　■ Doximity：这是一个类似于医生的 LinkedIn 网站，每个有美国行医执照的医生都可以实名注册，同时它做很多大数据统计，其中一项统计是 Residency reputation，这个 reputation 是毕业生打分来进行的，相当于一个住院医项目的同行评审。它根据科室、地区来看到选项的排名，可以让我们对项目的声望有初步的印象。给大家以内科为样本，举一些例子。2015-2016 年，内科有 400 余个住院医师培训项目，我们中国毕业生熟知的，同时也是每年给中国毕业生发面试的几个大户中：

　• Tufts 排名最高（毕竟是大学医院），在第 44 位（本书共同作者赵越和王维嘉，就在 Tufts 做住院医师培训）。

• Cook county 和 Jacobi 排在 60 ~ 70 位（本书主编李嘉华、共同作者余劼，在 Cook county 做住院医师培训；共同作者赖青颖在 Jacobi 做住院医师培训）。

需要注意的是，这个排名对于那些新建立的项目不一定客观。所以大家在面试前评价一个项目时，Doximity 上的排名也仅仅只能作为参考。

◾ 从项目的现役住院医或毕业生那里了解：一般是通过熟人去了解信息。考虑到不是每个人都有可能认识在各个项目的内线，所以我们在 2016 年面试季，组织过一次大规模的项目内幕消息爆料的 Webinar 公益讲座，邀请在常见项目里的中国医生作在线访谈。具体可以访问百歌医学直播间的"【公益免费】海外华人医生生活、工作、职业发展节目合集"专栏，来收听这些节目。这些访谈节目是向全体 CMG 免费公开的。

https://m.qlchat.com/live/channel/channelPage/220000551489361.htm

随着我们中国毕业生群体的不断扩大，会有越来越多的中国毕业生成功 Match 到崭新的、以往没有招过中国毕业生的项目，也希望我们能为后来的申请者提供更多的内幕消息，帮助他们申请。另外，如果实习时认识其他项目来做在外轮转（away elective rotation）的住院医，或者刚从其它住院医项目毕业的主治医师或者 fellow，也可以从他们口中了解所在项目的特点。

◾ 实习 / 见习经历：自己在某个医院、科室实习或见习的经历是最为可靠的。一般大家都会申请自己做过轮转的地方。这个第一手信息要比从别人口中听到、从项目网站上看到要更直观的多。但是一般因为参加实习见习的地点数目有限，这只有个位数的项目。

◾ 项目黑名单：根据前人经验，有些项目对 IMG 比较不友好，不管申请人的条件如何，基本上都发出拒信或者默拒。经过积累，大家心目中都有一份不成文的不友好黑名单。在这个黑名单上面的项目如果在你的申请列表上，你要做好申请费打水漂的准备。

不少人在选择项目时都有一两条"至关重要"的筛选标准，不同人的筛选标准不一样。2016 年，我们对 52 个申请人进行了一次问卷调查，统计他们在申请项目时认为哪些因素更重要。评分范围从 1-5，其中 1 分代表这项因素"很不影响"他们的选择，5 分代表"很影响"

他们的选择，大家对这些筛选因素是这样看的。

选择标准	平均分
拿面试概率大	3.44
项目 IMG 数量多	3.34
地理位置	3.22
曾经在里面工作过	3.05
项目名气大	2.76
有认识的人在项目里工作	2.61
提供 H1b 签证	2.51
项目网页做得好	2.37
项目福利待遇好	2.2

可以看出，最看重的是拿到面试的概率以及项目是否对 IMG 友善，其次是地理位置。其他因素观点比较不统一，其中住院医待遇和是否提供 H1b 签证并不是大家筛选项目的主要条件。每个人状态不同，心中的目标和理想不同，自然适合自己的项目也就会略有差别。

从起初励志，一路披荆斩棘走到这个份儿上，对自己喜欢什么，想要什么，已经比较了解了。多数申请者经过筛选，剩下 100～150 个项目是比较合适的。

那么，这些个项目该用什么样的策略申请呢？

因为每申请一个项目，都要交申请费用。不差钱的方式，就是一口气全部申请。一般而言，平均每申请 10 个项目可以获得 1 个面试，根据 ECFMG 的统计，获得 10 个面试的话，双配成功的概率就在 70% 以上了。所以一口气申请 100～150 个项目是目前看来合理的做法。

但有没有更合理的做法呢？根据百歌医学的统计推测，如果申请人的条件比较好（比如"双 250+，Step2CS 一次通过，应届毕业生，美国临床实习经历 2 至 5 个月，强推荐信，有些科研文章"的条件下），可能平均申请 6～8 个项目就可以获得 1 个面试。同时如果再用上项目白名单及黑名单，进一步辅助缩窄选择范围，可以获得更好的申请面试比，进一步降低申请时候的无效花费。

在赴美行医方面经验积累更成熟的印巴医学生群体，一般只申请70 ～ 80 个项目，也可以获得很好的面试数和双配成功率。所以，申请的方式得当，可以让花费更具性价比。

这里有个小技巧，利用发面试高峰时期分批申请，可以减少申请数目。2016 年，统计获得的发面试高峰期是 10 月。因此，大家可以在开放申请的首日，先申请 2/3 数目的项目，如果在 10 月中旬获得的面试数不足的话，再补申剩下的 1/3 的项目。这样可以保证获得相似面试数，同时降低申请费用。

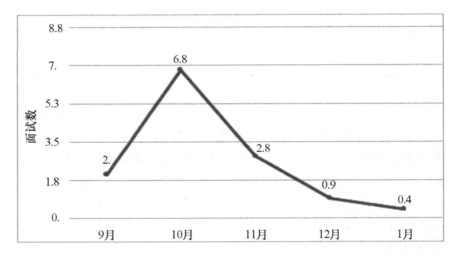

图 1　发放面试时间点

7.4.2　面试之前，如何了解和挑选住院医项目？

大笔一挥付完申请费后，我们终于等来面试邀请了。在申请前提到的各种获得信息的方式在这个阶段依然管用，至少 FREIDA 和项目网站要再复习一遍，百歌医学直播间里的内幕爆料小节目可以再偷偷听一遍。除此之外，我们还有哪些途径去深入了解一个项目呢？

■ Wikipedia：Wiki 有时候可以查到一些历史悠久的医院和项目的介绍，甚至比项目网站的介绍全面。此外，还可以用 Wiki 了解项目所在的地区和城市，增加面试时的谈资。特别是你谈起项目一些不为人知，但又引以为豪的历史时，面试者会感到惊喜。

　　■ 项目所在城市的生活：刚到一个陌生的城市，我们可以顺便考察一下项目周围的治安情况、餐馆及其它娱乐设施。有网站可以查询输入地址附近的治安情况。大多数住院医都会选择住在医院周围，所以不妨在医院附近转一转。吃货的话还可以用 Yelp（类似中国的大众点评网），查一下周围的餐馆和亚洲食品超市等。

www.spotcrime.com

　　■ 跟项目里面的熟人吃饭：这个恐怕是最能了解项目真实一面的做法。特别是面试一些有中国人的项目时，跟里面的内线吃一顿晚饭，可能比自己做 3 天作业了解的东西都多。在轻松愉快又是自己人说自己话的场合，更容易获得项目好坏双面的信息。

　　■ 面试前晚餐（Pre-interview dinner）：这个跟熟人吃饭不是一个概念，虽然场合显得很放松，但通常都是非正式面试的一部分，所以千万不能掉以轻心，应该以面试的态度去应对，但也要显得张弛有度地迎合晚餐的气氛。这个环节一般在面试前一天晚上，会有所有的申请者及部分该项目的住院医一起聚餐，是了解一个项目的非常好的方式。一般聊的内容基本就是项目的特点、生活指导（租房、生活成本、娱乐设施、学校等）、轮转安排、科研机会等。如何在里留下好印象请参见下一节《7.5　如何在面试中留下好印象》。

7.4.3　面试当天，如何了解和挑选住院医项目？

　　之前做的作业都是为了在面试时打出华丽的一击，去彻底征服面试项目，但别忘了面试本身也是一次对项目的实地考察。一定要把握这个机会对项目进行 360 度的观察。一般面试都包括以下流程：

　　■ 简介：项目介绍一般涵盖了几乎所有的内容，包括轮转计划、毕业生去向、项目特色、项目所在城市的特点、工资待遇等等内容。需要注意的是，在一场面试中，项目在考察我们，而我们同时也在考察项目。住导向我们介绍项目的时候，就是考察他们的最好时机。比如可以问他们毕业生去向，轮转安排和特色等等。除了具体的内容之外，我们还可以观察住导是怎么样的人，你是否喜欢这个人。有些住导比较精明强势，有些住导比较和蔼可亲。但如果住导是低头念稿，或者心不在焉，又或者简介是草草结束的话，进这样的项目就要三思了。面试者要特别留心听讲，在项目介绍里出现过的，最好不要再反复询问相同内容，这会给项目留下心不在焉的印象，可能会被一票否决。

　　■ 单独面试：一个重视申请者的项目，会量身定做对他的面试，面试官至少要是核心教职工（在录取委员会里，即对项目中申请者排位起核心作用的成员），而有些项目甚至会根据申请者感兴趣的专科来为他选择面试官。正如我们在来面试之前认真了解这个项目一样，我们都希望面试官在面试之前至少要认真读过我们的材料。随便临时抓一个主治甚至是住院医来面试的项目，都是比较水的项目。或者看到面试官在面试的时候，才还开始翻阅简历的项目，也是要差评的项目。在后面，我们会具体探讨《7.5 如何在面试中留下好印象》

　　■ 医院参观：医院参观目的就是带你转转医院，看一下以后工作的地方，大多数的医院在医疗设施上都差不多。同时也可以观察到这个医院以什么样的患者人群为主；还可以观察一下主要工作地点的环境和设施如何，比如住院医的办公室、电脑设备、食堂、甚至住院医宿舍等。

　　■ 晨会 / 午会：一般项目都会安排面试者参加一场项目的教学活动，常见的是晨会（Morning Report）或者午会（Noon Conference），以展示其教学实力。面试者可以切身地感受到项目的教学实力以及住院医的参与程度。一般来说，如果住院医参与度高，说明这个项目有很好的教学传统，住院医的教学时间不会被临床工作时间挤占，也说明课程的质量好。如果住院医来得稀稀拉拉，听课时无精打采哈欠连天，则说明临床工作强度太大，或者教学活动的质量不好。这个是项目装不出来的一种长期积累的结果，能比较准确的反应项目的真实情况。注意一下哦，面试者有时候喜欢抢答教学活动上的问题，以为这样会给项目留下好印象，但实际上效果多数是相反的。但这也不代表你在教学活动上可以打瞌睡或者玩手机。合理的做法是闷声发大财，默默观察整个教学活动的情况，记住一些精彩环节，万一在面试时被问到了对项目有什么印象时，可以拿出来点评两句，这样既有礼貌，又显得你很专注。

■ 和住院医 / 住院总谈话：这部分的内容与 pre-interview 大同小异，住院医 / 住院总们也基本会按照"剧本"介绍自己的项目，问到缺点的时候也会挑些不痛不痒的回答。然而，如果一个项目不让你接触住院医，或者住院医在聊天时显得特别疲惫，或者态度非常不好的时候，也许是因为这个项目工作时间和强度非常大，需要慎重考虑。

■ 在整个面试过程中，少不了会跟项目的非医疗辅助人员接触。不要小看这些辅助人员，他们可能对项目录取没有多少发言权，但他们一句负面的话可能有一票否决的作用。所以从踏入医院门开始面试的一刻起，待人接物要做到彬彬有礼。

（薛若冰　文雨萌　李嘉华）

以上就是帮助大家了解和挑选住院医项目的一个详细流程攻略。在面试结束后，建议趁热打铁，马上对项目进行打分，防止面试太多把对项目的印象弄混了。下一节，我们将探讨如何在面试中留下好印象。在进入这一节之前，如果你对偏科研型的项目如何选择感兴趣，可以跳到本章的最后，参阅《7.10　番外篇：如何选择偏科研型住院医项目》

7.5 如何在面试中留下好印象？

提交了申请，接下来就是等面试了。首先，恭喜在赴美行医的路上成功地过五关斩六将，来到了面试这一重要关卡！如果说之前的备考、实习、准备申请文书都是寂寞的深山修行的话，面试季则是走出大山，向世人展现自己，同时看大千世界在眼前展开的丰收季。本节将细致地指导如何在面试中留下好印象！

面试前做足功课

突然有一天，noReply@aamc.org 会发来那么一封金光闪闪的面试邀请，你也是有"面儿"的人啦！所谓知己知彼，百战不殆！面试之前，一定要对项目做一系列调查，比如前面说的 Doximity、FREIDA、项目官方网站和相关的讲座（详见《7.4 如何了解和挑选住院医项目？》）。

接下来就是计划行程，这非常重要！毕竟每次面试都有可能来到一个人生地不熟的城市，把行程计划妥当，不仅能按时到达目的地，也会减轻面试期间的焦虑和狼狈。

■ 交通：整个面试季中操碎心的事情里，少不了出行计划。要想省钱又高效，选好一个大本营很重要。近年来特别流行的选址是纽约市，大纽约挨着三个机场，长途公交的选择也很多，鉴于内科 CMG 们的面试大多在东海岸，去哪都很便利。尽量把同一个城市的面试放在一起，飞机票选可以改签的（如 Southwest），密切关注天气预报，避开暴雪天气。公共交通不便的时候可以选择租车（准备好驾照的翻译文件）或者打 Uber（在美国的普及率极高，越小的城市越便宜）。这些都细枝末节但非常受用的面试季经验。

■ 住房：听闻印、巴、东南亚小国的 IMG 们都有很完善的学长学姐关系网，面试季去哪都能找到靠山蹭车蹭住，还能了解第一手的项目信息，真是令人神往，相信咱们 CMG 们也会有那么一天，在那之前，省钱方法如下：①加入当年的面试群组，这样可以找到同一天一起面试的小伙伴，一起 share 酒店，分享经验。② Airbnb。美国的 Airbnb 实在是太美好了，房间通常都很不错，房东也大多热情好客，价格也比酒店便宜些。

人看衣装，马看鞍！面试的时候需要注意一下自己的形象，打扮一下在所难免。一般而言，面试的着装要求如下：

男：西装衬衫领带，如果完全没有经验，则可求助他人选出两三套搭配，还应该准备一件比较正式的冬天的大衣，入冬后可以套在西装外面。头发最好剪短，美国的男生用发胶发蜡打点自己的很常见，但国内的男生大多没有这个习惯，所以直接剪短是更方便的做法。皮鞋要选穿的舒服的，平日里穿皮鞋很少的男生很容易被皮鞋磨脚，新买来的鞋子在面试前要多穿几次让脚习惯。

女：西装套装，可以组合西裤或者裙子，颜色选择只要不是非常艳丽都可以接受，注意衬衫领口不要带花边。鞋子要封口，和男生一样，如果不是平时穿的惯高跟鞋的选择要慎重，面试时会有参观医院环节，走的路不少，别委屈了自己的脚。淡妆和小巧精致的首饰都有锦上添花的效果。

面试进行时

内科的面试通常安排 2～4 场，小科／亚专科面试场次一般 6～10 场不等。主要是一对一关门面谈。面试过程中的环节包括：pre-interview dinner（面试前一天晚上和项目里的几个住院医们一起吃顿饭），住导介绍项目，晨会／午会，面试，参观医院。无论名字怎么称呼，一定要记住"所有这些环节中，申请者分分钟被观察着"，时刻不能掉以轻心。让我们一个一个的看一下：

Pre-interview dinner / interview-day lunch：

作为正式面试前的热身环节，pre-interview 的这顿饭，是你和这个项目里面住院医们近距离面对面接触和了解的机会。不习惯和美国人侃大山的你，可能对于这种场合感到非常不安，由于对自己口语不自信而表现得扭捏疏离，也有少数人会急于表现自己而显得突兀。从住院医的角度来讲，对大部分面试者的印象是中性的，"你觉得某某怎么样？""还好（是一个正常人）"，对少数举止突兀（负面）或者聊天非常投机的人，住院医可能会对 PD 点名提出的。其实只要不被贴上"举止突兀"的 label，平稳地度过 pre-interview dinner 还是没有问题的。

衣着举止：项目对衣着的要求是 business casual，对于大部分地区和项目而言，穿面试当天的西装外套是很安全的选择，男生通常穿正装衬衫，可以不打领带；女生可以穿面试当天的外套（冬天可以穿大衣），衬衫或内衫尽量舒适得体，最好化淡妆。有些 dinner 可以点葡萄酒，除非地主住院医自己提出，否则不要主动要求上酒（有的住院医师项目是属于类似政府机构的组织，酒类是不能报销的）；尽量不点带骨头的食物，避免吞吞吐吐吃相难看；食量小的女生可以询问食物的量，side dish 可能会很多。除一般的餐桌礼仪外，各地有一些独特饮食习惯。最安全的做法是看 host 如何进餐就如何进餐。

自我介绍：在住院医或身边其他的面试者向你伸出手（或你主动伸手）介绍自己的时候，平视对方清楚地说出自己的名字，认真听对方的名字，亲切地微笑，通常是最好的开始。由于是非正式的场合，和住院医之间称呼 first name 即可。

Ice-breaking：陌生人见面寒暄后，住院医常常问"How was your trip？"或"Where are you from？"。后面这个问题有几层意思的：对于土生土长的美国人，问的可能是你现在在哪个城市读医学院，或是你的出生地在哪里；更进一步，问的是主要经历，从中找到交集便于展开话题（俗话说的"套近乎"）。"I'm from China"这个实诚的回答是有可能冷场的，毕竟多数美国人对于中国没有切身的体会，对方很难接住话茬儿，往往话题最后会转到旅游或饮食上。如果你在美国生活过较长的时间或者在美国的城市实习，聊一聊对这个城市或地区的了解和自己业余的生活比较容易拉近和周围人的距离，也能很自然地把话题引向项目所在城市和地区的情况（住房、交通、娱乐、安全、生活费用等）。

话题：从心态上，不要把来吃饭的住院医想象为项目的眼线，要把他们当做你客观、直观认识项目情况的信息来源。住院医通常会对面试者提出的关于项目正面的、负面的问题坦诚对答，你可以认为是一个现场版的"内幕爆料"。从 Intern 轮转的设置、岗前培训、on-call 时经历，到课余时间的安排、住院医之间的 social、和辅助人员的关系，以及受欢迎的 attending、fellowship placement、research 的机会，这些问题既能在面试前增加自己对项目的了解，也能体现你对项目的兴趣。提问时注意语气要 neutral，切忌太尖锐，需要有节制，千万别不停发问。在他人提问时认真聆听，以免重复提问。当对方对你的经历表现出兴趣的时候，也可以简短地介绍自己曾经或者正在做的工作（还有业余爱好），除非有相似的背景，否则不要大谈太冷僻的专业性内容，这样容易使对方意兴阑珊。当住院医对谈论某个话题有所顾忌时，千万不要追问"真相"，这只会给自己留下咄咄逼人的坏印象，正确做法是带着优雅的微笑听大家谈笑风生点到即止，再从细节和言外之音去体会项目的缺点。避免谈及敏感话题，比如政治、种族、宗教、国际关系、人权民主等都是禁区，能避开就避开。

有些项目面试在 pre-interview dinner 同时还安排了 interview-day lunch，要点相似，经过了半天的了解，你可以找和自己背景相似或申请方向一致的住院医重点询问自己感兴趣的信息。总而言之，进退有度，主动把握信息是正确的心态。

面试当天：

"包装"形象。这里的"包装"有两方面。一是外形上，上文已提到面试的衣着打扮。同时还要注意的是，面试时女士翘二郎腿、男士坐姿太"葛优瘫"都不好，当然也不要太紧张僵硬，应当身体自然坐直，倾听对方谈话时略微前倾，不时回应，保持目光接触。二是给面试官留下的主观印象，是否应该努力迎合项目的口味（比如，科研型项目和社区型项目就有很大口味上的不同），在多大程度上表达真实的想法。很多 IMG 由于选择空间相对有限，在回答项目问题的时候要更有弹性，不要太偏执一方。其实为了 Match，放低姿态无可厚非，面试前了解项目的预期也能帮助面试时游刃有余。

总之无论是何种项目，从 PD 和面试官的角度来考虑，面试问题万变不离其宗。因为已经用计算机把 USMLE 考试成绩差的人滤掉了，他们的工作无非就是进一步"过滤掉极品奇葩，招到有能力、责任心、能够团队合作且不会半途而废（或转科、转院）的住院医"。如果你能在交谈的短短半小时中，向对方传达"有能力、有担当、好合作、不折腾"这几个特质，那么就大大加分了。

让我们看看面试过程一般都会遇到哪些问题呢？

■ 基本问题。大部分项目会问的主流问题都是为了更好的了解你：你的经历，特长，职业规划等等。最高频的问题：Tell me about yourself，tell me more about this xxx（出现在你 CV 中的内容），Do you plan to do a fellowship after residency？Which one，why？What's your career goal？等等。这些都是肯定会被问到的问题，需要好好准备，做到回答时流利且真诚。流利来自于不懈的练习，自己练，和伙伴们练，找商业 mock interview 练；要做到真诚不难，秘诀是在答案中多加入自己的切身经历，make it personal，比如在介绍自己的时候简短描述一下自己的家乡，父母；说完了各种职业相关的经历之后可以带一句工作之余自己的兴趣爱好；不仅仅回答自己想做心内科的专科医生，而要说出自己过去做过的和心内科相关的工作，触动了自己的那个患者，合情合理地解释自己的职业选择。还要特别小心，有时面试官会用一种更随意的对话方式进行面试，或许不会根据 CV 的内容提问（并非所有面试官会仔细阅读面试者的简历），这时候你应该适当在谈话中点出自己 CV 中的亮点，将话题引导到自己熟悉且自信的领域，比如"作为 IMG 有丰富的美国医院实习经历，有过科研经历，有过教学经历，有过志愿者经历"这些自己引以为傲的地方也是会吸引项目眼光的地方。强调 CV 中的亮点不等于机械地复述，想要面试官看到一个立体的自己并在总评中加分，就要把在 CV 和 PS 中由于篇幅和限制所未能写出的亮点在交谈过程中展示出来。团队合作精神、随机应变能力、在科研和临床中的人脉等等都是能够吸引面试官的"软实力"。

■ 行为类问题，问的就是当遇到某个情况时，你行为处事的方法，主要看你的情商如何。通常分成两大类：

■ 情景假设。例如：你的同事一直迟到早退你会怎么处理？遇到有情绪的家属怎么处理？等等，有时也会涉及到一些医学伦理的问题。

这类问题其实很简单，回答起来换汤不换药。

· 第一步，先体现出自己善解人意的一面，透过现象去探索本质：和同事沟通去了解为什么 TA 不能守时？是不是家庭生活有什么难处，我能不能帮上忙，项目里的领导层能不能帮上忙？为什么家属有情绪？是不是不理解医生们的计划，或者家里有什么压力？

· 第二步：正视问题，单刀直入地去解决。告诉你的同事 Ta 这么做影响了整个团队的工作，必须要改。告诉你的患者家属自己愿意花时间和他们交谈，帮助他们理解病情，或者可以组织一次会议帮助大家统一意见。

· 第三步：要懂得上报问题。住导和其他项目的管理层需要并希望了解住院医们遇到的问题，同时不要忘了在通告住导之前告诉自己的同事自己会把 TA 的情况上报，不要做一个暗地里告密者。如果是患者的问题，要及时和自己的上级住院医和主治沟通，不要自己扛着。

· 如果你觉得自己的回答不是最为理想，心里没底，你也可以谦虚地问：您觉得还能怎样更好地处理么？毕竟面试也是学习的过程，听听专业的答案，说不定下个面试你还会被问到同样的问题呢。

■ 真人真事。第二类会直接地问你过去的经历，你的处理方式。比如说：给我一个例子，过去你曾承担很大的压力，后来你是怎么克服的？给我一个例子，你接受了别人的批评，你的反应是什么？举例，你到了一个全新的环境，怎么适应的？这类问题虽然千变万化，形式很多，但其实你只要准备两三个类似的故事，就能以不变应万变。同时回答好这类问题要详细描述自己心理的变化，展现自己分析问题，处理问题的过程和能力。比如：我曾有过这样的经历，在美国开始实习的第一个礼拜，我的主治给我回馈说我太害羞了，表现不理想。我很难过，之后改变了自己在医院的表现，后得到好评。这个简单的故事，对以上三个问题都适用。回答第一个："第一个来美国实习的那个月，我的压力很大，医院的环境对我来说是全新的，同时我还要努力适应用我的第二语言工作。一个礼拜过后，我向我的主治要反馈，他说我表现得比较腼腆，和同组其他的医学生比起来还有差距。我听后十分难过，担心自己不是来美国行医的那块料，压力更大了。但我静下心来做了一下自我总结，第一个礼拜的表现之所以差强人意，其一是我还在适应新环境，一周下来已经进步不少，下周一定能做的更好，其二是因为中国医院里轮转的医学生在查房时几乎没有发言的机会，但我现在的角色有了新的任务，我要多向同组的美国医学生们学习，积极参与到查房的过程中去。怀着这样的目标我开始了第二周的轮转，两周过后，我的主治在反馈中给了我好评。我也切身地感受到了自己的进步，这段经历对我来说非常宝贵。"如果把侧重换到"接受批评"或者"适应环境"，同样的故事就能被反复利用。

■ 刁钻问题。这类具有挑战的问题没有固定的形式，举几个常见的例子：

■ 临床问题：只要不是超级无敌大学霸，多少会有些畏惧，毕竟离 Step1、Step2CK 考完都有些时候了，万一答不上简单的问题，可不丢人丢大发了？安啦，时代已经变了，当年的面试还有拿出卷子来考面试者的，但现在，问临床问题已经成为了项目面试中的警戒区，这样的项目很有可能会被贴上"工作繁杂，招来住院医只是为了当壮劳力"的差评，在面试者的圈子中口口相传。住导们当然也懂这个局势，而且有 USMLE 这样的标准化考试，医学基本功看分数就行。所以现在面试中会问临床问题的项目已经是凤毛麟角。而且如果真的会问，那多半会场场都问，问的问题也大多是重复的，甚至几年都问同样的问题。完全可以通过前期调查工作做好准备。

■ 汇报病例：可以说是面试中的大分题。在汇报一个病例的过程中，面试官会考察你的临床英语，临床思路，和对问题的反思。建议做好十二分的准备，能在两分钟内简洁明了地交代病史，不要选很复杂的病例，虽然可能精彩，但不值得冒风险，因为现场的紧张情绪可能会影响你的发挥。不要单纯地汇报，一定要在最后加上你的总结："你通过这个病例学到了什么？是一种疾病的少见临床表现？治疗方法？或是通过这个病例你修炼了自己收集病史的能力？查阅文献的能力？还是说这个患者给你带来了触动，让你对医患关系有了更深入的领悟？"总之，让你的故事丰满一些。另外，最好准备两个 case，两个不同系统的病例，这样有选择的余地，尽量不要给你的面试官汇报 TA 专业领域的病例，相信我，如果你给一个内分泌医生汇报一个嗜铬细胞瘤的病例，面试的十分钟你就别想聊别的了。

■ **你的缺点**：这个问题很难把握深浅，每个人都有自己的弱点，但老老实实回答又怕让项目反感。这里的建议是尽量说一些能被自己改善的问题，并且在回答的时候就告诉对方自己的改变方案。作为外国人，很容易说的一个点就是文化上的不适应："不了解食物的名称，导致自己没法正确分析患者的饮食状况"，或者"不了解一些俗语导致和患者的沟通有时会成为障碍"，但自己愿意努力多尝试美国的食品来了解这些名称，多交朋友，和他们学习地道的语言用法。这些都是不错的回答，可惜有些项目已经听腻味了，有时甚至会直接问你，除了文化上的短板，你还有什么弱点。那就绕不过去了，你必须掏心窝地说自己的一个问题，但要尽量往小里说，同时别忘了说解决方案。比如说，你是个很宅的人，除了工作就只想呆在家里，讨厌社交。你可以说：自己的缺点是有的时候有点太顾家了，除了工作之外的时间都来陪伴家人，导致有些冷落了同事之间的关系。自己已经意识到了这个问题，决定以后要邀请同事来家里玩，和大家好好相处。不要很虚伪的回答"我的缺点是我太完美主义了"、"我的缺点是我太热爱工作了"，项目想要的是一个真诚的回答。

■ **小概率的古怪问题**：大千世界无奇不有，新一代的 CMG 面试数都是十几到几十数量级的，面多了总会撞上个 2B 非典型问题的。其实面试官们问出这些问题的时候，多数也只是大脑缺氧随口一说，有的时候可以用幽默来化解。比如：你的女朋友（或者母亲）会说你有什么缺点？答："太多了！"然后做掏钱包拿小纸条状，逗大家一笑了之。实在讲不出的问题也可以先扯几句然后真诚地说自己知道的不多。比如问："跟我讲讲你们国家赤脚医生的情况？"答："老实说我知道的也不详细（说点知道的内容），我可以查一下再回信给您。"

■ **如何解释中美差异？**对于在中国完成 5～8 年甚至更长时间培训的医学生来讲，很难回避被问及自己在本国的培训情况。提到中美培训体系、疾病谱和语言的差异，让很多人缺少底气，但对 IMG 来说，要把这种差异带来的劣势反转为优势是何其的难呀。一个误区是，为了表现对美国住院医的向往和认同，而贬低中国医学院和住院医培训经历。这样做的后果就是弱化自己的背景经历，增加项目的顾虑。实际上即使差异再大，几年正规的国内医学教育也不可能毫无可取之处。大量实践机会对临床操作的训练，同时管理多个床位对效率和统筹的锻炼，对临床常见病和较罕见病的熟悉……经历因人而异，建议大家在准备 PS 和 CV 的同时，就将自己医学院和住院医期间的有益经历提炼出来。不妄自菲薄，经常和美国住院医讨论各自系统的缺陷和优点，客观地比较和思考，才能够在面对这样的问题时游刃有余。

向面试官提问：

面试一整天，你会听到最多的一句话就是"Do you have any questions？"，介绍完了项目住导要问，面试中间的等待时间住院医要问，每个面试官也会问。项目自然是好心，希望你能有机会全方面的了解项目，但对于我们来说确实是一种挑战，哪来这么多问题可以问呀？向住院医们提问的时候还好，你可以问很多琐碎的小问题：收多少患者？怎么放假？大家都住哪？房租贵不贵？平时去哪玩？等等。但是面试中的问题都是对着住导，副住导和 Faculty 们问的，档次必须要高。注意事项见下：

▧ 一定要问！哪怕面试三个人，问三次同样的问题也要问。没有问题会显得自己对项目没有兴趣，被减分。

▧ 问题题材要来源于你对项目的了解，这样才能达到"问到心坎上了"的效果。项目会在自己的网站上发出自己引以为傲的各种 project，curriculum，tract 等，这些你都可以用来问。住导在介绍项目的 PPT 里也能看到这些素材，听的时候别忘了把这些信息记下来，面试的时候使用。

▧ 问问题的时候结合自身情况特点来问。比如：项目有一个 Education project，用来培养住院医的教学能力。你可以说："我对教学很感兴趣，在国内也主讲过百歌医学的 USMLE 精讲，贵项目的 Education project 给了我继续磨炼自己教学能力的机会，是我申请贵项目的重要原因之一！我在网页上，和之前 PD 的介绍中有了初步的了解，您能给我更加详细地介绍一下么？"又或者："在过去的实习中，我发现 feedback 对自己的临床能力有很大的帮助，您能给我介绍一下项目中的 feedback 体系么？"

▧ 提针对面试官本人的问题，也有不错的效果。有些项目会提早告诉你谁来面试你，你可以提早做好功课，看看面试官是哪个科室的医生，有什么在做的 project，发表过的文章，这些在面试的时候适当的问一下，都能体现你对项目和项目中的医生有一定的了解，是一个好的表现自己的机会。也可以问问你的面试官是怎么和这个项目结缘的，TA 为什么选择这里工作，TA 是否在别的地方也工作过？相比之下这个医院好在哪里呢？这些问题能帮助你从工作人员的角度了解这个医院的情况，也能拉近和面试官的距离。

面试之后

终于完成了一个面试，可惜还没到可以松懈的时候。

面试后感谢信也是一个重要的环节（面试的时候就要记得和每个面试过自己的面试官要下联系的 e-mail）

信的内容要包括：对项目深情的赞美（要说到点子上，夸项目那些有特色的地方），对面试过程的总结（让收信人能迅速回忆起你们共度的美好时光），补充回答面试时自己没有回答好的问题。如果面试官在面试过程中给你推荐了什么东西，比如一张专辑，一本书或者一家饭店，感谢信也是给对方反馈的好机会，告诉 TA 你听过，看过，吃过后的感触，增加互动。有的住导会很深恶痛绝地表示"不要给 TA 写感谢信"，这也可以理解的，大部分项目住导是会和每个面试者都碰面的，几场面试下来邮箱一定被感谢信刷屏，应该尊重人家的选择。

除了感谢信以外，还可以逢年过节给项目发去问候，排完 ranking order list 之后给项目写"情书"告诉他们你把他们排很高等等，每个机会都发实在太"扰民"了，自己也劳心劳力，可以根据自身情况，选择机会大的项目或者心仪的项目发两次刷存在感。

二次前往

如果一次面试没有让你全面了解到项目，你也可以申请再去一次。通常是一个住院医再带你转转，回答你的问题。除非你真的还有未解之惑，否则没必要专门再去一次作秀给项目看。

面试，对项目心中的 Rank order list 会有什么样的影响？

面试的表现会对最终的排名起决定性作用吗？这是很多人都关心

的问题。在此，我们把所知道的面试之后可能会影响到 ranking order list 的因素讲给大家，让大家有一个正确的认识。

首先，招收住院医师多的大项目，每年会有大量的申请者。这些项目通常是先进行初筛后，以一定的条件（比如推荐信的分量和 USMLE 分数）分层，然后从高到低分批发放面试。而这个分批发面试的表，其实就是一种项目心中"最原始的 ranking order list"。

然后，获得面试的人纷纷来到项目里，走一圈儿，被观察一通之后，项目里会召开一个遴选委员会，来讨论排序改变。

一般来说，越大越成熟的项目，这种靠面试来一锤定音的可能性越小。成熟的大项目更依赖于客观数据（主要是 USMLE 考试成绩和推荐信），同时结合面试官的客观评分来作决定。根据我们的观察，面试过程可能对之前的"最原始的 ranking order list"有上下 10～20 排位的微调。极少的情况下，如果申请人有遴选委员会的人力挺，有时也会发生"咸鱼翻身"的个例，而另一种极端情况，申请人的材料各方面都很优秀，但有人在遴选会议上给你"差评"，这时候申请人可能被意外"一票否决"出局。

所以，我们来总结一下这个问题"面试，对项目心中的 ranking order list 会有什么样的影响？"

■ 成熟大项目中，面试对 ranking order list 的影响小于客观指标（主要是 USMLE 考试成绩和推荐信）的影响。

■ 一定要注意，不要被一票否决。

■ 客观指标不够硬，而非要逆势而为、创造"咸鱼翻身"的奇迹，可能就要依靠外部和内部的有力推荐了。

（卫　昕　张凌欣）

最后，想提醒大家一句。Match 是一个双向选择的过程，项目找到了优秀的你，你也应该挑选一个合适的项目，才能叫真正的门当户对的"双配"。所以在面试的过程中，努力脱颖而出固然重要，但也别忘了用心去了解，衡量每个项目。下一节我们将讨论《你到底想"嫁"给谁？（如何正确填写 ranking order list ？）》

7.6　你到底想"嫁"给谁？（如何正确填写 ranking order list）

从紧张而忙碌的面试季解脱出来，静下心来总结和分析自己面试的经历，同时要认真地对自己今后的职业道路做规划了。

Rank order list，也简称 ROL，是综合考虑本书前面所述所有内容之后，把自己最想去的项目排在第一，其次想去的项目排在第二，依此类推，排在最后的是想去程度最低的。这个排序需要在 NRMP 的网站上完成，并在截止日期前提交。前 20 个项目是不需要额外付钱的，之后每一个排一个需要加付 30 美金。虽然大部分人都会 Match 到前几名的项目，我的建议是把参加过面试的项目都排上，增加 Match 的成功率。老实说，走到这个时候也不差这几个钱了。

《7.2　进入美国住院医培训的流程：Match》已经详细介绍了 Match 系统。利用这个系统，申请者就能去到"力所能及"范围之内最好的项目，项目也能招到自己最想要的人。申请者和项目排序是双盲的，互不影响。所以，申请者尽管按照自己喜欢的医院排序就是。

我们认为，对于"更喜欢哪个一个项目"这个问题，其实下面将要几个几个因素都只是深层因素的表象反应，而那个深层因素，就是自己的生活态度和对自己的职业规划。一般来说：

■ 职业优先的人，可能会首先考虑的是项目的声誉、培训的质量、Fellowship 的机会等。

■ 生活优先的人，可能会首先考虑城市、签证类型、配偶和子女的需求、工作生活平衡等因素。

下面我们列出了新一代 CMG 们最常关注的五大因素。一般来说，选定三个你认为最重要的因素，就基本可以把 Rank list order 定下来了。以下五大因素没有先后顺序之分。

Fellowship 的机会

从申请 Fellowship 的角度看，将项目分为大学医院和社区医院项目其实不是很准确的划分，更准确的划分是住院医项目的医院本身有没有自带 Fellowship 项目。对于有明确亚专科倾向的申请人，选择的住院医师培训项目的时候，最好找自带要申请的 Fellowship。

这样选择的原因是你有机会跟本院的亚专科医生一起工作，建立人脉，获得推荐信。一般而言，本院的 Fellowship 一般会给本院毕业生预留一些名额，他们对自己的住院医都有一定的偏好，你可以近水楼台先得月。

另外，在申请 fellowship 的时候，research 的经历也非常重要。自带 Fellowship 的项目一般有更多的 research 的机会。

最后，历年 fellowship 申请的成功率也是参考指标，这个在大多数 program 的网站都可以找到。所以想要申请 Fellowship 的同学，这一个因素应该是首要考虑的。

轮转与排班

在面试的过程中，很多医院都会向申请者展示住院医的排班表是怎样的，一年中有多少时间在病房、ICU、CCU、专科轮转、和急诊门诊轮转。每天工作时间怎样，多久值一次班，以及每次最长值多少小时的班等等。有的地方患者很多，工作量很大。这是好事，毕竟见的越多，经验就越多。但可能也会过犹不及。因为工作时间太长，没有时间学习思考和消化工作中的病例。自从 ACGME 对住院医工作时间做出详细规定后，大多数项目都不会特别出格地忙。说实话，大部分人在面试的时候是不会对轮转和排班有足够深的认识以至于可以区分出项目的优劣。把握两个大原则就行。一个是项目忙一点比闲一点好，因为住院医所学的可能是今后一辈子行医的基石；另一个是选科轮转的自由度越大越好，这样可以根据自己的发展方向来定制轮转计划。

签证类型

一般来说，大部分大学项目提供的是 J 签证。特别好的大学项目或偏远地区的大学项目以及大部分社区项目会提供 H1b 签证。简而言之，打算住院医毕业后直接找工作的，选 H1b 签证；住院医和 Fellowship 加起来培训时间大于 6 年的，选 J1 签证。其他更加复杂的情况，我们留在《7.7　J1 签证还是 H1b 签证，哪个更适合我》章节详细讨论。

地域

有人喜欢生活在大城市，有人喜欢生活在小城市。两种生活方式各有千秋。职业优先的人，一般选择大城市，因为大城市里一般有更多的深造机会和工作机会。生活优先的人，单身的一般选择大城市，因为业余生活比较多彩；有家庭的人一般偏爱小城市，因为生活压力轻和生活节奏慢一些，可以多留时间陪家里人。不过，在美国工作，搬家是很常见的，不必为住院医那几年所在的城市特别在意。

整体氛围和感觉

前面理性地分析了很多，但第一印象也非常重要。Match 某种意义上跟恋爱一样。有相貌，学历，家庭，工作等各种参考标准。但也需要那种心动的感觉。可以想象一下自己在这个城市，这个医院，跟这些人相处三年甚至更长时间。自己会不会开心，会不会找到归属感。这种感觉可能与理性的分析和指标同样重要。

总之，做 Rank list order 是一个总结过去的机会，也是一个规划未来的契机；是一个依靠大脑的理性的博弈，也是一个听从内心的感性的冲动。最后，希望大家都能 Match 到自己心仪的医院。无论最后去了哪儿，选择了怎样的道路，希望大家都能达到人生的目标，也能享受沿途的风景。

（吕　毅　文雨萌）

在本节最后，介绍一个小工具：NRMP Prism。

这是一款专门为 ROL 设计的手机 App。最主要的功能是帮助我们对项目从各个方面评分，其方便之处在于拿到面试之后可以在 App 里面搜索相应的项目，加入到自己的面试列表里面，而且还能在 App 里面设定面试时间，与手机里面的日历同步，对面试情况一览无遗。每次面试之后，每个项目可以通过一个评分标准来进行打分，最后根据平均分排序。评价有很多维度，我们给项目打分的过程最好在面试一结束就立刻进行，这样才能保证对一个项目的印象足够新鲜和深刻。

7.7 J1 签证还是 H1b 签证，哪个更适合我?

来到异国他乡工作，如果不具备美国绿卡或公民身份的话，签证状态是每一个人都要面临的问题。美国的医院给住院医主要提供两种签证，一种是短期工作签证 H1b，另一种是访问学者签证 J1。

这两种签证有什么区别？哪一种更加适合我呢？

我们看一下这张对比表格：

表 1 H1b 签证和 J1 签证对比

	H1b	J1
签证性质	短期工作签证	访问学者签证
申请条件	项目支持，同时有 Step3 成绩。既往申请过 J1 的话需要先有放弃原有签证或者回国 2 年或以上	ECFMG 认证
移民倾向	允许有移民倾向，即在美国申请绿卡后，离开美国再进入时可以使用原本的签证	不允许有移民倾向，即在美国申请绿卡后，离开美国再进入时，就不能申请 J1 签证了
优势	■ 可与移民申请无缝对接 ■ 不需要向本国政府申请 Statement of Need，签证过程相对可控 ■ 在州法律以及项目允许的情况下可以做 moonlighting 赚外快 ■ 住院医毕业后可以直接找 H1b 的工作，无需豁免 ■ 在部分州，住院医的 H1b 时间也可以被算入在医疗欠发达地区的服务时间，用以申请 EB2 类的绿卡	■ J1 签证申请门槛低（不需要 Step3 成绩、无需对既往的 212e 进行豁免、签证由 ECFMG 支持） ■ J1 签证前两年免税 ■ 同一类别的 J1 签证最长为 7 年，让你有充足的时间完成 fellowship 培训 ■ 支持 J1 的 fellowhip 比支持 H1b 的 fellowship 多 ■ 部分项目倾向于将需要 J1 签证申请者排在需要 H1b 签证的申请者之前 ■ J1 签证的配偶可以获得 EAD 卡工作

	H1b	J1
劣势	■ H1b 签证缴税额与公民、绿卡持有者是一样的，比 J1 签证多 ■ 部分项目可能会要求 H1b 申请者自费办理（大概 $2000） ■ 申请竞争性强的 fellowship 时，难度相对大 ■ H1b 签证最长时间是 6 年，如果 Residency+fellowship 的训练总长度超过 6 年的话，可能无法在 Residency 培训结束后直接用 H1b 签证完成 Fellowship 培训 ■ 申请 H1b 需要 step3 成绩 ■ H1b 配偶不能直接工作（但是绿卡获得批准后，配偶可以获得 EAD 卡工作）	■ 需要豁免后才可以申请移民 ■ Statement of Need 申请过程复杂，如在国内办理手续的能力不足，可能会因此丢掉职位 ■ J1 alien physician 的豁免需前往医疗欠发达地区服务 3 年
常见误区	■ "H1b 就是移民签证"。实际上，H1b 是临时工作签证，允许有移民倾向，但不等同于移民签证。拥有过 H1b 签证的人依旧可以申请不允许有移民倾向的 J1 签证 ■ "H1b 签证结束后有 grace period，可以在美国滞留一段时间"。完全相反，H1b 签证一旦终止，原签证持有者必须立刻离境 ■ "提供 H1b 签证都是比较差的项目"。项目是否提供 H1b，取决于州法及项目意愿。例如：德州再烂的项目也没法为住院医申请 H1b 签证，因为州法律禁止了外国住院医获得 H1b 签证。确实有部分一般的项目以 H1b 签证来吸引住院医，但是好的项目也需要干同样的事，Mayo Clinic，University of Iowa，Cleveland Clinic 都是支持 H1b 签证的 注：本栏内，错误观念底色为灰色	■ "J1 alien physician 签证和其他类别的 J1 签证在移民机会上有不同"。只要是受制于 212e 的 J1 签证，必须先豁免，不然无法在美国直接申请移民 ■ "J1 签证不用交税"。其实，仅仅是前两年交的税少一些而已 ■ "J1 签证比 H1b 签证在申请 fellowship 上优势大很多"。一小点优势是有的，但起不到决定作用。H1b 签证持有人住院医培训完成后花几年熬成绿卡再申请 fellowship，成功率会更高 ■ "豁免掉 J1 签证的医疗欠发达地区工作的日子很难熬"。医疗欠发达地区不等同于经济欠发达地区，但医疗欠发达地区却等同于医生收入高地区。在豁免掉 J1 签证的医疗欠发达地区工作的缺点，是在于择业的选择受到了限制。在美国，自由是一种议价的资本

注：J1 签证豁免的意思是 J1 签证的医生在培训结束后，必须回本国至少 2 年。如果 J1 签证的医生不想回国而想继续留在美国，就必须获得 J1 签证豁免，豁免掉"回本国 2 年"的要求。而获得豁免的条件一般是去医疗欠发达地区服务（还有其他法律方法豁免，具体请咨询美国移民律师）

总结一下：

如果是以下情况的话，通常选 H1b：

■ 在住院医期间有申请绿卡的可能：比如投资移民、科研、或者婚姻绿卡

■ 不打算做 Fellowship

■ 担心难以获得国内卫生部 Statement of Need 文件的

如果是以下情况的话，通常选 J1：

■ 没有 Step3 成绩

■ 想去的项目，或者 Match 成功的项目只支持 J1

■ 真的想住院医或 Fellowship 培训结束之后，直接回国

■ 住院医 + 目标 Fellowship 培训时间在 7 年或以上的

■ 配偶来美，并且需要马上在美国工作

■ 有既往 J1 签证，还没获得豁免

非以上情况的话，一般 H1b 或 J1 都属于两者皆可的状态，那就主要看双配到的项目支持哪种类型的签证以及个人综合考虑了。

（李嘉华　吕　毅）

下一节，我们会探讨一下 Match 的大形势是怎样的？

7.8　Match 大形势：越来越难? 还是越来越容易?

最近几年不断传出 IMG Match 将变得越来越难的传言。传言的起因是在 2012 年的 12 月 5 日，JAMA 上发表了一篇《Residency Training and International Medical Graduates：Coming to America No More》。这篇文章提出了一个观点：因为美国医学生的扩招，至 2016 年 Match 时，当年的美国医学院毕业生（2012 年入学）将超过住院医师职位数，由此得出结论：Coming to America No More。当时，大家都把 2015 年称作 "IMG 的末日年"。

这篇文章在当时引起了极大的恐慌，各个 IMG 的 USMLE 版面上争论纷纷，但细细读起来，这篇文章的论据有以下几个严重问题：

1. 文章使用的是 2012 年的住院医师职位数来预估 2016 年的住院医师职位数，在 Medicare 不增加 funding 的前提下，默认 2012 年的住院医师职位数等于 2016 年的住院医师职位数。事实上，在 2013 年 Affordable Care Act（ACA）通过后，增加了对于 primary care 的住院医师训练的资金支持，不少住院医师项目依靠这些资金增加不少 primary care track 的职位数。

2. 在 2013 年的 main Match 中，NRMP 采取了 all-in 或者 all-out 的政策，即住院医师项目必须做出选择，所有职位要不就全部都参加 preMatch，要不就全部参加 NRMP Match。这一政策的直接结果是，大量 pre-Match 的职位进入了 NRMP Match。2014 年的 NRMP Match 数据显示比起 2012 年 all-in 政策实施前，NRMP Match 的职位数增加了约 28%，总数为 26392 个。这个措施本身并没有增加实际上住院医师位置数量，但却让一直潜伏在 NRMP 统计数据以外的位置逐渐浮出了水面。所以，JAMA 文章拿过期数据说新情况，大错特错。

3. 这篇文章的推论是建立在美国医学毕业生 Match 率 100%，同时所有城市的所有住院医位置都会有人去，美国医学生一点儿都不挑剔的基础上的。而，2015 的 NRMP Match 数据显示 Allopathic 医学院应届生（MD）的 Match 率是 93%，而 Osteopathic 医学院毕业生（DO）的 Match 率是 84%。这是因为美国医学院扩招导致学生质量下降，有些项目的宗旨是"宁要洋学霸（IMG），不要土学渣（AMG）"，这样总会有一些出色的 IMG 取代了 AMG Match 上这些项目。还有美国医学生大多数背负很高的学费贷款，他们对科室和地理位置的选择都比较挑剔，挑剔的结果就是可能会 Match 不上。

综上所述，JAMA 的这篇文章可以说是失败之作。在 2015 年 12 月 17 日，NEJM 上发表了一篇观点与 JAMA 文章相反的文章：《Why a GME squeeze is unlikely》。这篇文章提出观点：美国住院医生项目职位数在过去 10 年里以每年 1.66% 增加，而美国医学院招生数则在以每年 2.4% 增加，因为住院医师职位数的基数更大，因此留给 IMG 的职位在绝对数值上其实变化不大。据文章预期，在 2023 年以前，住院医师职位数与美国医学院毕业生数之间每年会一直存在一个 5000 ~ 6000 的差距。因此，单就 Match 难度而言，并不存在显著上升。而从事实的角度上看，从 2013-2016 年，住院医的职位一直在稳步上升，IMG 的 Match 率更是从 47% 小幅上升到 50%，而我们新一代的 CMG 在 2016 年的表现更加抢眼，获得近 80% 的 Match 率（来自《2016 年 CMG Match 大数据》）。

http://baigemed. com/usmle-exp/ match/32216/

事实数据狠狠打了 JAMA 末日年一文的耳光，2016 年不但不是 IMG 的末日年，而是丰收年！

住院医位置持续增长的原因，是专门供给 primary care track 的资金在增长，这也是美国近年来医学发展的一个趋势。这意味着，随着医学院扩招，不带有 primary care 属性的专科竞争会越来越激烈。这当中常见的包括：Surgery，Emergency Medicine，Radiology，Dermatology，Anethesiology 等学科。而有 Primary care 属性的儿科、内科、家庭科的职位就涨幅很大。

总之，Match 总体没有变难也没有变容易，就像所有的"末日论"一样，2012 年 JAMA 吹嘘的 IMG Match 末日并没有出现，无论是用推理或 2015 和 2016 年的事实，都证明了这是一个谣言。

虽然 IMG Match 变难的可能性存在，但这是对于挣扎在基线水平上的人（Steps 考出平均分的成绩，其他方面乏善可陈）。而新一代的 CMG，可以在国内充分装备成为 superstar IMG，远远高于基线，在这种情况下有很大机会进入美国住院医大门！

（刘雨洲）

7.9　Match 量表 V4.1

高能预警！

高能预警！

高能预警！

本节内容非常非常重要！目的是为读者展示到底哪些因素会对 Match 的结果产生影响？这是一篇科研类型的论述文，包括正文、解读和历史回顾三个部分。文字有可能较为艰涩难懂，还请耐心阅读。

目前的最新版本是 Match 量表 V4.1，数据来源包括既往的 Match 经验荟萃分析、NRMP 和 ECFMG 发布的大数据及我们 2016 年对 CMG 群体的前瞻性队列研究。如《2.3　科学地备考 Step1：Step 路标系统》中所述，所有指南的版本号命名原则为：小数点前面的大版本号代表数据群，每次研究样本数据群发生更新、补充等变化时，大版本号就升级一次。小数点后面是小版本号，每次对样本的解读发生变化时，小版本号就升级一次。此命名原则也适用于 Match 量表。

在进入正文之前，这里先解释一下正文中反复出现的推荐意见分级和证据等级分级。

根据推荐意见的高低分为三个等级：

■ 推荐类：好处明显好于 placebo

■ 中立类：好处可能好于、等于或者差于 placebo，不同数据的结论有分歧

■ 不推荐类：好处明显差于 placebo

根据支持数据的数据等级分三类：

■ A：强证据，大样本研究，数据来自于 NRMP、ECFMG 和队列研究（Cohort Study）

■ B：弱证据，小样本研究，数据来自于个人 Match 经验汇总

（回顾性样本分析）

C：微证据，一家之言，数据来源于公邮顾问系统和既往成功 Match 者中有代表性的医生（专家意见及个体样本报告）

对影响因素的筛选也有考量，我们只选出中国医学生可以经过后天努力而改变的因素，而虽然我们也承认，某些先天因素对 Match 结果会有影响，但是由于这些是不可改变因素，所以并没有把他们列入 Match 量表。这些先天因素包括：

种族和性别：比如亚洲女性比亚洲男性更容易 Match

本科毕业院校：对于已经考入医学院的人来说，这点已经成为既定事实，不过，这点重要性尚不明晰

其他

所以【Match 量表】只针 "后天因素" 进行评估。下表即 Match 量表 V4.1，罗列了对影响 Match 结果的因素的综合推荐意见。

表 1　Match 量表 V4.1

	强证据	弱证据	微证据	
推荐类	Step1/Step2CK 250+ Step2CS 考试一次通过 强烈推荐行为（Endorsement） 美国轮转时间 ≥ 5 个月 毕业年限 ≤ 5 年		专业面试辅导	
中立类	申请时具备 Step3 成绩 已经有绿卡	美国 MPH 或博士 科研成就	专业申请文书准备 中国住院医培训或临床型研究生 医学院 GPA	
不推荐类	熬绿卡	试图用 GPA 替代 Step1/Step2CK		

最后，我们再对 Match 量表中因素的时效性加以总结，分为必需性永久因素、非必需性永久因素和可变因素。

必需性永久因素是首次 Match 前必备的因素，一旦具备会留下永久记录，无法改变。包括：

Step1/Step2CK 成绩

Step2CS 一次通过

■ 医学院 GPA

■ 毕业年限 ≤ 5 年

非必需性永久因素是 Match 时不一定需要，但对 Match 有一定影响。一旦改变，也会留下永久记录，包括：

■ 绿卡

■ 申请时具备 Step3 成绩

■ 美国 MPH 或博士学位

■ 中国住院医训练或临床型研究生

可变因素是每次 Match 都需要，能通过手段来提升的（假设 Match 不上或者重新参加 Match），包括：

■ 强烈推荐行为

■ 美国轮转时间 ≥ 5 个月

■ 科研成就

■ 专业面试辅导

■ 专业申请文书准备

这样细分，是为大家能尽量避开可能造成 Match 失利的危险区域。通过提高必要性永久因素，让自己在一开始就远离了危险区。某些因为各种原因，未能避开危险区域而成为 Match 失败者的人，来年也可以通过添加"非必需性永久因素"，以及积累提升可变后天因素来提升自身的条件，争取成功双配。

（李嘉华）

如果你还想深入了解这些推荐意见是如何产生，可以接着阅读《附录 1：Match 量表推荐意见的解读》

附录 1 : Match 量表推荐意见的解读

"推荐类"意见的解读

1.Step1/Step2CK 同时达到 250+（强推荐）

根据 IMG 队列研究结果（具体参见《2.2 Step1 的分数怎么计算？ Step1 成绩有什么作用？》），Step1 在 250 以上的话，IMG Match 率接近 70%，Step2CK 也跟 Step1 一样有相近的结果。而面试数越多，Match 的可能性越大。

下图是队列研究对 Step1 和 Step2CK 分数和面试数关系图，图的 x 轴是 CK 成绩，y 轴是 Step1 成绩，x-y 平面的最右下角表示成绩最低的组合，x-y 平面的最左上角表示成绩最高的组合，垂直于 x-y 平面的 z 轴表示"平均面试数"。

可以发现两个现象：

▨ Step1 和 Step2CK 的成绩集中在对角线上，说明 Step1 和 Step2CK 有强相关性；

▨ Step1 和 Step2CK 分数越高，平均面试数也越多。

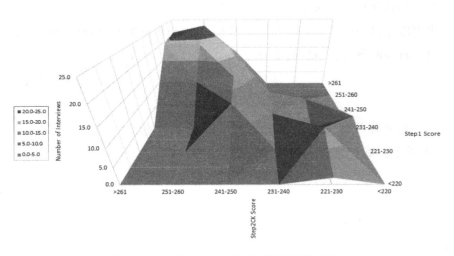

图 1 Step1 和 Step2CK 分数和面试数关系

2.Step2CS 考试一次通过（强推荐）

CS 考试是一个只有通过或者不通过的考试。有 98% 的 AMG 和

76% 的 IMG 可以一次通过 CS。换句话说，如果你不能一次通过 CS 考试的话，你会比 76% 的 IMG 都差。有很多住院医项目都把 CS 是否一次通过设定为一个筛选因素，你可能会被不少项目自动筛掉了，任凭你其他 Package 再优秀，你也可能跟面试无缘。根据百歌医学队列研究，有 92% 的人第一次通过了 CS，一次通过 CS 的人平均面试数是 13.6，而二次或以上通过 CS 的人平均面试数是 3.0。

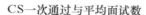

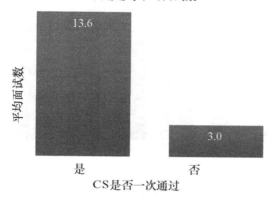

图 2　CS 一次通过与平均面试数关系

3. 强推荐行为 Endorsement（强推荐）

强推荐行为是唯一没有在 IMG 队列研究和百歌医学队列研究中被量化研究的对象，但是没有人会否认强推荐行为对 Match 结果的影响。所以我们还是把它放在了推荐类。请参考本书章节《6.7　话说"推荐信"》了解"强推荐行为"的定义。

4. 美国轮转时间 ≥ 5 个月（强推荐）

美国临床轮转是熟悉美国医疗系统，获得推荐信，建立相关人脉的机会。有关美国临床轮转的方方面面已经在《第 6 章　教你玩转"美国临床轮转"》中详细叙述。根据队列研究结果，平均面试数与美国轮转时间呈线性正相关（$R^2=0.8182$）。大约每进行 1 个月的轮转，可以增加 3.4 个面试。

我们选择 5 个月作为时间点的原因，首先它是可以实现的目标。约 60% 的医学生和 40% 的毕业生可以做到 5 个月以上的临床轮转。

同时，5 个月的临床轮转大约可以带来 17 个面试，算上其他个人因素和申请数目带来的偏差，最少也应该有 10 个面试，即有 70% 的概率能 Match 成功。

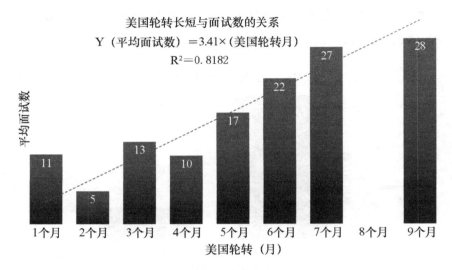

美国轮转长短与面试数的关系
Y（平均面试数）＝3.41×（美国轮转月）
R^2＝0.8182

图 3　美国轮换时间长短与面试数的关系

5. 毕业年限≤5 年（强推荐）

不少项目对申请人的医学院毕业年限有所要求。怎样定义毕业年限，各个项目有各自的说法。有项目认为从本科毕业算起，有项目认为从长学制毕业年算起，有项目甚至可以从研究生毕业算起。但一般而言，我们认为从医学本科或医学长学制毕业开始算起。根据 IMG 队列研究，所有科目的 Match 率都随着毕业年限的增加而下降，但是如果细分不同科室，可以发现不同科室对待毕业年限的差别是挺大的。下图是在不考虑任何其他因素（比如 Step1/Step2CK 成绩等）的情况下，根据 ECFMG 的统计绘制而成的。

内科毕业年限在 5 年以内的，Match 率在 50% 以上。以内科作为标准参照，儿科和家庭科偏好毕业年限短于 3 年的申请人，而病理科、外科、神经科对毕业年限稍长不太在意。尤其是病理科，在毕业年限 15 年以内都有 50% 的 Match 率。

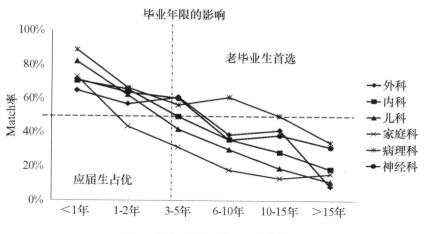

图 4　毕业年限对 Match 率的影响

根据 2016 年队列研究（下图所示），应届毕业、毕业年限 1～3 年，和毕业年限 3-5 年的申请者，平均面试数的确有依次递减的趋势。然后，在超过 5 年以上的毕业年限区间内，递减的速度明显放缓。这个可能由于 5 年以上的毕业生有其他正面因素（比如工作经验、科研成绩、人脉、绿卡）等抵消毕业年限长的负面影响。

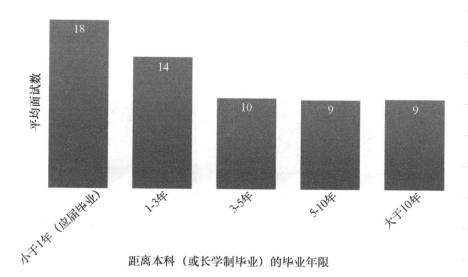

图 5　距离本科的毕业年限对平均面试数的影响

6. 专业面试辅导（微推荐）

面试的目的并不是挑最高分的申请人，而是挑与项目最合适的申请人。不管你的 Package 如何，只要你能获得面试，你就与其他申请人又站在了同一起跑线上。你需要在面试里面展现你最好的一面，以及从容应对各种刁钻的面试问题，用你出色的面试表现让项目更喜欢你，从而让自己在最后的 Ranking 中获得优势。经过专业的面试辅导，可以避免一些容易忽略的致命错误，也可以锻炼面试技巧，这对于面试数量少的申请人尤其重要。

"中立类"意见的解读

1. 申请时具备 Step3 成绩（强中立）

Step3 成绩并不是 Match 的必需条件，Step3 在 Match 过程的重要性在《5.2　Step3 的成绩有什么用？什么时候考 Step3 ？》中已经有探讨。不同来源的数据对 Step3 的重要性有不一样的解释，因此我们将它列在"中立"类别。在百歌医学队列研究里，具备 Step3 成绩者的平均面试数是 14.6，而不具有 Step3 成绩者的平均面试数是 10.5。但如果需要 H1b 签证（详见《7.8　拿 J1 签证好还是 H1b 签证好？》）做住院医的话，则必须拥有 Step3 成绩。

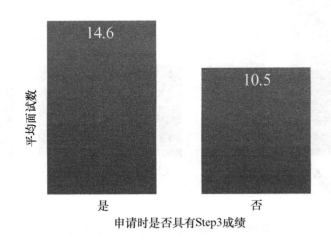

图 6　申请时是否具有 Step3 成绩与平均面试数关系

2. 已经有绿卡（强中立）

先天获得的绿卡对 Match 可能有有利影响，但是与申请科目及毕业年限有相互作用。比如，一般家庭科偏向有绿卡的人，其他科暂时没有发现差异。毕业年限短而有绿卡的人，比毕业年限短没有绿卡的人有稍微的优势，毕业年限长的人暂时没有发现差异。证据来源为强证据，结果不明确，所以为强中立。

3. 美国 MPH 或博士学位（弱中立）

得益于中美民间交流的深入，获得赴美签证已经是非常容易的事情了。但是在以往的年代，绝大多数中国医生都是通过学生或者访问学者的途径进入美国，从事一段非临床医疗工作的，比如 MPH 或博士学位的攻读。然后，再通过 USMLE 成为美国医生。因此，早年的统计数据会认为美国学位对 Match 是有帮助的。然而，读美国学位最多可能要花上 5 ~ 7 年的时间（博士）才能完成，这样会大大延长毕业年限。而毕业年限长带来的损害，与学位带来的优势，在不同人身上体现出不一样的加成结果。由于考虑到时间成本，我们一直猜想只要有好的 USMLE 成绩和临床轮转经历，不读美国学位也是可以 Match 得同样好的。2016 年的队列研究印证了这个猜想。

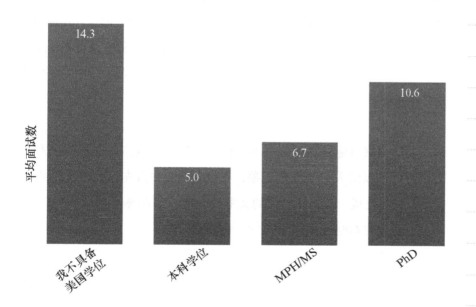

图 7　MPH 或博士学位对于平均面试数的影响

不具备美国学位的人面试数比 MPH 和博士学位持有人多。因为里面可能还包含着成绩、科研成就等混杂因素（confounding bias），所以具体数字不具备太多的参考价值，但至少说明了不具备美国学位的人也毫无劣势。反过头来，通常拥有 MPH 或博士学位的人都具有一定的科研成就，这个科研成就可能有利于将来 Fellowship 的申请。因此美国 MPH 或博士学位属于利弊参半的因素。证据来源强，但是混杂了无法剔除的成分，结果不明确，为弱中立。

4. 科研成就（弱中立）

科研成就是指高水平学术文章、拥有学术头衔、拥有独立研究经费、有业界牛人提携，这个可能可以抵消低成绩和毕业年限长的劣势，以特批的方式进入住院医。科研成就不区分是在中国还是在美国获得的，但仅仅有科研经历或者经验本身不能算作成就。

5. 中国住院医培训或临床型研究生（微中立）

随着住院医规培的正规化以及中国医疗在国际影响力的提高，中国临床经历不会被认为是一个减分点。但是它多大程度上可以助力 Match 暂时缺乏数据支持。在中国，特别是在顶尖的三甲医院，做医生的同时可能会发表高质量研究论文，或与国际专家开展同层次合作，这个可能对 Match 造成有利影响。最后，随着中国私立医疗的兴起，中国医师执照的含金量会增加，保留将来在中国发展的一条后路不是一件坏事。

6. 专业申请文书准备（微中立）

申请文书可能对获得面试不起作用，但是经过精心准备的个人陈述和简历可以给人留下深刻印象，在 Ranking 中占先，照本宣科的文书可能丧失先机，而错误百出的文书可能被一票否决。

7. 医学院 GPA（微中立）

仅有几个个案说在面试时被赞扬医学院的成绩好，但是这只是一家之言，还没有广泛被证实。同时，也是从个案水平上看，并未发现医学院成绩的好坏对 Match 结果有影响。

"不推荐"类意见的解读

1. 熬绿卡（强不推荐）

而这里说的"熬绿卡"特指的是以牺牲毕业年限换取科研成就的方式，最终换来一张绿卡。在 IMG 队列研究中，以内科的 Match 率为例，只有在毕业年限 0～1 年以内，有绿卡比没有绿卡有稍微领先优势（76% 对 71%），1 年以上的毕业年限的申请人，则没有发现有绿卡者比没有者有什么优势。在队列研究中，反而看到了没有绿卡的人比有绿卡的人获得平均面试数更多。当然，这里面的一个重要混杂因素是有绿卡的人通常是通过"熬绿卡"方式获得，过长的毕业年限带来的损伤大于绿卡带来的好处。因此，"熬绿卡"（而非绿卡本身）是对 Match 有不利影响的。

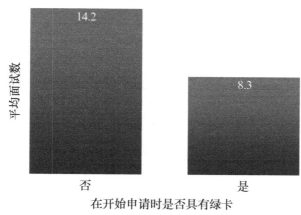

绿卡与平均面试数的关系

图 8　在开始申请时是否具有绿卡与获得平均面试数的关系

2. 试图用 GPA 替代 Step1/Step2CK（中不推荐）

IMG 自五湖四海而来，医学院成绩五花八门，项目很难对 IMG 之间的医学院成绩进行比较，所以项目更倾向于使用 USMLE 成绩作为衡量申请者医学知识水平的标准，而医学院的成绩几乎不影响 Match 的结果。中国医学院的"好成绩"水分更大，很多人为了这个"好成绩"，反复刷历年考题和背答案。这种拙劣的学习方法，不仅不能把医学知识活学活用，损害 USMLE 成绩的同时，还挤占了用来考 USMLE 的时间和空间。

（李嘉华）

http://baigemed.com/match_us_residency/

以上附录是 Match 量表 V4.1 对影响 Match 因素的逐条解读。希望它可以帮助你找到成功 Match 的最佳途径。【Match 量表】会跟随数据的增加以及对数据的新的认识而升级，最新版【Match 量表】请参考笔记栏的网页。

另外，由于篇幅所限，我们将历年 Match 经验放在网上供大家参考。

http://baigemed.com/category/usmle-exp/match/

附录 2：历史考古：Match 量表的五个发展阶段

Match 量表 V0.X（也称"前 Match 量表"）：个人在 Match 结果出来之后，对 Match 的总结。这是 2012 年和之前的状况。

Match 量表 V1.X（也称"Match 经·前传"）：在 Match 结果出来之前，个人以 Match 经的形式，对 Match 过程进行总结和回顾。因为向公众发布的时候，最终结果还不知道，所以这时作者极少会掺杂浮夸和掩盖，对 Match 影响因素的分析更透彻。这首次出现于 2013 年 3 月。

Match 量表 V2.X：引入 NRMP 和 ECFMG 发布的大数据（简称"IMG 队列研究"）。2014 年 ECFMG 对 IMG 的一些数据有大规模统计，这些内容比 1.x 版的 single case report 具有更高的证据等级。这是 2014 年的 3 月。

Match 量表 V3.X：是 1.X 版和 2.X 版的杂交版。1.x 版的优点是对 Match 影响因素的分析很透彻，缺点是没有大数据支持。2.X 的优点是大数据的证据级别高，缺点是某些我们中国医学院毕业生关注的因素并没有体现。3.x 版混搭了前两版之后，对影响 Match 的因素进行汇总分析。划分出推荐意见的强弱（Ⅰ推荐＞Ⅱ中立＞Ⅲ不推荐），以及推荐意见所基于的数据等级（A 强证据＞B 弱证据＞C 一家之言）。这是 2015 年 4 月。

Match 量表 V4.X：是 3.X 版的证据升级版。2016 年初百歌医学引入 CMG 群体的前瞻型队列研究（以下简称为"百歌医学队列研究"），使 3.X 版中的中国医学院毕业生关注的东西获得了前瞻性研究的证据支持，同时进一步更新了推荐意见和数据等级。这是 2016 年 4 月。

这次 3.x 到 4.x 的升级是由于百歌医学对 2016 年 Match 的人群进行了一次前瞻性研究。简单来说，在 2016 年 2 月底到 3 月 14 日 Match 结果发布前，我们对 2016 年参加 Match 人群抽样，形成了一个 52 人的队列研究人群。通过对这个队列人群进行"出结果前"和"出结果后"比对与调查，研究影响 Match 结果的因素。

7.10 番外篇：如何选择偏科研型住院医项目

寻找心仪的住院医项目对于国际毕业生（IMG）不是一件容易的事情，而尤其是对于以后想在科研方面有所发展的人，想在住院医阶段就有足够科研训练，拿到支持科研的住院医项目面试，就更不容易了。一方面申请者本人需要对此有兴趣，且在科研方面有一定训练；另一方面，项目本身也会对申请者有较为苛刻的筛选。在此我就内科科研项目申请进行简单介绍。

支持科研的住院医师项目分为两大类：

▇ 大多数 Categorical 项目，在三年住院医期间提供导师辅导、科研资源

▇ 另一种为 Physician-Scientist Training Program/Clinical Investigator（PTSP/CI）Track，为住院医和专科住院医（Fellowship）联合项目，为期六年，大部分项目安排为 2 至 2.5 年住院医培训，1 年 Fellowship 培训，剩下约 3 年时间完成科研训练

对于大部分带有科研性质的住院医师项目的信息，在各个项目的主页上均可以找到。

对偏向科研型项目衡量的标准，每个申请者自然有自己的侧重。根据我经验，以下因素在申请过程中值得考量：

▇ 项目本身科研实力：不同项目在不同学科上强弱各有不同。对于申请者而言需要在申请时对自己感兴趣的方向进行着重了解，例如通过 Pubmed 搜索此机构在某些方向上近期发表的文章；或者通过医院相关科室网页了解科室内医生的研究项目，经费申请情况、文章及大会摘要发表情况和专利申请情况。在面试的过程中，也需要注意考察医院及实验室本身平台搭建情况，有可能的情况下参观感兴趣的实验室，以获得更多了解实验室本身情况和实验室氛围。

■ 项目对住院医的科研培训情况：在未能与项目目前住院医或者既往毕业住院医取得联系的情况下，可以通过 Pubmed 搜索他们在训练期间发表的文章，或者通过项目网页了解他们在住院医期间科研训练情况以及项目对于住院医在训练期间，尤其是在起步阶段的支持。同时也可以了解项目是否会提供额外的科研相关课程支持。如果能认识目前的住院医或者毕业住院医，通过他们去了解相关情况，会更直观。

■ 项目是否有符合申请者兴趣的科研方向：这一点可以通过项目的官方网页了解，同时可以根据从事此方向的教授发表的文章和申请基金情况获得更多信息。如感兴趣可进一步联系此教授或者通过自己的导师联系，以获得更多了解。

■ 对 IMG 友好程度以及项目的包容性：由于大部分科研项目为大学项目，门槛相对较高，因此需要了解此项目近期招收 IMG 情况以及支持何种签证。如果申请者既往在美国有研究或者学习经历，与某一所或者几所医院有联系，通过个人联系去了解更多的项目情况是最好不过的。对于 IMG 而言，在申请这些项目的过程中，也需要天时地利人和。除了需要满足客观指标，如基本的 USMLE 成绩要求、科研成绩等基本要求以外，人际联系在申请过程中也至关重要。一封好的推荐信或者是业界牛人为你"打招呼"，就能使你的申请从茫茫几千份申请中脱颖而出。然而项目最终是否决定给你发面试，仍旧部分取决于你的客观实力（USMLE 成绩、毕业年限、发表文章数量和质量等）。

■ 临床和科研实力的平衡：对于住院医培训而言，我认为首要的任务仍旧是培养一个能够独当一面的医生，因此在考量任何一个项目的过程中，需要了解其内科临床培训的情况如何。其次，才需要考虑在住院医期间在科研方面给予的机会如何。不同的项目对于临床和科研的时间安排也不尽相同，大部分支持科研的项目会在 Elective 或者门诊轮转时专门安排时间用于科研课题设计、实施和文章撰写，将另外大部分时间用于临床训练，做到将临床和科研训练时间相对集束化。

然而，科研项目数量也是很可观的，在申请中是否有必要进行筛

选，还是一网打尽的海申呢？我认为对于 IMG 而言，在申请初期不妨
问自己如下几个问题，以有侧重有选择性地进行申请：

■ 项目近期是否招收过 IMG，我是否认识其中一些 IMG 或者是
否有我的校友？

■ 项目是否提供我想要的签证？

■ 我的老板或者其他推荐信作者是否与此项目有一定联系，能够
为我提供更多支持。

■ 这个项目是否有我感兴趣的研究方向？

■ 如果是 PTSP/CI 项目，我需要在这里工作六年，我是否喜欢这
里的 Fellowship 训练和科研方向。

如果上述问题的回答都是肯定的，这个项目绝对就是你需要重点
考虑的。在申请投递材料时也可以侧重地选用与这个项目有联系的教
授的推荐信，同时联系认识的住院医和教授以获得更多支持和帮助，
增加拿到面试的概率。但是如果在经济实力支持的情况下，不妨把能
想到的项目，无论是否注重科研、大学或者社区，高端或者相对低端
的项目都报名，毕竟你也不知道项目看中了你哪一点就给你发面试了。

最后我还想对申请这些带科研色彩的住院医师培训项目的申请
者，提出几点建议：

■ Personal statement：在写 Personal statement 的过程中，需要清
楚，个人陈述更多是在用一个短小的篇幅，尽可能通过自己一两段重
要经历，展示出自己选择这条含科研的职业道路的心路历程和感想，
并且在同时展示出自己对这个方向的热爱和执着，以及对于未来职业
发展的想法和规划。不少申请者认为个人陈述就是对于 CV 的拓展、
堆叠和重复，这是不可取的。在完成个人陈述后，尽可能让多几个人
对其进行修改（最好包括 Native Speakers，如果有既往做过住院医招
募工作的医生更佳），提出意见。同时将申请科研项目和社区项目的个
人陈述分开写，因为这两种项目的培训侧重点不尽相同。

■ 关系：之前我也提到，人际联系在申请过程中也至关重要。试
想你自己是项目负责人，在审查数千份来自国外没听说过名字可能还
不错的医学院毕业学生中，如何能有信心把某位申请者挑出来进行面
试？因此在申请的过程中，在不违反原则的情况下，需要尽可能积极

主动，通过让对方认可和信服的渠道了解自己的能力。

■ 自信，并且知道你想要什么：无论是在文书写作、邮件通讯还是面试过程中，对项目需要表现出对自己的各方面成绩的理性的自信，并且向项目传达出你对自己的研究方向有浓厚的兴趣和专注，同时提醒项目自己也会耳听六路眼观八方，在一定范围内，在允许的情况下，扩大或者适度根据项目能够提供的资源修整自己的研究方向。最后还需要向项目表答出自己愿意利用自己既往的经历和所学，为这个项目做出力所能及的贡献。

■ 心态：在整个面试季过程中，要摆正心态，毕竟 Match 本身是一个随机性很大的过程，很多可掌控和更多不可掌控的因素从中起作用。如果能去自己心仪的项目自然是再好不过的，如果没能去了自己想去的科研项目完全不用灰心，因为在做完三年住院医后，会再次面临 Fellowship 申请，这也是重新回归自己研究方向的大好机会。

（李翊嘉）

相信细心的读者看完李翊嘉的文章之后，一定觉得内容似曾相识吧？是的，基本梗概与普通的住院医师职位申请是完全一样的，只是增多了一个"科研"要素。如果今后有人申请"偏向管理型的住院医师项目"、"偏向教育型的住院医师项目"，都可以照葫芦画瓢了。

但是无论哪种，最终都是要深入美国临床一线工作的。他们的切身体会与我们之前想的一样吗？下一章，我们会为大家打开《第8章 美国住院医师的工作和生活》。

第 8 章
美国住院医师的
工作和生活

8.1　美国住院医师的日常工作和生活

通过前文，各位读者也能感受到申请美国住院医师资格确实不容易。那么，这么做是否值得？美国住院医师的生活又究竟是怎么样的呢？接下来的章节里，我们特别邀请在美国做住院医的华人医师，以"一天"为观察的起点，来为大家介绍美国住院医师的生活。相信通过他们的故事，你会对美国住院医师培训有更为直观的印象。

注：我们遵照美国医疗环境的习惯，文中隐去了所有提到的患者姓氏或者名字，以一个不相关的字母代替。

8.1.1　内科住院医的一天

位于美国波士顿的塔夫茨医疗中心（Tufts Medical Center）。这是一个四百多张床的医院，附属于塔夫茨大学医学院。这个规模可能只相当于国内的社区医院，不过"麻雀虽小，五脏俱全"，从心脏移植、人工心脏辅助装置，到 ECMO 等各种患者都不少见。内科住院医生每一年招收大约 20 名左右。

内科住院医培训概况

内科住院医生的培训周期是三年。第一年的轮转包括内科下属的各个专科病房和大内科病房，以及 Primary Care 的门诊。为期三周的内科病房轮转和为期一周的门诊交替进行。每年共有四周的休假。三年培训期的内容是渐进的。

第一年住院医生的工作最为繁重，每周的工作时间在大约 70～80 小时，每天工作以外的时间所剩无几。为防止过度疲劳导致的医疗事故，美国住院医师培训协会规定，每周工作时间不可以超过 80 个小时，但如果患者又多又重也只能无奈留下来继续"自愿"加班。

第二年的培训内容多了更多选修项目，除了规定的病房专科轮转以后，有更多的自由可以选择自己感兴趣的专科（病房、门诊或会诊）轮转。

第三年的培训内容多了急诊和医院所辖地区社区医院的轮转，当然选修科的比重进一步增加。

内科住院医生的一天

在病房轮转时，一般大家都在六点半到七点半之间到医院。第一年住院医和第二、三年住院医的每日临床工作内容略有不同。

第一年住院医（低年住院医）：一般在早上六点半到七点到达病房，从夜班住院医那里交班自己管辖的患者。每个人只需交班自己的患者，不用听其他医生的患者。交完班后打印出每个患者医疗数据。我们医院的电子病历系统可以自动生成供打印的每位患者的 24 小时生命体征、实验室检查和用药。接着低年医生开始浏览这些数据下一些简单的补钾补镁的医嘱。高年和低年的住院医查房大概耗时 1～2 个小时。然后低年住院医接着干活：下医嘱、叫会诊、催检查、办出院、写病历。下午低年住院医开始有新患者陆续需要收入院。到六点夜班医生到病房，如果已经完成手头工作的白班住院医可以在写完交接报告以后，向夜班医生交班。如果没做完事的，也有可能等到晚上八九点才能交班。如果是值长白班的（每四天一个），那就要在医院待到晚上八点继续收新患者。

第二及第三年住院医（高年住院医）：高年住院医在七点左右到达病房，开始和低年住院医一起查房、分析医疗数据、看患者、制定一天的诊疗计划。在上午还需要参加一个 Case manager round（暂且称医疗管理查房吧）。这个查房主要由 case manager（暂且称医疗管理专员）、高年住院医、主治医生、社工、主管护师和各个分管护士、理疗师、门诊预约专员等一起参加。这个查房的核心是大家讨论如何提高病床周转效率和医院运营效率。落实到每个患者身上，就是大家讨论离这个患者此次住院大概需要几天，可以做什么让这个住院周期变短，患者出院前还有什么需要做的。这个查房经常能发现一些非医学相关的，但是却在实际中可能延误出院的地方。比如，医生提到可能需要在这个患者身上启用一种新药，医疗管理专员马上查到这个患者的医疗保险可能无法支付这种新药，所以马上就可以启动专员申请保险审核此药，这样就不用在临出院前发现这个问题从而延误出院了。又比如护士提出这个患者病后行动不便，理疗师马上提出可以评估这个患者的行动能力，然后医疗管理专员可以马上开始查找离患者家近的康复中心，从而避免临出院前发现这个患者回到家后可能无法自己照料自己，而发生无法出院的情况。下午时候，高年住院医帮助完成更复杂的出院，督促和协助低年住院医按时完成工作，并且做好和不同其他科室和医疗团队之间的协调工作。

病房有几次查房，既是临床工作，也是教学活动。早上九点是内科住院医师病例讨论，每个住院医轮流出病例大家一起讨论鉴别诊断和处理方法，通常有一到两个相关科室的主治医生坐镇点评；或者是近期重要期刊上的文献，由一个住院医生评述，然后大家一起挑刺。已经结束自己查房的住院医可以通过参加病例讨论学点知识，顺便吃点免费早餐喝杯咖啡。如果病房太忙就只能错过了。

早上十点左右一般是主治查房，由低年住院医向主治汇报病史，及由高低年住院医共同制定的初步诊疗计划。主治对计划进行点评和修改，并且针对专门的病例进行教学。这样就到了中午十二点的午会。手头比较空的住院医可以去午会一边进行知识更新一边吃免费的午餐。而比较忙的住院医通常就去会议室抓一点食物继续回病房工作，更忙的可能就错过午会了。下午四点左右会再有一次主治查房，没有早查房那么正式，一般就是过一遍老患者，然后讨论新患者。

除了病房查房之外，内科教学活动还包括午会，在中午 12 点到 1 点，每天由不同的主治医生做讲座，通常是一些常见病的诊疗及更新。医院会提供免费的午餐，大家就一边吃午餐一边听讲座。每周五中午是全院内科讲座，通常由本院德高望重的资深医生或一些外院教授讲述一些医学进展，偶尔也会有请患者来讲述他们自己的得病和住院经历这样的医学伦理讲座。每月还有医院教育科专门为住院医生提供的其他讲座，比如住院医毕业以后要签工作合同时候怎么讨价还价之类的。以上为常规讲座，此外我们的医院邮箱中还不时会收到其他各种系列的讲座，比如临床科研系列讲座，女性医生系列讲座等。

除病房轮转外，内科住院医还要进行内科的全科医生（Primary

Care Physician）门诊培训，以及一些自己感兴趣的亚专科门诊或专科会诊选修。到了第三年住院医阶段，还会有院内大内科会诊和急诊室轮转。

门诊的工作从早上八点开始到下午五点结束。一般低年住院医半天最多看三个患者，高年住院医半天最多看五个患者。全科医生，在对于某一个社区的某一个患者来说，往往是一个人一辈子的医生，是患者从头到脚个人健康的初级管理者。每个住院医都会有一批自己的全科门诊患者，这些患者多是从已经毕业的住院医那里转过来，或者是新患者，他们在三年住院医期间会追随着同一个住院医看病。门诊一般是由住院医先接诊患者。有一名当班主治在另一个房间。住院医问诊和体检结束以后去找当班主治讨论诊疗方案，主治针对病例进行简短教学，然后住院医再回自己的诊室和患者讲解病情。

全科医学门诊看的患者，包括年度体检、高血压糖尿病腰腿痛等各种慢性病的长期随访。有时也会有一些紧急门诊（urgent medicine）。紧急门诊是介于普通门诊和急诊之间的一种服务。通常是一些例如发烧、尿路感染、软组织挫伤等，比较急但又不至于要去急诊的疾病。在门诊轮转的住院医照样需要参加每天的病例讨论和午会。每天还会有午会之后半个小时的门诊病例教学及门诊疾病诊疗进展学习。隔三差五的早上还会有门诊常见的精神科、眼科、骨科等疾病学习。

专科会诊是一项很有意思但在国内不太被作为住院医生轮转要求的培训。相较于国内的各个专科病房，美国主要是大内科病房以及专科会诊制度。所以医院有各个专科的会诊团队，每天接受各个大内科团队发来的会诊。大内科会诊是由内科住院医生和大内科主治医生共同承担的一项服务，主要负责院内其他非内科科室发来的普通内科相关的会诊，比如术前患者的心血管风险评测啦，心动过速的处理啦等等。

工作以外的生活

尽管第一年每周有 70～80 个小时的高强度工作时间，我的美国同事们还是秉承着"work hard，play hard"的原则。能准时下班的日子，他们经常相约去酒吧喝一杯再回家，医院周边的酒吧已经被摸了个遍。周日大家喜欢轮流在家里搞不同主题的派对，平时相约一起在家看电影、看球赛、烧饭、读书会这样的活动更是不计其数。

医院每月会组织"happy hour"，请全体住院医出去免费吃喝一番。住院医一年有4周的休假时间，很多人会选择飞到加勒比、加州、佛罗里达之类的去海滩上晒个够。美国同事们总是能一直保持精力充沛的状态，工作时当然也会抱怨喊累，但是一下班绝对是卯足了劲去玩。医院给内科住院医配有一间自己的工作/休息/活动室。这件房间是属于内科医生自己的小天地。房间外有密码，内科住院医以外的人不得入内。房间里有办公区域，也有沙发、PS2、各种电影光碟之类的供休闲娱乐之用。

爱恨交加的内科住院医生活

我喜欢它带给我的成长。这是一种很疼的成长，在每天的疲劳、睡不醒，和高度紧张中，我不知不觉变成了一个能独立面对很多医疗状况而不惊慌、有办法的高年住院医。

它给我很多机会让我按自己喜欢的去选择，而不是按照某种标准。它让我变得更加自信。它让我和世界各地形形色色的人打交道，也更深刻地认识了自己。

我不止一次在身体被高强度的工作压得几近崩溃的时候问自己："为什么要来这里？还想不想继续？来这里是为了什么？"。但所幸身体一直也没有真正崩溃过，而内心则更抗压。它让我意识到人有无穷的潜能，看似不可能的任务硬着头皮也可能完成。这注定是残酷又热血的三年，如今我已完成了一多半，但是我依然期待着剩下一年多给我的惊喜。

（赵　越）

赵越给出了一个很好的对内科住院医培训的概述。下一节，我们请王晓雯谈谈具体内科第一年住院医的生活感触。王晓雯毕业于美国杜克大学医学院，现在圣路易斯华盛顿大学医疗中心做内科第一年住院医。

8.1.2　内科第一年随感

一转眼，intern year 已经过去了三分之二，再过四个月自己就要成为二年级住院医，要开始来带小弟小妹了。我的 intern year 开始于肿瘤科病房的夜班，待到 intern year 过半的时候，恰好又回到肿瘤科病房。再次回到同一个办公室的时候，数月前的一幕幕景象仿佛还历历在目。

第一天上班时很早醒来，反复看了看 ACLS 抢救指南，感觉有点激动又有点紧张……

第一次开大剂量的吗啡而胆战心惊生怕患者出什么意外……

第一次以医生身份谈话询问是否要放弃抢救……

而一转眼，自己也可以手下同时管着 10 个患者，也要开始试着教医学生，也可以自己指挥抢救了！

回想过去的 8 个月，收获了很多经验，也收获了很多教训。时常会想起自己在医学院的时候接受的一些思想和教育，现在想来都非常受用。其实回首自己在美国的学医从医之路，从就读医学院，作为医学生各科轮转，到现在做内科的 intern（也就是住院医第一年），我发现自己在各个学习阶段获得的很多经验都是非常一致的。特此将这些经验总结出来，与大家分享。

其实不管是对于医学生，还是对于 intern 或者住院医，想要"成功"，最重要的不外乎两点：第一点是以患者为中心，一切尽量从患者的角度出发，"It's not about me，it's about the patient in front of me"；第二点则是做一个善良的人，懂得换位思考，"Be nice，be considerate，be a team player"。而其它细节要求，都是以此为基础而展开。

我所在的医院里有一些患者是社会边缘人群，他们的收入与教育程度不高，居住环境恶劣，身上一堆慢性病。其中有一些，对医生不那么尊敬，也不遵医嘱。每当遇到这种患者，我不时闪过"自作自受，上天不救"的念头。但是，反过来想，他们是患者，是在经历着病痛折磨的人，我不应该对他们的生活和思想过多进行评判和谴责，那是法官或者律师的事情。作为医生，要站在一切为了患者的角度，尽力帮助患者解决病痛。

医疗上我们会犯这样那样的错误，是承认错误承担责任，还是掩盖错误呢？承认错误，我们会担心自己受到惩罚，但掩盖错误，可能有更多患者的利益受到损害。为患者的安全着想，答案就显而易见了。实际上，医疗质量管理在理念上，越来越强调把医疗错误进行系统分析，鼓励大家报告身边发生或可能要发生的危害患者的事件，再研究从系统上避免类似错误发生的解决方法，而并非将错误归结于某个个人。这种医疗氛围，也体现了以患者为中心的宗旨。

作为女性医生，我常常会被患者误以为是护士，然后会被要求"能不能帮我拿杯水来"，"能不能帮我把饭热一下"之类的请求。有些医生会觉得"我很忙，这不是我的工作"，但是既然"以患者为重"，这种举手之劳又何必计较呢？

医生也有精疲力尽，失眠烦躁的时候，但每次上班前，我尽量先把这些负面情绪清空，哪怕仅仅在面对患者的这几个小时内，清空头脑中这些负面情绪，不将自己的不快有意无意"转移"到患者身上。毕竟，患者所经历的病痛和苦难，往往是我们无法想象的。作为医生的一种职业精神，就是在面对疾苦时忘记自己的疾苦，而专心帮其他人解除疾苦。"以患者为中心"意味着一种职业精神（professionalism），同时也是我们对自己的尊重。

在工作中，当你"以患者为中心"作为对自己的要求，自然而然地就会把每天的病历以及出院总结都写得尽量详细完善，对患者来说更方便，同时自己也不会因为病历需要返工而增加额外的工作。患者住院后，除了解决医疗问题外，自然也就会全方位地"想患者之所想，急患者之所急"，比如考虑到他出院后能否照顾自己、早早联系社工，联系可能需要的各种器材和家访的护士，再比如看看患者的保险能报销哪种药物，在出院的时候反复跟患者解释用药的注意事项，帮他把药品都整理好，减少他今后不遵医嘱吃药的可能，这样再入院的可能性就会下降，从而也减少了你未来的工作负担。

在学习中，当你"以患者为中心"作为对自己的要求，会更主动积极，因为你想确保你做的决定是尽可能正确的，是对患者来说最好的选择。

"做一个善良的人"。这个可以细分成为两个维度：

- 在平行关系下，be a nice person，be considerate；
- 在有竞争关系下，be a team player。

在有上下级关系的时候，下级对上级友善，上级对下级不错，是比较容易做到的。但是，难的是对萍水相逢的路人甲乙丙，你能还维持 be a nice person，be considerate 吗？

做医学生的时候是"食物链"的最底端，"be nice"很容易，也是天经地义的。但是做了住院医以后，会慢慢发现每天的工作非常琐碎、各种呼机电话没完没了。护士可能会因为很琐碎的事情，在你忙得团团转的时候给你打电话，或者你下了一个医嘱以后迟迟没有人去执行。这个时候"be nice"就显得非常重要。

永远不要把护士当成你的"下属"，因为护士可以让你的生活变得很容易，也可以让你的生活变得非常非常糟糕。那么如何在医院里与他人特别是护士们建立良好的人际关系呢？

首先，在医院里，不管是护士、护工还是医学生、理疗师、进修医生，甚至包括清洁工，凡是你在临床上有交集的人，都尽量去知道对方的名字。而知道对方名字的最好办法，就是先伸出你的手自我介绍："Hi，我是 XXX，我觉得我们以前好像没有一起工作过，很高兴认识你。"一般人这时候都会告诉你他／她的名字。

护士们最讨厌的事情之一，就是医生们不把他们当回事，不知道他们的名字，对他们爱理不理。而当你尊重他们、每次见到他们主动问好、凡事多问问他们的意见（毕竟他们跟患者相处的时间更长，观察比你更密切），你就会发现自己的工作会变得容易的多。而当你有什么事情需要他们帮助的时候，他们也会更加乐意帮助你。

临床工作中，医生常常容易因为种种琐事而变得非常抓狂。但反过来想想，反正一件事情总要做的，何必非要苦着脸做。曾经有一个护士，每次给医生打电话的时候总是态度很差，我自己就不止一次的话还没说完就被她挂电话，别的医生也都抱怨过下医嘱之后，她拖拖拉拉不执行，或者态度很差之类的事情。有一次，我在被她挂了三次电话以后，去看完她照顾的那个患者后，走到她面前，态度很平和地告诉她我的临床判断和下一步的打算，以及为什么要这样做，末了还感谢她对患者很上心，感谢她及时打电话叫我。我转身离去的时候，背后传来她远远的声音"Thank you Doc!"而从那之后，我们之间再没有什么摩擦，有时候不是她的患者我需要帮助的时候她也都很愿意帮我。

另一个维度，就是 be a team player。一般来说，有相同工作目标的人，be a team player 比较容易做到。但难做到的是没有相同工作目标的其他同事，你能还维持 be a team player 吗？

一个常见的摩擦就是内科与其他科之间的会诊。有时一些可看可不看的会诊，偏偏就是在你忙得七窍生烟时或者还有 5 分钟就下班时不期而来。你会埋怨怎么这个请会诊的医生这么鸡毛蒜皮的事情都请会诊。不过我们都是为了患者健康而组成的一个 Team，Be a team player，用你的专业知识帮助小伙伴解决问题就好了。不管你是和颜悦色地看，还是发脾气甩脸色地看，会诊总是要看的。再不顺心，也得带上一副职业的笑容完成任务。

而在同事之间，谁都希望成为别人口中那个 "总是乐意帮助别人"、"很有责任心"、"效率很高"、"很值得信任"、"把自己的患者交给他很放心" 的那个人，而不是那个 "态度特差"、"总是满腹牢骚"、"做事邋遢" 的人。

除了这两个大的原则以外，其他更多需要注意的，就是在临床实践中的各种细节。如何能更高效地把一天的任务做完，如何能平衡好自己的工作和生活，如何区别出哪个患者病情严重而需要请别人帮助，哪个患者比较稳定可以先稍后再去看，等等诸如此类。这些就需要在临床中慢慢摸索了。但是如果能 "以患者为中心"，能够时刻记得 "做一个善良的人"，为他人着想，认真踏实的工作，对自己的工作尽职尽责，相信 intern year 就不会太过难过。

最后，希望自己，也希望所有的同行们，都永远记得自己选择这个行业时的初心和 "救死扶伤" 的崇高使命。

（王晓雯）

经过赵越和王晓雯的介绍，大家对内科住院医的培训和生活应该有所了解了。其中赵越是在复旦大学上海医学院毕业，以外国医学生（IMG）身份进入美国住院医师培训的，王晓雯是以美国医学生（AMG）身份进入住院医师培训的。她们两个的经历、体验和感悟，与之前本书中的很多内容极其一致，这反映了整个美国住院医师培训的进入和培训过程，在思想、行为和现实上的统一。

在医院里面，经常跟内科打交道的是急诊科。下一节，我们请高山介绍一下美国急诊科住院医培训和生活的情况。

8.1.3　急诊住院医的一天

急诊住院医的一天开始于闹钟响起的美好清晨，或者是中午，或者是傍晚。当我每天醒来（不一定是早上）想到接下来的 12 个小时就觉得很开心，每天开车从医院回家的路上都觉得虽然累但是很有成就感，每个 10 小时的 Shift 都觉得过的嗖嗖的快一点都感觉不到累或者饿的时候，我知道我真的选对专业了。

让我们在一开始就把概念搞清楚：ED= Emergency Department，也就是大家平常说的 ER（Emergency Room）。因为在很久很久以前，美国的急诊和（大部分）中国的急诊一样是没有专门医生的。看过古老美剧《急诊室的故事》的筒子们不知道有没有发现，那个剧的主角是内科住院医、外科住院医、儿科住院医。主治只是偶尔露个脸的也都是心内科、大外科主治。大概在上世纪七十年代，俄亥俄州的一些医生意识到 ER 的重要性，提出要有专门的主治，于是慢慢形成了一个独立的专业，建立了自己的 Board 和自己的 Residency training。然后一些 ER 医生觉得 Emergency Room 这个叫法不足以体现自己的重要性，we are not just a random ROOM with some random people，we are a DEPARTMENT！

Survive and Thrive

2014 年 6 月 7 日，14 个小时的飞机，上海直达底特律。我的飞机睡功没有完全发挥，因为还是不免有点小紧张和小忐忑。看看飞机上的人，不然就是回家，不然就是走亲访友，只有我是孤身一人去一个陌生的国度。

托莱多是俄亥俄第四大城市，全美第 69（查了一下中国第 69 大城市是邯郸）。离底特律和芝加哥都比较近。典型的美国小城，大多数人住在周边的小镇，宽阔的马路，什么都有的小卖部。没有高楼大厦，没有公共交通，没有雾霾，也没有多少华人，开车 3 小时的路程之内没有亲戚朋友。开始的两周简直是灾难，虽然之前来过三次美国，但

一两个月旅行和真的生活在这里是完全不一样的。作为外国人，没有
Social Security Number，没有信用记录，没有驾照没有车，就像你完
全不存在一样。虽然在国内就通过万能的互联网租好了房子，买好了
家具，至少有个落脚的地方，但是各种琐事还是毫无头绪。

于是只好求助于自己项目的住院医。四月份在北京接待了一个来
中国交流的高年级住院医，她主动提出去机场接我。虽然不巧我到的
那天她值班，但还是帮我找到了另外一个住院医。其他住院医在不上
班的时候都会问我需不需要开车带去哪里办事情，项目的协调员也不
时会群发个邮件题目叫"Shan needs help！"。还有李维哲同学飞来帮我
选车。就这样我在两个星期之内把看似没头绪的事情一一解决，并且
终于可以开着自己的车去上班了！拿到自己的车的那一天，我就对自
己说：别人在你刚刚开始最需要帮助的时候伸出了援手，等到你有能
力帮助别人的时候也一定要尽力。果然没几天就有一个同事航班被改
签需要有人大半夜跑去接他，我毫不犹豫就去了。

Work

ED 实习医师每个月有 22 个 10 小时的值班，白天晚上不定，由
住院总医师负责排班协调。他们会尽量给我们安排循序渐进的班，
开始几天早上 7 点到下午 5 点，然后休息一两天，变成 9 点到 7 点，
然后 11 点到 9 点，最终变成晚上 9 点到早上 7 点。于是我一开始过
美国时间，然后欧洲时间，然后中国时间。还好我本来就特别擅长
倒时差，下班回家就睡觉，也不管白天还是晚上，总能睡足 8 个小
时，然后起床做一顿好吃的，吃饱去上班。只是夜班休息的日子比
较神奇，起床出门跑个步天就快黑了，大半夜的也不能出门就只好
窝在家里看看书看看电视打扫一下卫生，感觉时间过得特别慢，好
像整个世界只有我一个人。倒是可以跟国内的小伙伴们聊聊天，然
后看着窗外的天一点一点亮起来，知道自己该去睡觉了，因为晚上
还要起床上班。

我们医院是一级创伤中心（美国医疗系统中最高等级），急诊有
接近 30 张床位，每年的患者量在 30，000 左右。第一年住院医的要求
是平均一小时一个患者，当然不是每次只看一个患者，每个患者在急

诊的时间也千差万别。我的最高纪录是一个周五 11am-9pm，十个小时看了二十几个患者，然后留下来写病史写到半夜。但是这种砰砰砰从一个患者跳到另一个患者脚底生风的感觉特别好。问完一个人的病史，奔去电脑前面开好医嘱，奔去专门读片的屏幕看看前面一个患者的影像结果，把结果告诉这个患者，顺路 recheck 一下隔壁刚给了止痛药的哥们儿情况如何，把这些信息一股脑儿汇报给相应的主治，顺便告诉他我刚看的新患者和我的诊疗计划，征得主治的同意之后把可以回家的患者办理出院，这时候内科的住院医回了我的呼叫，把需要收入院的另一个患者的情况讲给他听，他表示马上下来看这个患者，挂掉电话，发现刚刚待诊室里的几个患者已经出现在了我们的列表上，还没有住院医去看，赶紧去看下一位患者吧。

　　然后 10 个小时就这么过去了。有人开玩笑说急诊医生全都轻躁狂和多动症，这个比喻真是太写实了。听到广播里响起一级创伤预警（急诊有比较重的创伤患者时会通过广播全院将创伤队伍叫到急诊集合），第一反应是"我来，谁都别跟我抢！"

　　St. Luke's Hospital 是一家规模不算大的私立医院，在一个比较好的社区，周围有很多养老院和康复中心。于是我们急诊就会收到很多八九十岁的老爷爷老奶奶们，每个人少说都有三四种基础疾病，每天吃十几二十种药，症状体征不典型，自己还说不清楚病史。于是每看一个患者都像是福尔摩斯探案，要用有限的已知线索做出最合理的推论，然后想方设法去证明或者排除它。有些时候我们可能也做不出准确的诊断，而是做风险分级：比如一个胸痛的患者心电图和心肌酶目前都正常，我们就需要根据他的危险因素决定这个患者是否需要收入院做更进一步的观察，还是给心内科打个电话安排最近几天的门诊随访，还是跟他的家庭医生商量长期的监控和治疗方案，还是就放他回家跟他说有事再来。每一天我都觉得，我的每一个决定对眼前这个患者来说都很重要。所以我们要不断地学习来充实自己的知识。很多时候急诊没有时间给你思考和讨论，我们不是思考派，我们是行动派。

　　急诊的另一个有趣之处就是，这里正好是医院的大门，集中了各种各样奇葩的患者，你永远不知道下一个走进来或者被推进来的患者会是什么样。美国急诊有一套相对完善的预检系统，护士会根据患者的主诉和生命体征确定一个紧急程度，用红黄绿表示。红色的患者可能生命体征不稳定，或者主诉胸痛等等可能致命的情况，会立刻被送进诊室，我们看到红色的患者会立刻有住院医甚至主治一起进去；黄色可以稍微等一下；绿色一般是鼻塞或者脚踝扭伤什么的，早一点晚一点不会有太大的变化，很多时候他们会被安排在另一个区域，由护士或者急诊医师助手处理。预检可以给你一些线索但并不反映全部的信息：一个人的胸痛可能只是食管返流，也可能是主动脉撕裂下一秒钟就会爆炸；另一个人摔了一跤脚踝扭伤，也可能同时碰到了头，脑子里面血肿正在形成。

　　我也跟很多人聊过天，有人跟我说，在急诊实习的一个月差点没把他难受死。因为他需要知道整个故事的来龙去脉和未来发展，他需要答案，好多次他觉得这个病例需要跟主治坐下来好好讨论一下但是没有人有时间理他，他觉得这个患者还没查清楚呢就已经被送到楼上去了，可能这辈子再也不会见到。他表示受不了这样的生活。所以"萝卜白菜各有所爱"，真正重要的是知道自己到底要什么。

　　除了看患者，急诊的另一个主要工作就是打电话。要收住院的患者要跟各个科室联系会诊，不收住院的很多时候要跟他们的家庭医生联系了解信息征求意见安排随访，还经常要打电话跟影像科讨论影像结果，打电话催实验室检查。不知道多少人刚来美国的时候会有"陌生来电恐惧期"，用一个不是那么娴熟的语言跟一个看不见的人电话交流要比面对面的连比划带猜困难很多，何况是在急诊一个如此嘈杂的环境，还要试图说服半夜被吵醒的住院医下楼甚至是从家里开车半小时来检查患者。当然这是他们的工作他们最终还是会来的，只不过对你的态度可能不是那么好。这也是为什么很多急诊的医生老了之后都会转行医院管理，因为他们了解整个医院的运行和所有科室的特点，还特别擅长处理人际关系。真的每个专业都有每个专业的性格。

Didactic

　　说实话来美国之前我根本就不认识这个词，这词 google 翻译了一下叫"说教"，用在这里是指"受保护的教学时间"，每个项目都要有的。我们是每周二的上午，不管你在哪个科轮转，不管有多忙，他们都不得不放我们走。

教学时间的一些话题是我们自己的主治，住院医来讲，有时也会请其他科室的主治来给我们讲。前两周还请了一个牙医来给我们讲口腔的神经阻滞。我们还有急诊专属独一无二的教学。

美国的 Emergency Medical Service（院前急救系统 EMS）和中国的不一样，这里只有一个紧急电话：911。然后接线员会决定到底是派警察还是消防还是救护车出动。尤其是消防和救护很多时候是一体的。所以在急诊经常就会看到帅帅的壮壮的穿着制服的消防员 /EMS。在急诊他们一般就把患者推进来，汇报一下现场和路上的情况，收拾收拾东西就走了。但是我们有 EMS Day，托莱多最大的两个 EM Residency program，Lucas County EMS 消防中心联合举办，在城郊的一个消防训练场地，整整一天的时间。

我们先被分成了几个组，第一年住院医们去救了个火，不是大学里的那种手持灭火器的消防演练哦，是用消防车上的水枪。去满是烟的房子里找了个人，用各种神奇的工具砸窗卸门的拆了一辆车，然后互相把对方抬到救护车里。第二年住院医们穿上厚厚的防护服，支起防污染的帐篷，处理了有毒物质泄漏。第三年住院医们干了什么我还真不知道。最后大家一起做了一个大规模伤亡事件的演习。

EMS Day 除了晒了一天太阳锻炼一下身体，看了一天赏心悦目的制服帅哥之外，最大的收获是让我体验了 pre-hospital care 的艰难。不像在医院一样是在一个相对受控的环境下工作，很多时候没办法做到最理想的快速和全面。其实相比起医院的其他科室急诊也是一个相对不受控的环境，时间和资源也都有限，大家互相理解吧。

写了这么长还是觉得没写出真实的急诊室的十分之一，现实永远比文字精彩得多。某天跟另一个实习医师聊天，说起在急诊工作有多激扬。他的形容特别好：就像是一场交响乐，而你是指挥。音乐是否和谐动听就取决于你。

（高　山）

8.1.4　外科第一年住院医的生活

2014 年的秋天，我在芝加哥开始了自己的普外科住院医的训练。

各种签证和个人兴趣的原因，导致我并没有在这个岗位坚持下来完成自己的训练。以下是我个人经历了第一年住院医后的一点经历和经验分享。希望给读者一个新的角度来看美国住院医培训体系。

普通外科（general surgery）的培训体系：

全美国范围的医学生中，大概每年会有一千多的人加入普外住院医训练。所以在传统的看法中，普外科并不是一个竞争非常激烈的科室。在美国医学生中都有一个口口相传的共识：除非是真正的热爱普外科，除非是不做普外就没有任何从医兴趣者，否则一般人都是不会选择这个方向。

长年以来普外科住院培训在美国都被认为是最辛苦的，在一些地区医院，工作量几乎与神经外科持平。当然，普外科培训完之后，可以继续申请专科训练如血管外科，整容外科，肝胆外科，创伤外科等，所以也不乏一些申请者被普外科培训之后的医疗市场需求和工作选择面之广所吸引。

美国普外科的培训一般需要5至7年时间完成。绝大多数的教学医院或社区医院项目是5年的，让我们来看看这五年的基本概况：

■ 第一年同其他住院医项目一样叫做 intern year。这一年中，普外科住院医需要熟悉各种术前和术后患者的治疗。还要学会在年长住院医的带领下做一些简单的手术。这些在本文后半段会进一步叙述。

■ 第二年到第三年的住院医被统称为 junior resident。到这个阶段的住院医就要开始大量的在主治医生带领下做手术。一般人都是从一些简单的阑尾炎，疝气和胆囊炎手术入手。由于美国 ACGME 的规定，在第二年住院医结束前要参与／完成 250 例各种手术（ACGME 的规定还包括 internship year 结束前完成 100 例简单手术。每个住院医都有义务去自己记录所参与的手术种类和数目，被培训者必须要以 surgeon junior 的身份参加手术，因此必须完成一定量的手术步骤，而非仅仅拉钩拿吸引器。

■ 第三年完成之后，普外的住院医就成为了 senior resident。普外科住院医生到了这个阶段基本就已经熟知普通手术的步骤和手术室中常见问题的处理了。

■ 到了第五年，住院医一般都会完成 800～1000 例手术，此时他们在医院里还可能成为 chief resident（即住院总）。这个阶段的住院医不仅有完成手术，参与查房的职责，还有很重的教学任务。每一个 chief resident 在毕业前都必须完成大约 50 至 100 例的教学手术，也就是在手术台上指导其他低年资医生完成常规普外手术，俨然已经是一个 attending 了。

纵观五年忙碌的普外住院医训练，绝大多数人都会挤出时间选择去参与一些科研项目。一般人都会选择临床课题而不是基础研究，因为后者普遍需要花费大量时间和经费，这些是住院医们所无法实现的。但是在一些美国主要的教学医院，普外科住院医需要另加两年的时间来完成。他们往往会需要在第三和第四年临床训练之间增加两年的基础科研时间。这两年的时间可以解放住院医生，完全投入自己感兴趣的研究方向，而不受繁重的临床训练所影响。这样一来，住院医在完成七年制的训练之后都基本上可以有很出色的科研发表或会议报告，以此来加强自己在申请下一步专科训练时的竞争力。

我所经历的普外住院医日常

凌晨三点四十五，伴随着凄厉的闹钟声，我从床上一跃而起。迷糊着双眼，新的一天便开始了。匆忙的淋浴洗漱吃早餐让自己醒过来，好在四点十五准时出门开车。芝加哥的早晨总是很清冷，无论是在夏天还是冬天。唯一的不同是过了十一月以后，车轮开在路上总免不了要压着路上的积雪，发出咯吱咯吱的声音载着我准时在四点四十五到达医院。

凌晨的医院，在安静之中渗透出忙碌端倪。此时的病房里患者和家属们都在安睡，然而值班房里的我们已经热火朝天的忙开了。第一件事也是很重要的一件事便是交班。普外科往往在夜里有两个住院医生值班，其中一个便是与我同样的第一年住院医。我们会尽快地交接手上所负责的 30 ~ 50 个患者，细节是不可能完全在短短的五分钟里说全的，但重要的细节如晚上用药情况，转诊情况，其中伤口、体温和感染的情况却又是万万不可漏掉的。在此之后我便要打开值班房电脑进入电子病历一个个翻阅每一个负责的患者的情况。

作为第一年的住院医，很重要的一项工作就是在每天早晨第一时间做出一张包含所有患者相关信息的表单。此单包括各种查房时年长住院医和主治医生所感兴趣的患者情况，比如患者的 24 小时最高体温，患者的手术时间和种类，患者在医院期间的饮食情况，以及患者所用的抗生素等等。完成一份这样的清单大约需要占用我 20-30 分钟，这样重复性的工作往往会随着一两个医学生的出现而迎刃而解，因为积极而好学的医学生往往会主动帮助或代替我来完成这项工作。

　　从五点半至六点便是我自己单独查房的时间。半个小时查看十几或接近二十个患者往往需要分秒必争。此时尽早查房的优势就会显出来，因为时间太早，患者大多还没从睡梦中醒来，因此他们大多会选择尽量少的与我交谈而完全的配合我的指令。如果有剩余的时间，我会尽量检查患者伤口并换掉他们的敷料。早晨六点便是我们约好的住院医的大查房时间了，这时高年资的住院医或住院总便会出现在值班房里，开始带领我们把所有危重的患者全部再巡视一遍，并听取我关于其他所有患者的报告。与此同时，我们还会共同提出一个关于每个患者的初步进展计划（比如患者是否需要换药或出院等）。这样做的好处是节约时间，以及使所有住院医熟悉当天的患者情况。

　　每天七点到八点之间便是固定的晨会时间，几乎在我们轮转的每个医院都有这样的时间。晨会照例都是由前一晚值夜班的第一年住院医主持的，由他们报告夜间收治的有趣或危重病例开始，尽管毫无例外每一个报告的人都会显得十分疲倦。听众们，包括所有其他住院医和一部分早到的主治医生往往都会表现的很感兴趣，并且问一些相关的问题。偶尔这些问题也会由于报告者不知道答案而转化为令人难堪的安静或听众们毫无恶意的笑声。

　　八点钟一到，就是主治医生带领高年资住院医进手术室的时间了。往往在此之间，我们之间都商量好了每个人愿意学习的手术：或者进手术室去观看一些高年级住院医完成大型手术，或者独自在主治医生带领下完成一些置管或清创之类的小手术。不过在此之前，我的另一项重要职责便是把所有患者的病历在大约一个小时之内完成。根据早晨查房时的讨论，我也要相应的完成病房里开药，患者出院，等等一些杂事。

　　进入手术室的时候往往是我一天之中最兴奋的时间，不仅由于自己可以做一些小的手术，也因为这是我一天之中唯一的时间不用去管病房里患者的杂事了。此时，其余一些我同事的 preliminary interns 会留在病房里，帮我回 pager 上的留言和应答患者家属以及护士对细节的提问。

病房里的事情往往看上去很琐碎，却需要占用大量的时间和精力。比如安排患者出院，根据患者住院期间的手术种类和患者自身康复情况。我们要给患者安排出院以后的去处，是回家由家人照顾，还是伤口需要护士隔天去患者家里帮助换包扎，抑或是患者太虚弱要去一个 acute rehabilitation facility。这些问题都要有第一年的住院医通过与其他 case manager、患者家属乃至保险公司协商以后来决定和安排。

与此同时，作为第一年的住院医，我也有责任去收治急症的患者和应对创伤患者的到来。前者的收治过程与其他比如内科收治的过程大致相同，因此此处无需重复。而我最紧张的时刻往往就是创伤患者的救治了。每一次 code yellow（我们医院是以此做为创伤患者的代号），我们值班的普外住院医都要以最快的速度去 ER 的 Trauma Bay 检查到来的患者。此时，理论上应该是在高年资住院医的带领下来根据 ATLS 对患者进行检查和治疗，而实际情况往往是高年资住院医由于种种情况在手术室呢，因此如果我是第一个到达急症的普外住院医，就要义不容辞地担当起救治的责任，直到主治医生赶到。记得我住院医开始的前半年，每每遇到这样的情况就紧张的满头大汗，却还要摆出一副镇定自若的样子，指挥其他护士去抽血，给药和查体等等。当然和医学训练中所有其他事情一样，这也是一个熟能生巧的过程。到了我第一年快结束的时候，我已经完全熟悉了 ATLS 的顺序，并能尝试着沉着应对绝大多数没有生命危险的此类创伤患者了。

每天，时间总是匆匆地在 pager 声中，病房里琐碎的事务中，手术室里无影灯下，匆匆而过。日复一日，我在芝加哥的一年外科住院医师工作也很快就这样过去了。每天的细节和固定的作息时间让我自己也渐渐麻木了，感觉生活本应如此。而往往一抬头，看到身边人休闲的生活，却也不觉得格外羡慕。因为只有我自己才能深深体会到肩头沉甸甸的责任和对未来生活的憧憬。

（徐　海）

8.1.5　病理科住院医的一天

在展开讨论前，先要介绍一下美国病理培训项目，乃至美国病理行业异于中国的一大特点：整合性。

和国内病理科被强势临床科室瓜分的现状不同，美国病理从业人员的培训、招聘、薪金和职称等，都在大病理科的统筹之下，全院甚至医疗系统以下的不同医院和诊所产生的标本集中处理。其优势是可以持续满足临床庞大的诊断需求、周转稳定快速、资源集约、便于管理，并且方便拓展业务。

不仅如此，临床检验（化检、血液、微生物、血库等）和临床分子遗传实验室（细胞遗传、FISH、基因测序等）成为 Clinical Pathology（CP），统归于大病理科，在行政和运行上通常与 Anatomic Pathology（AP）二分而治。如华盛顿大学病理科的临床和教学活动分为两大方向：

🔹 Laboratory and Genomic Medicine：临床病理（Clinical Pathology/CP），相当于国内的检验科室

🔹 Anatomic and Molecular Pathology：解剖病理（Anatomic Pathology/AP），相当于国内的大病理。

AP/CP 培训代表了美国病理住院医培训的基本建制，即在 4 年内完成临床病理和解剖病理的培训，取得执照。相对的，也有 3 年的 AP-only 和 CP-only 路线，另有神经系统病理的 Neuropathology/NP 路线。无论选择何种路线，在住院医培训结束后，必须向 The American Board of Pathology（ABP）提供达到培训标准的证明方可申请相应执照。

华盛顿大学是少数 AP 和 CP 培训时间上截然分开的病理住院医培训项目（相同设置的项目包括麻省总院和耶鲁大学医学院病理科），多数病理住院医项目 AP 和 CP 轮转穿插进行。但和美国大部分病理住院医培训项目一样，华盛顿大学的 AP 轮转设置以器官系统为基础，兼顾细胞学和术中会诊，比如：

🔹 一年级的轮转包括：基本 AP（泌尿、呼吸、骨和软组织）、儿科病理、乳腺病理、细胞病理、血液病理、尸检、分子遗传。

■ 二年级的轮转包括：基本 AP（在泌尿、呼吸、骨和软组织基础上增加肾脏病理）、妇产病理、皮肤病理、肝胆及消化道病理、头颈（包括颌面）病理、细胞病理、术中会诊。器官系统轮转平均 6-7 周，尸检 12 周，且住院医期间须完成 50 台尸检方能申请执照。血液和分子遗传可归为 AP 或 CP。

■ 三年级到四年级的 CP 轮转包括血库及透析、化检、微生物、血液及凝血、分子遗传。

除 AP 和 CP 规定的 18 个月时间，四年内余下约 6 个月时间可选择额外的 AP 或 CP 轮转。由于大部分病理科住院医的职业规划倾向于以 AP 为中心，故下面以 AP 为例，介绍病理科住院医的日常。

标本处理的"流水线"

病理标本是住院医 AP 部分培训的最基本素材，住院医的职责贯穿标本处理的每个关键步骤。在华盛顿大学，庞大的临床需求决定了较高的周转率（从接收标本到签出报告）。活检及细胞学标本 24 小时，紧急活检当天或第二天早上出报告，一般外科大体标本 48 小时内，需要特殊处理则适当延长时间。

从标本到切片的处理，需要至少经过三个步骤：编号、大体解剖、制片。其中住院医参与的是大体解剖，而最费时间和人力的是制片，包括是福尔马林固定、蜡块包埋、切片、烤片、染色等步骤。要支持"流水线"持续稳定运转，全职技术人员甚至要多于病理医师数量，昼夜两班、甚至三班操作机器。病理科的收费也分为技术费用（technical fee）和专业费用（professional fee），两者所占比例波动，所差无几。

大体标本的观察和解剖（gross）是 AP 住院医培训的重要一环；经过 6～10 小时不等的技术处理，住院医拿到该标本的切片，进行预览（preview），而后和主治一同签发（sign-out）报告。Gross → Preview → Sign-out，这是 AP 轮转最基本的工作流程。虽然大部分标本 grossing 由病理助理师（Pathology assistant）完成，为了保证住院医培训的质量，科室规定：

■ 较复杂的标本交予住院医 gross，但有一定数量上限；

■ 住院医应 preview 和 sign-out 经手标本的切片；

■ 所有 sign-out 的标本到达主治前都需经住院医之手；

这样的规定保证了住院医能够均衡的利用时间来学习病理知识，同时避免了住院医被繁重的解剖工作所淹没。

AP 住院医的生活

早上 7 点到 8 点间，夜班技术人员将彻夜处理完毕的活检切片，送入陆续到来的住院医信箱中，加上前一天送出的外科手术标本切片，即基本决定了住院医当天签出报告的数量。有些习惯晨起工作的病理科住院医此时正在显微镜前坐定，开始预览今日的切片。而另一边，值临床检验夜班的住院医也开始整理前一夜的数据报告和血液制品消耗情况，准备与主治交接。

8 点到 9 点通常是教学时间，有时是以一个器官系统为中心的幻灯演示，介绍最新指南的变化和诊断的误区；有时是让住院医们兴奋又忐忑的 "Unknown conference"；有时是老大夫指导大体标本辨认。

9 点一过，主治们陆续到达办公室，住院医们抓紧时间预览剩余的切片，病理科忙碌的早高峰开始了。

住院医和主治共同签发报告的过程称为 sign-out，以下简称 S/O。主治办公室都标配一台三头显微镜，另外科里设置了 6 台 12 头显微镜，供科内会诊和教学活动使用。在华盛顿大学，每位 AP 住院医各自还有一台单头显微镜。对病理科住院医来讲，显微镜旁的学习是不能单纯由书本学习替代的，一个称职的病理科大夫既要目光如隼，又要对组织细胞的病生理变化了然于胸。这项训练从病理科住院医的第一天就开始了，S/O 前住院医首先独立预览切片并形成自己的鉴别诊断，写下自己的印象，指导点拨则使得初学者豁然开朗，事半功倍。

通常，S/O 会在 10 点左右开始，进行大概两个小时的时间。期间，主治大夫带着住院医一起看所有标本的切片，一边给住院医讲解切片上的形态学特点，一边给住院医讲解病理诊断的要领。最后，主治会把自己的诊断意见告诉住院医。S/O 的过程中，住院医可以和主治讨论任何病例，也可以借此机会提出各种各样的问题，是每天非常难得的学习机会。S/O 后住院医要把自己病例的病理报告草拟出来，发送到主治的工作空间，主治确认后就可以把报告签出。

下午的时间主要就是进行病理标本的解剖，将需要的组织放进组织盒中，然后剩下的工作就交给技术人员了。解剖完了后，昨天外科手术标本切片一般就出来了，晚上的时间就提前预览这些切片，进行针对性的阅读。

当然，住院医的工作不仅局限于此，住院医还需要处理很多其他事务。

首先，住院医需要负责和临床大夫进行沟通。病理科的住院医和其他科室的住院医一样，都随身携带着 Beeper，可能随时都被临床大夫呼叫。如果临床科室对于病理报告有任何疑问或者要求，都会直接联系住院医。病理科住院医的工作就是回答他们的疑问，给他们解释做出病理诊断的依据和它的临床意义，同时负责传达临床医生的要求。其次，住院医需要参加各个科室的全科病例讨论，而且通常需要在会议中讲解病理发现。有的时候会被要求参加教学查房，会需要准备一个简短的幻灯片给临床科室住院医进行教学。然后，住院医还需要负责轮转到病理科的医学生的教学，通常一个住院医会带一个医学生参加所有日常工作，并给他／她讲解病理科是如何运转的。每周还会有一名住院医给当周所有轮转病理科的医学生提供一个一小时的显微镜形态学教学。最后，住院医还需要从事一定的科研工作。

AP 的其他轮转

刚才介绍的是 AP 的主要轮转（包括基本 AP、儿科病理、乳腺病理、妇产病理、肝胆及消化道病理、头颈病理），病理科的其他轮转设置上会有些许不同。

细胞病理区分为两天轮转，第一天是 on-site，第二天是 sign-out。第一天的工作主要是参加临床的即时评估，会到一些会做细胞穿刺的科室去现场评估取的材料是不是足够诊断。第二天就是和主治一起看这些染片，作出诊断并签出报告。细胞病理和 AP 轮转时的主要区别就是住院医并没有解剖的工作要求，切片也全部由技术人员来准备。所以主要的工作就是看细胞形态。

皮肤病理和血液病理在这方面和细胞病理有些相似，由于标本一般比较小，所以通常都是由 PA 负责准备。皮肤病理的标本量很大，住院医全天基本上不是在预习，就是在和主治一起 S/O。

另一个病理科比较特异的一个轮转就是尸检。顾名思义就是解剖尸体并给出一个非常全面的诊断，并试图解释患者的死因。这个轮转是一个很好的掌握基本组织学和病理学的机会，不过轮转流程比较复杂，在此就不赘述了。

（张凌欣）

8.1.6　儿科一天：住院医生培训，专科医生培训（新生儿）

胡向欣，第一届从百歌医学走出来，直接到美国做住院医师的 Fresh Graduate，现如今已经进入"新生儿重症监护专科医师培训"的他，有很多感想要和大家一起分享。接下来，就请胡向欣给我们从住院医师和专科培训医师的角度来讲解这两个不同阶段的工作生活都有怎么样的不同。

儿科住院医师的一天：

这只是第一年住院医期间的"某年某月某一天"，但是住院医的日子就是这样一天又一天的"某年某月某一天"的重复着……

"我觉得根据查体和相关的实验室检查，J 这个两岁的男孩患有毛细支气管炎。诊疗计划如下：

呼吸系统：J 还处于急性期，他还需要每小时经过鼻胃管吸痰，我们可以保持每六小时一次的肾上腺素雾化吸入，我觉得我们需要给 J 加上雾化阿布特罗，以缓解他呼吸症状。

循环系统：J 没什么问题，目前没有特别关注的地方。

消化系统：我们需要禁食水，静脉补液 5% 糖水加半张盐水 32 毫升每小时，当咳嗽和呼吸频率好转后，我们可以恢复他的饮食。

感染：我们目前不需要给抗生素。

神经系统：观察 J 的精神状态，继续使用泰诺每六小时 prn。

他的爸爸妈妈每天下午会来看 J，中午我会给他们打电话告诉他们 J 的现况和治疗的变化，下午他们过来以后再问问他们有什么问题。"

　　毛细支气管炎，是一个在冬春季非常常见的儿科疾病。我在床旁查房时，汇报着这个病例和自己的诊疗计划。主治医貌似同意的我的观点，但是补充道："我同意你的诊疗计划，只有一点我觉得就呼吸系统来说，阿布特罗（albuterol）对于毛细支气管炎治疗的证据不足。一系列的临床对照试验表明，它并不能帮助持续缓解病情，也不能缩短病程和住院时间。肾上腺素雾化吸入也在最近的指南上不作为首选药物来治疗。其他的我非常同意你的观点。谢谢！"之后主治医又花了六七分钟的时间简要地介绍了毛细支气管炎的最新治疗进展和一些相关的临床文献。

　　这就是日常的儿科查房的一幕，每天都在进行。儿科的住院医师培训在各个科室间看似是稍轻松的，毕竟孩子的恢复能力很好，而且每天在走廊里看见孩子蹦蹦跳跳的朝你打招呼，笑着，即使再忙心情也觉得轻松很多。但是儿科患者自己提出主诉和描述症状的能力远远不如成人，所以儿科医生要加倍的小心谨慎，更善于观察。

　　每天早上会在六点半到七点左右到病房，查看自己的患者的情况查看生命体征，化验报告，用药情况。这期间与夜班医生交班，给患者查体，询问患者和孩子父母有什么问题。之后对每个患者要在自己心里制定一个诊疗计划。

　　八点到九点，是晨会时间，有时是病例汇报，由住院医汇报病房里面有趣的病例，大家一起讨论这些病历值得学习的地方；有时是大查房，从美国各地请来的专家汇报某一个领域的最新进展；有时是死亡患者的讨论，由住院医汇报患者的病程，讨论从中我们有哪些方面可以提高；有时是和影像学医师们讨论病房患者的最新影像报告。

　　九点左右查房就开始了。查房的团队可以多达十几人，看看这浩浩荡荡的队伍里面的人员就知道了，里面会有主治医（attending）、专科医师（fellow）、住院医、医学生、患者的护士、药剂师、营养师、social worker（社工，负责保险、出院运送、安置等问题，承担了大量与患者家属、社区医生、保险公司沟通的任务）等。一般是由住院医主导汇报患者的最新情况，查体，实验室检查，影像报告。之后汇报自己的想法和诊疗计划。之后各个方面比如药剂师、营养师、社工、护士也会各自发表意见。主治医会结合这些信息去评价和修改住院医的诊疗计划。如果有教学的重点，有时会花上五到十分钟就某一个教学点讲解一下。每个患者都要如此过一遍，有十几二十个患者时，全部转完就要到中午了。

中午十二点是午饭时间，同时也是听讲座的时间。讲座的内容多是儿科相关疾病的基础知识，或者临床病例讨论。有些由住院医主持，但大多数是主治医来讲。中午吃饭的时间都不会让它白白流走。

下午的主要工作，一般是写病程记录，修改医嘱，开出院，联系会诊，与社工联系出院计划，联系影像学检查，向家长交待病情等等。如果有新患者，则还要完成对这个新患者的工作。交班时间在五点来钟。其中一个住院医会值 24 小时班，一直到第二天早上。把自己的患者搞定后，就可以交班了。但是只需要和夜班的住院医讲患者的现况，以及遇到什么问题应该怎么处理即可。之后理论上来说是可以下班了，但是由于作为第一年住院医，经常还会有没写完的病程，手脚慢的话可能会在病房留到七八点钟。回到家吃完饭，还要准备第二天的病历汇报，学习当天遇到的病例等等，睡几个小时就又到第二天了。

平均每四天左右就要有一次 24 小时班，周六周日每月还要有两三次 24 小时班。加起来一周需要工作 70 ~ 80 小时。如果值 24 小时班，白班的人会在他们下班之前将患者的情况交待给夜班的住院医。之后值夜班的人会管理整个病房的患者。夜班通常都是很忙的，要处理一些应急的医嘱，应对患者临床变化，查看各种实验室检查，还要收新患者。

儿科很多新患者都是在夜班收的，往往是因为孩子放学回家，父母发现孩子病了，到了医院发现需要住院观察时，都已经是晚上了。主治医绝大多数时间都是在家 on call 的，除了 ICU 值班会有 24 小时的主治医在医院。有了问题随时打电话讨论。

每当收了新患者，问诊查体后，要和主治医汇报患者的情况，讨论治疗计划。白班管理几个患者，通常是了解患者的每个细节来学习病例；而夜班管理整个病房给住院医提供了横向了解病房所有患者的机会，从中学习每个患者应急处理对策，这样几个夜班下来，不是自己的患者也会通过值夜班而了解到八九不离十了。这样的住院医培训框架的目的，绝不是把住院医当成干活的机器，而是在三年之内培训出能够独立行医的儿科医生。

在住院医培训即将结束之际，会面临直接找工作还是继续做专科培训的选择。如果直接工作，主要是从事普通儿科，主要处理小孩的小病小痛、预防接种、生长发育监测、健康教育这样的工作，以门诊为主，朝九晚五、周末双休；而专科培训主要是选择亚专科方向深入研究，主要以顾问医生（Consultant）的角色参与医疗过程。专科培训的申请程度跟住院医申请很类似，大家可以参考本书第七章的内容即可。

经过各种对比，我觉得还是希望在更大的大学医院接受专科培训，所以我选择了新生儿专科继续我的培训。

威斯康星新生儿 ICU（NICU）专科医师的一天

产房里，一个 23 孕周的极低体重早产儿诞生了。一般情况下这样的婴儿出生以后是没有自主呼吸的。婴儿出生后，会被放到暖床上，正压通气、鼻胃管胃肠减压、气管插管这些急救措施通常会一气呵成。有时婴儿依然心率没有改善，需要新生儿心外按压、紧急脐静脉置管、推注肾上腺素、补液。作为新生儿医生，每天都要应对这种小生命的生死一瞬间的事情。虽然 NICU 里面抢救的过程和美剧《急诊室的故事》中大抢救的氛围十分类似，但是新生儿 ICU 专科医师培训的一天是不是每天都是如此呢？

新生儿 ICU 专科培训是在三年儿科住院医师培训后的亚专科培训，时间同样是三年。完成后即可以成为新生儿 ICU 主治医。上面提到的早产儿的心肺复苏，只是新生儿科日常工作的很小一部分。NICU 每天都要面对从 22 周不到 500 克的孩子，以及直到足月婴儿的各种并发症，此外还需要掌握其中的伦理问题。

做新生儿科的一个特点，就是在正确抢救之后，新生儿成活率是很高的，这让人非常有成就感。与成人不同，新生儿的心肺复苏是以建立气道和有效通气为主的，心脏循环只是相对的辅助步骤，在有效的通气后，绝大多数婴儿都会恢复循环功能而存活下来。每当把这些婴儿的生命从死神手里一次又一次抢回来的时候，都会由衷赞叹这些刚刚诞生不久的小生命，是多么的神奇与顽强！

美国专科医师（fellow）的培训：非常有章法

每天清晨来到医院与夜班同事交班。与住院医不同的是，fellow 们不需要每天准备查房的各种数据，而是早上在查房时听取住院医对每个患者的汇报，结合住院医给出的治疗计划、护士的护理问题、营养师和药剂师的意见等给出最终的方案。这实际相当于半个新生儿科的主治医师。查房的同时，还要结合病例进行床旁的教学，面对的对象可能是住院医或医学生，所以要根据不同群体的知识要求进行教学。

查房之后住院医们处理每个患者的医嘱，而我们专科医生则会处理一些急需解决的会诊、操作或和婴儿家长的谈话。

中午吃饭的时间大多数是在会议室中度过的。每天中午会有一小时左右的讲座，涉及新生儿科的方方面面，可能会是对每个知识专题的讲座，或是讨论比较有趣的病例，还可能是对死亡患者的讨论等等。

下午的时间是收新患者、做各种床旁操作（比如置中心静脉管、脐动静脉管、腰穿腹穿）的时间。上午进手术室的新生儿也都纷纷回来了，需要和儿外科的住院医、主治医一起制定术后管理的方案。

傍晚，在忙碌了一天后终于可以把所有的患者交班给夜班的同事了。在我的 NICU，夜班的同事会管理五十到七十个患者，其中有 10 个左右都是非常不稳定的患者。白班在交班之前，都会把晚上需要的医嘱处理好，如果患者稳定的话，夜班的同事基本不用对任何医嘱改动，只需处理一些急症的状况。婴儿降生的时间是不分白天黑夜的，大多数高危分娩时，需要新生儿医生在场的，其中有些孩子直接就需要新生儿心肺复苏的帮助，才能恢复到正常状态。如果需要进一步的监护，就会收进 NICU 中。在忙碌的 NICU 中，每天都会面对一些婴儿需要抢救、气管插管、急诊手术的状况，所以在不到一年的 fellow 培训中，专科医生们已经能应对绝大多数常规的抢救。

由于美国医院的转诊系统非常完善，如果有些疾病在患者所处的社区医院不能处理，则需要转诊到该地区的医疗中心。我所在的NICU是该地域的转诊中心，各种疑难杂症都会转到这里进行救治，我们也有专门的接诊团队用救护车、直升机或飞机外出把婴儿接来。如果在社区医院中婴儿生命体征不稳定，专科医师就需要随同转诊团队前往当地医院。天气允许时，车程在一两小时以上会采用直升机飞去飞回，以缩短转运的时间，为患者的救治争取到更多的时间。在转诊回程中，需要 Fellow 主持各种生命支持的处理，但是如果有问题可以远程向转诊中心的主治医通话讨论转诊过程中的治疗方案。

在 NICU，每一天的工作都是对新生命的尊重与呵护。作为医生，除了挽救这些小生命以外，还需要与他们的父母沟通，给他们希望，告诉他们事实。有时候，生死离别是自然的抉择，医生不是万能的，不能裁定生死。每当此时，医生给予患者家属安慰与支持，同时也能看到家属对医生的信任和尊重，这也是对生命的尊重。

美国的儿科医生收入并不能算是最好的，在 Medscape 统计的医师薪金排行榜里，时不常还会垫底儿。但是即便在医疗行业内垫底儿，相比医疗以外的工作也是高收入群体。对我来说，儿科医生的生活方式，和获得的成就感，是其他科室难以比拟的！往往，"挽救了一个 baby，就改变了一个 family"！

（胡向欣）

8.2 在美国住院医培训期间，怀孕又生娃是一种怎样的体验？

赴美做住院医培训，对任何人来说，都要克服不少困难。有的困难是人人都会遇到的，有的困难却是少数人才会经历。对于打算在异国他乡成家立业的年轻人来说，如果在美国的住院医师期间怀孕了，打算有下一代，是一种什么体验呢？我们请宝宝妈妈卓敏来为大家讲讲作为一个住院医，培训期间怀孕的事情。

美国的住院医师生活确实很忙碌，尤其是夫妻双方都是住院医师的话，确实没有很多空闲的精力来考虑要小孩的事情。不过很多住院医都会说，要小孩，there will never be a perfect time。我们能做的，就是让项目配合我们，尽可能的不影响工作。

我还记得，那是第四个月在 MICU 轮转的时候。在某个夜晚，我偶然翻出一根快过期的验孕棒，怀着"不用白不用，过期就作废"的心理试了一下，居然是阳性！当时就有一阵想立刻买彩票的冲动啊有没有，怎么这小概率事件都让我撞上了啊啊！想想身边刚刚才有个从爬行进化到直立行走的大宝，自己又是内科住院医师培训刚刚步入正轨，结果立刻就要迎来漫长的怀胎十月，烦躁得很。拿起手机好多次，最后还是忍住了没告诉在值夜班的李嘉华。

第二天，MICU 早查房完是例行的阅片会，我突然心里一紧。最近我没少陪着危重患者去做 CT，而且 MICU 每天都有好多患者照床旁胸片。我这几周孕早期可没少吃 X 线，会不会影响胎儿啊？！还在纠结中，阅片会结束了，大家纷纷散了，只剩下我的 Senior Resident 和我在房间。话说，我所在的医院印度人占据了半壁江山，这 Senior Resident 是一典型的印度南部保守男，30+，贵族帅气但恋爱结婚史为零，等着家里安排个相亲的就结婚的那种。当时我脑洞大开，病急乱投医，于是立马逮着他问，"怎么办啊，我怀孕啦，这些天吃的 X 线要不要紧啊？"他完全忽视了我的后半句，异常热情地给我个拥抱，"恭喜恭喜，顺便跟嘉华道声恭喜啊！"

这一句话提醒了我，我还没告诉李嘉华呢。赶紧给李嘉华一个信息。他倒是异常淡定，"挺好的，预产期刚好在第一年的最后一个月，第一年你不用值夜班相对轻松。"

男人，果真是站着说话不腰痛啊，我的这怀胎十月就这么毫无征兆地开始了。

准备怀孕

有点马后炮了，但是这是过来人的忠告。别想着兵来将挡，水来土掩，水到渠成，最好还是实行先"计划"后生育，理由如下：

不同的住院医培训项目在科室轮转的要求上差别悬殊，要选在最佳的年级怀孕，"优生优育才能幸福一生"！我所在的医院第一年不需值夜班，所以不用担心生物钟紊乱的问题。白班都有 Senior Resident 或是 Fellow 共同管着患者，所以相对轻松无压力。所以，选在第一年怀孕和生产，是优于后两年的。后两年的 PGY-2 和 PGY-3 起着轴心骨的作用，带教着医学生，指导第一年住院医管理患者，参加内科大查房，向主治汇报进度。就轮转要求而言，第二年和第三年在我的医院没有区别，但第二年趋向于有更多的病房轮转，且新手上路经验不足。所以若只考虑工作强度，不考虑是否可以成功受孕，则第三年的怀孕生产优势大于第二年。对于有些培训项目，可能第一年就有夜班轮转的要求，或者每一年的培训要求都是递增的，那就需要针对具体情况具体分析了。

美国的内科住院医每年有四周左右的假期。有些医院要求四周假期必须连续休，有些医院则可以按周拆分假期。越大的 Program 因为人手足，往往比较容易协调。我所在的医院每个年级有 40+ 个住院医，男女比例在 2∶1 左右，基本都能充分照顾到对假期的需求。如果选择使用自己的年假，你就可以如期在完成三年培训后按时毕业。如果选择申请额外的产假，手续则比较繁琐。Maternity Leave 往往是不带薪的假期，还需要层层审批。在使用 Maternity Leave 之后，原定的三年培训轮转计划就不能按时完成（因为不允许把不同年的假挪在一个年内使用），所以就得推迟住院医毕业。有时候，推迟毕业则会影响签证、Fellowship 的申请、Board 考试的报名等等。在 Maternity Leave 超过一定时间之后，还需要完成一个复杂的表，证明身体已无大碍可以 "Return to Work" 了。综上，使用 Maternity Leave 的弊大于利，最好是能直接用年假把宝宝生了完事儿。

说说印度帅哥没有回答的问题。临床工作的特殊性让我们不免接触到一些放射线，比如同位素碘、陪重患者做 CT，病房的床旁胸片等等。"计划"生育能更好地依照轮转科室的安排，尽可能避免在孕早期轮转危险科室。

生完宝宝谁来带？作为全职的住院医是不可能全天候带着宝宝的。我个人认为应是这个顺序：家庭主男 > 父母或公婆 > 保姆 > 钟点工。家庭主男……这个各有千秋就不评论了，口口声声梦想着做家庭主男的李嘉华，还真没有一点做家庭主男的气质。如果需要父母或公婆来美帮忙，需要提前准备签证材料，还要做好万一没拿到六个月签证的二手准备。每次六个月父母或公婆"交接班"时，宝宝一定会是连续几天的各种哭闹。保姆在美国真是物以稀为贵，要找到一个尽责尽职的保姆如大海捞针。这里的钟点工基本上只顾温饱，价格还真心不便宜，抵上住院医的工资了，地段好和水平高的钟点工还往往要提前好几个月排队。

孕期

无论是有心计划怀或是无心之怀，在确认怀了之后，第一件事就是告诉 Program："注意啦，我怀孕了"，确认轮转安排的合理性，如需调整要尽早申请。根据保险的类型，选定随访、分娩的医院，联系基础保健医生或是妇产科医生。若无特殊情况，在孕 12 周和 20 周时各有一次超声检查，孕前期每月一次门诊随访到孕后期每周一次。所以选择离家或是离上班地点近的医院为宜。

怀孕的前期，身体耐力上基本没有啥区别。偶尔在查房汇报病例时有点小恶心返个酸什么的，也无大碍。但早孕反应这事真是不可预料、难防难治，只能自求多福。我有个同事就因严重的早孕反应不得不休了两个月的假。

怀孕的中期，小腹渐渐隆起了，转病房就接近于低等强度的负重训练，每天上窜下跳的问题不大，不过可能做 CPR 就比较勉强了，所以尽量避免 CCU、MICU、ER 轮转。这段时间你就会面对许多患者们质疑、犹豫的眼神。在美国的一大忌讳就是问怀孕，搞不好就是胖了点而已。我的处理办法就是自投罗网地告诉患者说："看什么呢？这就是怀孕了"。接着就会收到 "due time 啥时候呀？boy 还是 girl 呀？first one 吗？"等一堆问题的轰炸。叹美国的患者们对此热情之高，尤其是子女成群的大妈大姐，那兴奋劲简直就像她们自己怀着孕一样，医患关系一下子就拉近了吗！总之，孕中期，身心悦。

怀孕的后期，肚子像座小山了，不用说大家都知道你怀孕着。所以可以理直气壮地挺着大肚在医院横冲直撞。体力上，查房算个中等强度的负重训练，偶尔快步走两步就得喘上一阵，多少有点力不从心。好在同事们都特别友好贴心，从主治医师到同年的住院医同事都对我照顾有加。我在孕后期还有两个连续的病房轮转。我的 Co-intern 主动接管了各种发热待查、放射线治疗及危重复杂患者；我的 Senior Resident 承担了抽血培养、约核磁、转运患者等体力活。怀孕后期还有着每周一次的产科门诊，经常不得不请假一二小时，好在我选的产科医院就隔了条马路，来去方便。

生产

我的预产期在我四周年假的中间，在假期之前是连续两个月的病房轮转。相同时期之内，有个预产期在我之后的第三年住院医生，在值 MICU 夜班的时候，一下没忍住，宝宝就提前出生了，足足早了近 2 个月。所以，我一直担心临床工作的强度会让我这个小宝也会提前出生。熬呀熬，两个月的病房轮转顺利结束了，小宝毫无动静。

开始四周的年假了，第一个星期过去了，啥事都没有。

我盼星星盼月亮，又一星期过去了，已经是预产期了还是啥事没有。我着急了，这辛辛苦苦攒下的年假都过半了，眼看过两周又得上班了。我的产科医生倒是很淡定，让我再耐心等待一周，多做做有氧运动，一周后如果还没动静就催产。

第三周，我白天推着大宝步行数小时，带她去各大公园各种疯，晚上再上下走台阶。没办法，瓜熟蒂不落，第三周假期，在超过预产期一周后我乖乖地住院催产了。上午打催产针，下午就出来了，看来也就差这临门一脚了。出院后离原计划上班时间只有几天了，想想站着都累呢，还是多休息会吧。赶紧跟组织发个信，申请把第二年的假期挪用二周过来（刚好是第一学年和第二学年交替的时候）。Program人多好协调，很爽快地就批下来了。产后一共休息了近三周才返院上班。

　　终于圆满完成"任务"了。不过，美中不足的是，之前一直摸着我肚子喊"妹妹，妹妹，快出来"的大宝似乎很不乐意，天天充满敌意地看着这个跟她争宠的小肉团。看来带着两个宝宝完成住院医培训还真是任重道远啊。

（卓　敏）

8.3 住院医师工资够用么?

在美国做住院医培训，在医院里面的学习工作确实丰富多彩又过瘾，而医院外的生活又是怎么样的呢? 美国的生活费用居高不下，大家关心的话题之一肯定是"钱"究竟够不够用。接下来请理财专家余劼为你带来中美住院医收入比较。

首先，我们要明确一点，无论在哪个国家，作为一个还处于培训阶段的医生，收入都是要比可以独立行医的主治医生（attending physician）低不少，我们在这里只讨论还处于培训阶段的医生的工资收入，不涉到独立行医的主治医生收入。

收入

根据 Medscape 网站 2015 年全美住院医薪水调查显示，第一年住院医师的平均薪水是 52000 美元 / 年，不同城市地区之间，有一些差异。我是在美国芝加哥的芝加哥库克郡立医院（Cook County Hospital）参加内科住院医师培训的，年薪水平为：第一年内科住院医生的薪酬是 48962.56 美元；第二年 51698.60 美元；第三年 54221.48 美元。一共是为期三年的培训项目，年薪每年都略有增长。在纽约的第一年住院医就可以拿到超过 60000 美元的年薪，当然也是因为纽约的生活成本要高出芝加哥不少。

根据美国司法部的数据，2014 年伊利诺伊州的个人中位收入税前为 48232 美元，所以美国住院医师培训期间的工资，基本就是所在地区的个人中位收入水平上下，或者说就是平均个人收入为基准。考虑到平均每周 60+ 小时的工作强度，美国住院医的时薪不算多。

谈美国的收入的时候，如果说的是税前，多少有点欺骗性。比如我的第一年住院医年薪约 49000 美元，但扣除各项税务、养老和医疗保险之后，到手的工资也就是一年到手的是 35000 美元左右。除此之外，我们还有每个月 570 美元的饭卡补贴，每年 950 美元的教育补贴（这可以用来报销医学书籍、医学会议、电脑、智能手机等一切与医学学习相关的开销）。每一年还能有 2000 美元左右的退税。

所以，做一个简单的比喻，如果把实际可以直接支配钱打一个 package，在芝加哥做第一年住院医师培训的时候，这个 package 是 45000 美元 / 年左右，平均 3850 美元 / 月可以自由支配。按照 6.2 的汇率，相当于人民币 23000 元 / 月。到第二年住院医时，我们这里还会有一次夜班 600 美元的加班费（这个差事大概平均每月一次，不算在上面的工资里面哦，这个叫做 "moonlight" 外快！）。

支出

在任何一个国际化的大都市中，所有人都是处在一个收入来源和数量有限，而支出的花样和额度无限的花花世界里。所以这个问题的答案是：看你会过不会过日子！

■　衣：我穿得不太讲究。美国的日常衣服比较便宜，在超市用 50 美元就能买到一件品牌的不掉绒的羽绒服，平摊下来每个月 100 美元左右。

■　食：饮食开销大部分都用医院的餐补解决了，美国同档次餐馆的价格虽然比国内高出不少，但如果只是偶尔外出改善伙食的话，一个月一般不会超过 300 美元。

■　住：住在医院附近比较贵，一般一个月的房租加上各种水电煤气网络电话之类的，就耗掉半个月的薪水。住远一点的话，房租便宜几百，不过省下来的钱不是用在公交通勤上就是用在供车养车停车上面。如果不介意与人合租，一个月以 700 到 1000 美元的价格就能租到一个位置不错的住所；如果打算自己住，一般 1200 到 1500 美元可以找到带门卫，带物业的一室一厅或大单间，这样的房间小两口子住也没问题。水、电、燃气、网络、手机等费用每月一般在 150 到 200 美元之间。

■　行：住院医的生活基本是医院和家两点一线，很少有机会到处跑，如果住得远需要通勤，坐地铁公交一个月在 150 美元左右。如果想买车的话，丰俭由人，一般的二手车 3000 美元就能拿下，不过我的同事一般都买新车。每月供车养车的费用大概 300～400 美元。像我这样和室友合租在医院周围，不买车，不通勤，伙食基本上在医院和家里解决，每个月能剩下 1100 多美元。即使两口子一起生活，凭着这份工资也能维持家庭基本生活。

盈余

所以总体而言，扣除生活必须开销，大概能剩下小一半的薪水作为零花钱用。其实，咱们中国医学生去美国做住院医师培训，还有一个特殊的心理优势！就是和美国医学院毕业做住院医生的人相比，咱们不用偿还高额的学费贷款，结果我们比他们在财务上要轻松不少。这就好比那些在北上广深有房子的土著孩子，不需要在房贷的压力下打拼，生活得更潇洒一些。暗爽吧！

特殊个人和家庭情况对收支的影响

在美国成了家、生了娃的住院医师也不少，像李嘉华和卓敏，阳晨和张凌欣那样的双工资住院医家庭日子就过得更滋润些。当然从理财的角度，未脱单时大多数人是从消费角度去考虑花钱，成功脱单并成家之后，就思考得要复杂一些了，比方说存首付、买房子、养孩子、退休养老金、子女教育储备金等等……

总的来说，美国住院医生的工资在美国属于中等收入水平，一个人的话可以活得随意潇洒，一家人的话基本可达小康水平。稍微会过日子的中国医学院毕业生在培训期间，维持个人培训阶段的生活、维持培训阶段家庭的支出，甚至小有积蓄都是没有问题的！

我相信，在美国做住院医师的人，都没把住院医时候的工资太当一回事，毕竟就是三五年的光景。在生活无忧无虑的前提下，把精力集中在提高自己医疗知识和技巧水平上。三五年一过，大家成为独立行医的主治医师了之后，收入都是至少至少十七八万美元/年，那时候才是开始担心避税、找时间花钱的时候呢！

有一点要特别提到，美国医生的基本业务职称，没有中国一样复杂的住院医师、主治医师、副主任医师、主任医师四个业务职称级别，所以在美国就可以眼一闭心一横，三五年就到晋升到顶端了，不会像国内一样，医生永远奔跑在晋升的路上！

（余　劼）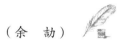

　　备考 USMLE 和美国行医之路的成功离不开家庭的支持，你知道家长在我们准备考试的时候是怎么想的吗？不妨请继续阅读《8.4　番外篇：家长们是如何看子女行医之路的？》。

8.4 番外篇：家长们是如何看子女美国行医之路的？

作为家长，他们是如何看待子女走上美国行医之路的呢？我们为此专门走访了易曦雁的父亲易海林、裴蕾的父亲裴先义和王宇辰的父亲王君朴，他们的话有很多默契。

李嘉华："当您的孩子第一次提出赴美行医的想法时，您是怎么想的？"

■ 易海林：当时听见女儿提出这个想法觉得很自然，毕竟学西医还是到西医的发展源头去学最好，不管她去不去美国行医，我觉得她如果选择医学作为职业，始终都是需要出去外面深造的。

■ 裴先义：家庭本来就有去国外深造的这么个传统，我们也有亲戚在美国通过念书留下了，女儿小的时候就说想出国念书。后来女儿选择了学医，（小声嘀咕：其实我当时还是更希望她报金融经管的），那也就鼓励她出去走走的想法吧。但是我们心里面对女儿能不能学得下去，能不能到美国，做不做得了美国医生都很没有底。

■ 王君朴：可能是因为家庭环境影响吧。儿子的姨父也是在美国当医生的。他志向很明确，在报考医学院时就知道要去美国深造，不过当时怎么走还是比较模糊的。而且这些想法都是小孩子自己提出来的，我们家长所做的就是鼓励他去寻找具体实现途径。

李嘉华："Ta 对您提出这个赴美行医设想时，您觉得当时最大的困难或担心是什么呢？"

■ 易海林：困难肯定是有的，大家都知道去美国行医要经过层层考试，难度不亚于高考吧。但是结果是不是去成美国做医生是次要的，关键是这个学习的过程能激发她对学医的兴趣。只要有兴趣学习，什么困难都会迎刃而解的。担心是次要的。后来她单独去美国实习了，我们担心她能否在美国独自生活，是否安全，有时候睡觉也会不好。

　　■ 裴先义：我是挺担心的。我咨询了她在美国读书和工作的几个堂哥，他们都说直接从中国医学院去美国行医非常难，他们也没怎么听说过成功的例子，所以我当时并不抱太大的希望。而且我也知道女儿的学习能力可能还比不上清华北大的那些学生，面对一个他们都觉得很难的考试，我对女儿能不能学出来心里没底。从内心来说，一开始的时候我更希望她在首医念个研究生，留在北京当医生就挺好的了。她后来说加入了北京的学习小组（BUG），还当上组长了，我担心她考 U 分散了学校学习，还反对过她当组长。不过看她那么坚持，每次讨论完之后虽然身体说累，但心情都很愉快，也就支持她做她认为值得的事情。

　　■ 王君朴：当时听儿子描述了一下整个过程，觉得肯定困难不少，但当时也没认识到具体有哪些困难，现在回想起来，看他一周七天没休息日地那样学，才知道这个考试很难。担心压力太大会搞坏身体。

　　李嘉华："除了 Ta 给你们的信息以外，您自己有没有去了解过美国行医这条路的呢？"

　　■ 易海林：有的。不过信息不多。从以前同学和朋友那里零零碎碎听说某人去了美国之后销声匿迹几年后当上医生了。一开始在百度谷歌上面搜索，搜到百歌医学的一些文章，开始也不是太相信的，觉得这些人也不过是个大孩子，后来看见女儿一步步考试成功了，也看见她分享的一些成功故事之后，才逐渐对美国行医这条路有了比较清晰的了解。

　　■ 裴先义：虽然我女儿老跟我说"爸，你不懂！"，不过我还是认认真真读过百歌上面每一篇文章的，虽然一些医学的知识我是外行，但整个考试过程分几步，怎么考，哪天开课了，哪天又在哪个城市开讲座了，我都摸得很清楚的。我觉得这样跟女儿沟通时才有共同语言

　　■ 王君朴：我觉得他考试那个圈子的人素质都比较高，学习好，又很团结帮带。他说"谁谁谁就是这么走的，看，他走成功了"，我信得过他那个圈子，所以我们基本都是听儿子描述的，他说要怎么走就

怎么走。

李嘉华："看着孩子从 Step1 开始到 Match 结束的整个过程，您有什么感触？"

易海林：难，这考试真的是非常难，女儿一直以来学习都不错，学校的功课应付起来游刃有余，还有很多课余活动，唱歌跳舞主持晚会的。但自从她学起 Step1 来，那个劲头仿佛又回到了高考，休闲娱乐、兴趣爱好都先放一边了。怕女儿坚持不下去。也怕她耽误了学校的学习。唯一欣慰的是，她好像越学越有兴趣，在医学学习上比以前专注多了，听她给亲戚朋友解答医学问题时也说得头头是道的。

裴先义：一开始她还走了个弯路去念博士了。虽然她也跟我说过好多次不用念博士也能去美国做医生，但我觉得一个本科还是资历太浅了，还是拿个美国学位更稳妥。她听了我说，09 年去了美国念博士，整个生活、工作环境都要适应，她还要挤时间去备考。一开始她在科研上的挫折比较多，感觉她的自信心不是很强，在美国读书的前两年心理压力比较大，听她电话里诉苦时，我们内心还是很矛盾的。远隔重洋，万一压力大把身体压垮了怎么办，抑郁症怎么办？父母的底线是子女平平安安就行。我们尽可能给她精神支持，但我们也做好了大不了学位不念了，回中国找工作的准备。不过她还是咬牙坚持下来了。我觉得换着是我，我也不一定有女儿这种毅力，所以我特别佩服她。

王君朴：考这东西真的是靠 1 分聪明，99 分汗水。别看儿子在人家面前好像挺轻松的，他觉得他把 USMLE 考下来简直像读了二次医学院一样。而且第二次医学院还是用业余时间读的。说实在，我感觉儿子挺"伟大的"。毅力、坚持、奋斗少一分都做不来。我感觉非常欣慰，但是也"心疼"。所有的休息日他都得用来学，非常不容易。家长嘴上说学累了就休息一会儿，休息休息也就是嘴上说说而已。我感觉他比起学 USMLE 之前，对医学更感兴趣，眼界更宽阔了。身边也多了很多素质很高的朋友，跟他一样在奋斗着。

李嘉华："在孩子备考过程，作为家长主要，您担当了什么角色？"

■ 易海林：精神上支持，在子女懈怠的时候鼓励子女，调整心态；备考时出谋划策，处理好跟学校学习的关系；物质上全力支持。

■ 裴先义：虽然女儿老说"你不懂"，但是我们还是尽量去了解整个过程。女儿和我们意见不一的时候，我们只负责宏观的东西和后勤保障，父母还是以子女的意见为主。女儿遇到挫折，我们以鼓励为主，给她自己选择的路以足够的自信走下去。

■ 王君朴：我们的角色是默默陪伴，坚定地支持，快乐地分享。子女的信心来自于家中无私无条件地支持。子女内心也是很敏感的，知道走这条路风险大，也要花家里很多钱，家长在子女面前稍稍动摇，可能就彻底动摇了孩子走这条路的信心。

李嘉华："当听您孩子到 Match 成功消息时，您当时是一种什么体验？"

■ 易海林：如释重负，觉得结果是一个完满的结束，不过也觉得接下来的路还很长。希望女儿有时间考虑一下人生大事，有机会的话，还是希望女儿能学成归国。

■ 裴先义：对结果比较惊喜，留在堪萨斯对她的家庭和事业来说都是好事。感触最深的是子女对理想的坚持，不管她遇到多大的困难和问题都没有放弃，在很多人说不可能她还是坚持走，坚持了 10 年，也许"我"也坚持不下来。我非常佩服她。另外，女儿有今天，是在08 年的时候遇到了百歌医学的一群挚友和前辈，没有前人的开拓也走不到今天，如果一个人单枪匹马也坚持不到今天。

■ 王君朴：感觉到如释重负，终于感觉孩子能缓口气。下面的路还很长，儿子还是希望留在美国发展。感觉在国外没有太大多捷径，更多靠实际付出一步一个脚印，职业发展道路比较稳定，这个比较适合儿子的性格。现在开始担心儿子太用心工作，忽略了家庭和生儿育女。

（采访记录者：李嘉华）

家庭是子女的港湾，每一个成功例子都离不开父母和亲人对他们无私的、无条件地支持和鼓励。父母对子女的期待也是简单而真挚的，希望我们学有所成、也照顾好自己的身体和成家立业。我们在考 U 路上一路狂奔的时候，别忘了常常回头跟父母说声"爸爸妈妈才是最棒的！"

下一章，我们会探讨美国独立行医之路的各种选择，以及如何在住院医期间做好准备。

第 9 章
为独立行医做准备

9.1　选择亚专科医师培训（Fellowship）

根据最新统计，在美国毕业的住院医师，绝大多数都会选择做至少一个专科医师培训，这已经是目前的主流趋势，是医学社会分工越来越细的体现。对于外籍医生而言，专科医师培训更是他们进入大学医学系统的一块敲门砖。如果你对某一个亚专科情有独钟，那么你可以在完成住院医师培训时，继续申请该亚专科医生的培训（fellowship）。按照不同的亚专科，培训耗时 2～3 年不等。

专科医师培训的岗位数量是很多的，选择也是很多的，不同的选择也意味着不同的竞争压力。下面我们为大家介绍一些美国 Fellowship 的情况以及谈谈如何为 Fellowship 做好准备。

以内科为例，完成了三年的内科住院医生培训以后，可以选择内科以下的亚专科进行培训。这些常见的亚专科包括：

- 心脏科
- 胃肠科
- 呼吸和重症科
- 肾内科
- 内分泌科
- 血液和肿瘤科
- 风湿科
- 感染科
- 过敏和免疫科

有的亚专科培训之后还有再进一步的细分专科培训，比如消化科之后还有胃肠镜专科培训，心内科之后还有电生理、导管或心衰专科培训，那就是在之前的基础上继续进行 1～2 年的培训。与从事普通大内科工作相比，内科亚专科大多数是以会诊医生参与到患者的诊治，但心脏科、重症科和肿瘤科一般还有自己的专业病房，专科医师会作为主管医师。

大家之所以选择亚专科训练，除了对某一个专科情有独钟外，还由于亚专科医生要不就比大内科医生赚得多（比如心脏、胃肠、呼吸和重症、肿瘤），要不就是赚同样的钱时，比大内科医生过得清闲一些，比如很少在医院值夜班（比如感染科、内分泌、风湿、过敏和免疫科）。现在可能只有肾内科跟大内科一样忙，也没有明显赚得比大内科多。

这种赚钱和闲暇时间的对比，造就了 Fellowship 申请的不同竞争程度。一般而言，收入高的科室竞争就大，像胃肠、心脏、呼吸和重症、血液和肿瘤是目前内科中竞争比较激烈的四个亚专科。

那么我们在住院医师阶段都要做些什么工作，才能提高我们在专科医师申请时候的竞争力呢？这个答案并不复杂，简单地说就是和申请住院医师的时候准备的材料差不多，只不过要更加丰富，内容更加充实一些。主要体现在以下几个方面：

首先，你需要在住院医培训期间表现良好，主要体现在以下几个方面：

■ 工作努力，有责任心，能将上级医师安排给你的工作圆满完成；

■ 有良好的人际沟通能力，在住院医师中有较好的声望，在主治医师间有很好的名声；

■ 办事效率高，有应对各种紧急情况的能力，处事不慌，让周围的人感到放心；

■ 临床医学基础知识扎实，临床技能丰富。

其次，你获得所在项目的强推荐信。

这里的推荐信和先前申请住院医师项目的推荐信要求类似，区别就是这次的推荐信多数都是自己住院医师培训项目的主治医师提供的。所以，先前提到的"住院医师阶段表现良好"这一条，在这里就能帮助你获取更有说服力的推荐信。绝大多数的 Fellowship 项目都要求住导写一封推荐信，住导的推荐信一般不是个人推荐信，而是综合了住院医培训过程里面的所有评价和成绩，给出的一封推荐信。相当于住院医申请时候由医学院出具的 MSPE。

此外，你还需要 2～3 封其他主治医师的推荐信。一般而言，你需要邀请一些跟你工作过的时间较长的大内科病房主治来写，因为他们最能够直接评价你的临床能力。另外，你也应该找 1～2 封来自要申请的亚专科的主治的推荐信。一般你都是从专科轮转的机会认识到这些亚专科主治的。如果平时能多和一些自己聊得来的主治聊一聊自己的职业规划，或者从他们那里听取一些经验教训什么的，他们写出来的推荐信自然会内容更加充实，也更全面一些。有时候这些亚专科主治还会有自己的研究项目，如果你能参与其中的话，取得一定的科研成果，这样你的推荐信和申请材料就更加有力了。

第三，取得一定的科研成果。

专科医师不同于全科医师，大多数大学项目都还是比较看中医生的科研能力的。这个不仅与医院学术地位挂钩，而且和医生的晋升和培训项目的名声也是相关的。所以，专科医师项目通常都会参考一个申请者的科研背景的。这里的科研背景通常可以一分为二地看待。有一部分人是在做住院医师前具有博士学位的，这些人通常都有很雄厚的科研背景，往往在申请专科医师的时候有优势的。另一些人，是医学院直接毕业做住院医师的，通常没有任何科研背景，这时候如果能够在住院医师阶段获得科研成就往往会对申请有很大的帮助。

要端正对住院医科研的认识。要降低期望值，绝大多数的住院医项目都不可能提供像博士后那样的科研课题和资源，住院医大部分都做的是病例分析、回顾研究等临床科研。这些都可以算成是成果。这个阶段做科研的好处就是可以向专科医师培训项目声明：我在胜任临床工作之余，还有能力从事一定的临床科研。能做到这一点已经是与众不同了。

如果能在住院医师阶段发表一些高影响因子的文章固然更好，不过这样的人就更是凤毛麟角了。如果你要申请非常著名的大学项目，恐怕需要再专职做 1～2 年的科研才可以。有住院医选择在毕业后不找全职工作，而是到一些大牛的实验室做真正实实在在的科研，然后再用业余时间去值夜班（Moonlighting）来帮补家用，或者也有些人选择做 1～2 年的 Hospitalist，利用 Hospitalist 上一周休息一周的灵活上班时间，在不上班的时候去做全职科研。

最后，是积累人脉。

在美国，你永远无法忽视人脉的重要性。和申请住院医师一样，认识的人越多，对于你申请专科医师就越有帮助。而且专科的圈子更加小，一场大的本专科学术会议，就可能囊括了所有 Fellowship 项目负责人。有的时候只是项目里面的人一句话，就有可能起到决定性的作用。

扩展自己的人脉，首先要做到自己在科里为人处事要好，能与所有人尽可能愉快的合作，有很好的声誉。想想一个项目每年毕业的住院医师会有多少，这时候在别的项目有一个以前的师兄或师姐的推荐，难道不比拿一封推荐信去说更有说服力？

其次，要参加学术会议认识更多的人。毕竟一个项目的人数总是有限的，自家医院以外还有更为广阔的天地。参加学术会议可以认识其他项目的住院医师，认识其他项目的主治医师，甚至可以认识 Fellowship 项目负责人。如果这时候能给他们留下好的印象的话，怎么会发愁面试呢？

最后，要保持已有的人脉。申请住院医师阶段，大家肯定也已经做了很多准备，那时候已经积累了很丰富的人脉。这些帮助过你的人，应该继续和他们保持联系。毕竟一来是出于感谢，二来都是未来工作圈子的人，肯定会有帮助。

还有一点大家需要考虑的是，平常所谓的美国医生的优厚薪酬，只是对于成为独立行医的主治医生而言的。所有还在培训的医生，无论是住院医生，还是亚专科培训医生，收入都只是美国家庭收入的平均水平（4～7 万 / 年）。另外，选择做专科医生之后，你可以看的病的种类就减少了，所以如果你在一个比较饱和的市场，可能面对找工作难或者工资被压低的情况。另外，美国医疗的发展逐步回归到对初级诊疗医生（Primary care physician）为中心，专科医生需要依赖初级诊疗医生的转介才能获得患者，所以专科医生都对初级诊疗医生非常客气，这一点跟国内是截然相反的。

（阳　晨　赵　越）

　　无论如何，我们最终都要成为一个独立行医的美国医生工作。下一节我们一起探讨在美国独立行医的多样性。

9.2 美国独立行医的职业选择

美国独立行医有两层含义，一个是法律意义上的独立行医，这个是由每个州的医疗管理会（政府机构）规定，符合要求的医生向所在的州申请行医执照，这一般不需要专业考试，只需要完成 1～3 年不等的 Residency 训练（不要求 Residency 毕业），提供各种毕业证和资格证书即可。另一层是专业意义上的独立行医，这个是有专业协会规定，需要完成协会规定的 Residency 或 Fellowship 训练，再通过协会的认证考试，这意味着是协会认证的专业合格医生。个别医生可能只具有州执照，而不具有专业协会认证，这样虽然理论上可以行医，但大部分保险公司都不敢承接这类没有专业认证的医生的保单。试想一个外科 2 年肄业的住院医虽然可以获得州执照但不能获得外科协会认证，假如他在做一个疝修补时出了医疗事故，打起官司来，这个医生必输无疑。所以，以下讨论的独立行医，是指通过 Residency 或 Fellowship 训练后，通过考试，获得专业协会认证的医师的独立行医。

具有独立行医资格的医师一般被叫做"Attending"，中文译为"主治医师"，但跟国内主治医生的概念是完全不一样的。美国的 Attending 是一个独立行医状态的代指，具备完全的诊疗决定权，同时也是医疗行业内职称顶端了。而国内的主治医师仅仅是一个"位列于住院医师之上，副主任和主任医师之下"的中级职称。

虽然具备独立行医资格的人都叫 Attending，但在美国，Attending 的可发展的途径非常丰富。大体来说，美国的医疗可以分为 For-profit 医疗和 Non-for-profit 医疗两种形态。For-profit 医疗是指服从商业原则的医疗行为，即医疗行为本身是以"多赚钱而不亏钱"为底线的。而 Non-for-profit 医疗则包括政府医院、私立非盈利医院和大学医院，他们的医疗行为是以机构本身的使命为导向的，比如政府医院以为穷人提供医疗服务为导向，而研究型大学医院以医学研究为导向的，这些机构运作的钱往往来自政府或者财团基金会的支持。

在 For-profit 医疗里面，又分为合伙人医生和雇员医生两个大类别。从商业形态来说，合伙人医师完全掌握自己医疗行为的财务和人事，可以按照雇员水平支付自己的工资和福利，然后扣除所有开销后，剩余的收入按照老板水平再分配一次。合伙人医生好处是自己当老板，有非常大的自由度，而坏处是需要处理很多商业而非医疗的事情。而雇员医生受雇于医疗集团或医院，按照工作合同提供医疗服务，而从医院领取工资和福利，雇员医生仍然保有医疗层面上很大的决策权，但在财务和人事方面的决策权远比合伙人开业要弱。一般而言，合伙人医生收入比雇员医生的收入高，而雇员医生的闲暇时间比合伙人医生多。

合伙人医生一个最简单形式就是 Solo practice，译为个体执业。一个医生只需要获得该州的医疗执照，它就可以去申请成立一个"公司"（类似于个体工商户），然后再租个 office，雇个前台和护士，然后就可以开张大吉，提供有偿的医疗服务了。

当 Solo Practice 患者越来越多时，就会向 Single Specialty Partnership 变化，本质是原本两个都是竞争对手的 Solo Practice 干脆一起干，一起分摊开销，把平行的无序竞争变为有序合作。Solo practice 也可能向 Multi-Specialty Partnership 演变，与相关紧密的互补专业合伙，把患者留在体制内。好多开销都是一次性投资或者可共享资源，比如场地、电子病历、护士、前台、仪器、财务会计、市场营销等，这些开销越集约化，平均成本就越低。比较成熟的 Partnership 一般会提供给新加入集团的医生雇员职位，同时也给出成为 Partner 的机会。这些新医生在工作若干年后可能成为集团的 Partner。

合伙人医生的职业发展目标是更多的病源，更优质的医疗服务，更有效的管理，和创造更多的利润。因为医疗行为与利润直接相关，少数老板型医生会为了赚钱而多做检查，幸好美国医生们都具有一致的医学教育背景（USMLE）和住院医师培训，这些锁定了他们的道德和行为在一个固定范围之内，他们可以做到为医疗而医疗，不多开检查和药物。即便如此，当医疗行为与商业模式发生激烈矛盾时，在 For-profit 医疗结构里，医疗行为也是需要服从于商业模式的，比如拒诊不具备支付能力的非急重患者。

受雇于营利性医疗机构是另一种职业选择，雇员医生通过医疗行为获得工资，根据医疗质量和绩效获得奖金。这类医生的收入与医疗行为间接挂钩，仍然属于 For-profit 医疗范畴。不同于老板级别医生的是，这类雇员级别医生出让了对医疗机构的管理权和对剩余价值的分配权，换取省心和更多的闲暇时间。这类医生职业发展目标是用更少的时间，赚更多的工资和奖金。这种驱动力可以优化很多医疗流程，提高医疗效率。在内科，For-profit 机构的 Hospitalist 大多是雇员模式。

Non-for-profit 医疗机构，一般指各种政府医院、私立非盈利医院以及大学医院。在 Non-for-profit 的医疗机构里，一般都具有三种职能：

- Clinical Service（医疗）
- Medical Education（医学教育）
- Medical Research（医学研究）

每个机构本身可以是这三种职能的不同比例的组合体。比如城市里面的公立医院一般以提供 Clinical Service 为主要使命，而大学医院可能各有侧重，Cleveland Clinic 和 Mayo Clinic 这类私立非营利机构著名的是他们的 Clinical Service，而 Harvard 等顶尖医学院著名的是 Medical Research，而基本上每个大学附属医院都重视 Medical Education。选择在 Non-for-profit 机构工作的医生，一般都有一个共性，他们从医是为了解除疾苦病痛，传承医学知识，或探索医学新知识，而且他们认为这些目的高于商业原则。

退伍军人医院（VA Hospital）和市立医院（County Hospital）的医生一般只从事常规临床工作。在美国，他们不需要晋升职称，唯一需要做的只是每隔一段时间再考一次 Board Exam（注意，不是 USMLE 哦，是住院医师培训完成之后的那个 Board Exam）就行。如果他们的初心不改，可能会几十年如一日，工资随年资的增长而增长。有些会慢慢转为医院行政管理，从临床医生变为医院管理者。如果中途信念发生改变，可能会进入到 For-profit 系统之中。

而更为大家所熟知的，是在大学附属医院工作的医生，这类医生一般都带有学术头衔（Assistant/Associate/Full professor），他们的工作包括医疗、教学和研究三大方面。根据这三方面的工作，大多数美国大学附属医院都分别设置了 Clinical Service, Clinician Educator 和 Investigator 三个不同的 Academic track，在这三个 Track 都可以有教学职称，就是从 Assistant Professor 升级到 Associate Professor，再升级到 Full professor。

医生入职大学附属医院时，可以选择一条 Track 作为自己的发展方向，同时可能也兼顾其他两个方向。仔细讲讲给大家听哦：

■ Clinical Service Track 是提供医院临床服务的主力，升迁主要根据临床工作评价，比如是否提供了优质的医疗服务，做出了开创性的临床工作（比如新的疗法），虽然这类的临床医生也会带教学和合作发表一些临床科研文章，但是他们没有专职用于教学和科研的时间，教学行为和科研行为是他们临床工作的副产品，并不用于衡量他们的工作绩效。由于大学医院的扩张，Clinical Service Track 的职位是扩增最多的职位。大多数暂时在教学和科研上没有成绩的年轻教员都会加入到 Clinical Service Track 中。

■ Clinician Educator Track 是专门教学的职位，他们可以分配有专职用于教学活动的时间，他们也从事一定的临床工作和科研，但升迁上主要看是否在医学教育上有开创性成果，这体现在开设课程、设计课程和教学改革方面。一般来说，住院医和专科医培训项目的住导和副住导都是 Clinician Educator。由于教学本身并不额外创造收入，所以这类教职数量有限，一般是等到有人退休或离职才会招人。

■ 最后一种是 Investigator track，这是医学院里面传统的教授职位，是专门做科研的临床医生，只用 10%～20% 的时间从事临床工作和教学工作。从事科研的内容从基础医学，到转化医学，再到临床科研都有，主要从科研成果（即发表论文的质量和数量），学术声望，医学教育，以及科研经费来评价他们的工作。

提到教授，不得不提终身教授的制度（Tenured Professor），一旦是终身教授了，就是教授里的战斗机了，获得终身教授等于获得了一个金饭碗，只要不犯原则性的大错误（比如犯罪或者学术腐败），可以一直在教授职位上做到退休。但是，在大学医院的三种教授 Track 中，只有 Investigator Track 的教授是 Tenure 制度，而其他两种 Track 是 Non-tenure 制的。Tenure 制度是一种很残酷的升迁制度，采取"不升则走"的原则，如果你不能在规定时间（比如 10 年）内升迁，你就会被辞退。比较残酷的结果可能是在 Tenure-track 期满之后大学觉得你不合格，不聘用你为终身教授，这样你不但教授做不了，而且还要收拾包袱走人。当然，一旦获得聘用为终身教授（Tenured Professor），那你这个职位就是终身的了。而 Non-tenure 制度则是你可以在任何一个教授等级上面停留，没有不升则走的压力，但是你的职位是合同制的，大学可以随时在合同期满后终止合同。一般来说，Professor with tenure 比一般的 Professor 声望更高。

我们再回过头来总结一下，美国独立行医的职业选择可以分为："在营利性机构供职"和"在非营利性机构供职"。

在营利性机构里面，你可以作老板型医生，也可以做雇员型医生。老板型医生小可以到一个医疗个体户式的微型诊所，大可以大到多学科合伙人医疗集团的老板。在非营利性机构供职可以分为在非大学医院和大学附属医院，在非大学医院一般从事的是常规的临床工作，医生不带有学术头衔。而大学附属医院工作一般带有学术头衔，以从事临床、教育或科研其中的一种为主。不同性格和人生追求的人会选择不同的职业发展方向。下面是一张简单的"选择图"，仅供大家参考。

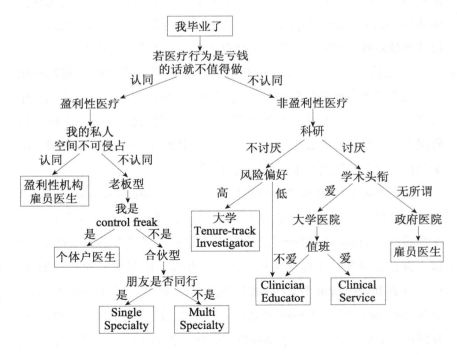

（李嘉华）

9.3 如何为独立行医做准备?

如果我们对独立行医之后的主要工作内容进行一下分类,不难发现医生从事的是医疗、管理、教育、科研四大方面的内容。所以,我们还可以把职业发展方向分为"临床型医生"、"管理型医生"、"研究型医生"、和"教育型医生"四大类。虽然我们都梦想成为四维全面发展的全才医生,但知识的爆炸与医疗分工的深入,一个人在一个维度做到专家已经非常不容易了,而且医生职业发展也鼓励专才合作的模式。所以,我们不妨在住院医期间就逐渐形成向某一方向发展的倾向,并且在住院医阶段就开始积累相应的素质。

临床型医生:

常见的职位:Clinical service professor,Staff physician

重要技能:在临床上独当一面的能力。无论从事哪个学科,都最好具备一样比其他人都厉害的临床技能。比如有人擅长读心电图,有人擅长做操作,有人擅长做床旁超声,有人擅长抢救,有人特别擅长跟患者交流和安抚患者,总会有一样临床技能你会比周围的人都擅长一些,这样你就可以在多学科合作的环境下找到你自己的位置。

住院医期间应该做的准备:多接触患者和病例是关键,尽可能地以主治医师的视角去考虑问题,去分析更高层次的内容,对锻炼自己的思路是大有裨益的。还有选择自己喜欢的一些临床技术,然后再深入研读相关书籍和实践,参与学术会议相关的内容。当然,你还会关心一些实际的问题,比如在哪里工作,哪里工作环境好,哪里工作和生活有一个比较好的平衡,找工作也是一门学问,这时候住院医还应该学会如何判断哪些是好的合同,哪些是不好的合同。

管理型医生:

常见职位:个体开业医生、医生集团的管理合伙人、医疗总监

（Medical director）、科主任、各种 Committee 的负责人、医院里的 CMO、保险公司的医疗总监、政府医疗管理机构。

重要技能：商业能力。能领导多大的团队，能管理多大摊子的事情到住院医阶段基本已经定型了。有意愿成为管理型医生的，需要培养自己的商业能力。不管你是在营利性机构还是在非营利性机构工作，美国的医疗，表面上是治病救人，骨子里都是商业行为，只不过是盈利还是非盈利之间的差别。美国医疗的生态，其实是医疗机构、保险、政府三方角力的平衡。钱从哪里来，钱到哪里去；多少投入，多少产出；什么产品服务，什么标准，怎么提高等等，都是管理型医生每天思考的问题。小到如何设计规范制度去降低院内静脉获得性感染的发生率，大到管理一个医疗集团在竞争中保持领先，在医院里有数不清的各种各样的管理问题需要管理型医生去解决。如果是自己当老板的医生，更是全方位人事、资金、物资等面面俱到的管理。

住院医期间应该做的准备：如果是打算做雇员医生，就考虑参加各种医疗质量提高的委员会，竞选成为住院总医师，参与科室或本专业协会的管理工作。如果是打算自己开业的话，就要开始关注选址、开业服务、了解各种保险给付的区别、注意积累自己的病源和口碑、学习一些财务管理、市场营销的知识。辅修一个 MBA 学位会有很大的帮助。

研究型医生：

常见职位：Investigator track professor（Tenure track）

重要技能：研究、发文章、拿经费。这三者形成一个螺旋上升的闭环。他们主要工作是开拓医疗知识的边界，探索更好的治疗手段。一般人都是从研究切入，研究顺利的话就发表文章，发表文章的目的是获得研究经费来支持下一轮的研究。大多数人都经过一个学徒阶段，从导师那里获得科研课题和资助，然后逐步建立自己声誉和研究方向，最终独立拥有自己的研究小组和课题。研究方向可以是基础研究、也可以是临床研究，也可以是介于基础与临床直接的转化医学研究。如果研究成果具有很好的临床应用前景，还可以把这些新发现转化为产业，成立生物医疗公司。

住院医期间应该做的准备：多参加科研项目，锤炼专业英语写作，多发表文章，多参加学术会议，争取大会发言机会，争取去到一流的研究型大学做 fellowship，找到好的导师继续科研，逐渐形成自己的科研兴趣与想法。辅修一个 MPH（做临床研究）或者博士（做基础研究），或者是全职做 2~3 年的博士后会有帮助。

教育型医生：

常 见 职 位：Clinician Educator track professor，Program director，Associate program director

重要技能：临床教学。TA 首先是一个非常优秀的老师，不仅承担教学任务，还主导教学内容的设计和模式改革，本身还具备一些为人师表的特质，被绝大多数医生视为启蒙导师类型的医生。

住院医期间应该做的准备：多参加项目里的教学活动，竞选住院总医师，承担项目里的教学任务。参加教学科研和住院医项目管理。多发表具有教学价值的病例报告，多总结教学经验和积累教学素材。做住院总医师是成为教育型医生的捷径。

（李嘉华　阳　晨）

最后一节，我们请高磊医生就他当时毕业找工作的经历现身说法一下。我们也希望今后有更多的 CMG 成为美国的主治医师，分享他们成为某种类型主治医师的心得。

9.4　心脏科主治医师的找工作经历

　　高磊医生在中国获得临床医学学位后在美国获得了生物医学的博士学位，之后留在了纽约州立大学做内科住院医以及普通心内科专科医师培训，毕业后到了美国南部奥尔良市的 Oschner 医疗集团做心脏科临床医师。他在下文分享他在临近专科毕业时找工作的想法和经历。

=== 文章开始 ===

　　住院医生培训毕业之后以及专科培训临近毕业时，一个重要任务就是找一个自己满意的工作。据说，有 70% 的医生在开始工作三年中更换了自己的工作。所以，好好准备，知己知彼，明确自己所要的，才能找到好的工作和稳定的工作。

　　找工作应该在毕业前的一年开始进行。培训在每年的 6 月底结束，那么，你找工作的准备就需要在上一年度 6 月份开始。如果一切顺利的话，在离毕业前的 6 个月时应该可以把工作定下来。

　　找工作需要考虑到的因素无非是这三个方面，行医模式（Practice），地点（Location）和报酬（Money）。

　　行医模式在前文已经说得比较透彻了，我在这里加几点自己的感受。美国医生的行医模式大致有三类：

　　■ 独立开业，Solo Practice。小规模诊所，患者有限，自由度大，开销小，收入高，但是工作强度较大，潜在金融风险较高。

　　■ 医生集团，Group Practice。两个或两个以上医生组成团体，可以是一个专科，也可以是多专科集团。大规模多诊所，病源互补广泛，金融风险较小，生活方式较好，收入好，但是自由度低，集团开销大。

　　■ 医院雇员，Employed Physician Practice。医院设备资源强大，

病源充足，金融风险小，生活方式好，福利好，但是没有自由度，收入较少。在受雇模式中还有一种特殊的形式是在大学医院做医生，这种医生拥有学术头衔，收入虽然赶不上其他行医模式，但是一般都是学术带头人，受其他开业医生的尊敬。

除了上述三种常见行医方式，还有一种很少见的合同医生方式，Locum Tenens。医生通过中介公司牵头，全国各地打短工，灵活性好，报酬高，但是不稳定。

行医的地点，取决于个人爱好不同。地理位置、气候、人文环境、教育、安全性、生活开销等都会因人而异。一般来说，大城市培训项目多，医生密度大，想留在大城市的话，工作选择余地小，讨价还价的空间小，工资可能会低一些。但一般来说，医生都会找到工作的。有人喜欢大城市的喧嚣，有人喜欢小城市的安静，有人喜欢东海岸的新英格兰气氛，有人喜欢西海岸的阳光沙滩。选择去哪里工作完全是仁者见仁的事情了。

最后是报酬。报酬与行医模式和行医地点都有关，举例说明：

自己独立开业，开销少，收入高。医院雇用，特别是在大学医院工作，收入较少。

在偏远地区会比大城市收入高，西北部和南部比东部收入高

私立医院比大学医院收入高

我专科培训结束时，选择找工作时对地点上的要求比较低，全国各地均可，但是唯一的要求就是离开纽约！我当时在纽约待了 6 年，对于纽约太熟悉了，迫切想换个地方生活。而且我夫人更是不喜欢纽约这个大城市的嘈杂拥挤。所以我找工作的第一准则是 "Happy wife, Happy life"。因此，我们借着工作面试的机会风风火火地跑了全国很多地方。比如，加州的 "Mission Inn"，多位总统度假之地。比如，在印第安纳州的袖珍美丽的城市 Columbus。不去面试，真不知道有这些好地方。　行医模式上，基于当前的美国经济状况和医疗改革未明朗，我选择受雇于医疗机构，这样能够旱涝保收。在大学医院与私立医院之间，我选择了私立医院。虽然我自己也拥有生物学博士学位，但经过了 6 年的临床培训，感觉自己更喜欢简单地与患者交流，而不喜欢科研的压力。

　　我当时找工作从第三年专科培训的7月份开始，先从网上和大型学术会议的招聘会上搜寻工作信息，也向主治和毕业校友请教，也与猎头机构密切联系。我前后收到7，8个工作面试。当年工作的第一个面试去佛罗里达，那天晚餐的时候，面试我的好几个医生都看出我这个新手的问题，开始手把手他教我应该如何面对工作面试如何提问打开场面。那次经历却是学到了很多。经验是，你人谦虚了，大家都会帮你。

　　当年12月初在美国心脏学会网站看到 Oschner Clinic 招心脏科医师的广告，用电子邮件递上申请。对方马上打电话过来与我联络，后来一问才知道是他们心脏科的主任主动打的电话。于是12月底去了当地做第一轮面试。工作面试时，我全家去当地的衣食住行都是雇主全包的。在去之前，我已经有了一两个有意向的工作机会。我对我夫人说，这次去就当是去南方旅游观光。南方人非常热情好客，给我们留下很好印象。再说从严冬的纽约过去，南方的冬天就如纽约的春天一般，心情感觉一下就好起来。看医院看诊所，与 CEO 谈，与 CMO 谈，与心脏科医生晚餐，专人带领看当地房地产，一切的安排都井井有条。回纽约后，我给他们写感谢信，说保持联系，并且把这个工作机会也提到了我的工作名单的前列。不久就得到了他们第二轮面试邀请，这意味着八成对方有意思，要开始聊实质工作合同内容了。第二轮面试也是一帆风顺，谈报酬，谈工作计划。最后，搞定了工作。合同据说是在两周内会寄到。由于大机构，找全一批人签字后，寄到我这儿已是6周之后。合同上签下大名，寄出。半年多奔波找工作的事就告一段落。再说个小插曲，在谈论工资时我没有做任何的要求，我说你们给我多少就多少。后来合同寄来一看，给的工资比先前谈的多了五万。是不是傻人都是会有傻福的？

（高　磊）

=== 文章结束 ===

　　高磊医师给我们分享了他毕业后找工作的故事，相信今后会有更多人参与其中，续写美国独立行医的职业故事。我们还准备了9.5《番外篇：从医院管理者角度看美国行医热潮》，里面会探讨美国受训医生海归中国的机遇与挑战。

　　自此，我们基本上为大家展示了从零开始准备 USMLE 到成为美国独立行医的医生的整个过程。下一章是本书的资料库，汇集对备考 USMLE 有帮助的各种资料和工具，请大家开始准备时对这些资料和工具都有所了解。

9.5　番外篇：从中国高端私立医院管理者角度看美国行医

在传统经济陷入下行周期、新兴行业遭遇资本寒冬的时候，如果说还有哪个万亿规模的产业如喷薄红日，蒸蒸日上，就是医疗健康产业了。近年来，随着国家政策扶持社会资本进入医疗健康业，各路海内外资本和公私机构正在跑步进入医疗行业，从收购 / 新建医院，到改造公有制医院、托管、共建医院，到细分领域如医院工程建设、后勤服务、第三方检验，还有互联网 + 医院等新模式，林林总总，热闹非凡。

医疗健康产业变得炙热的核心原因，是中国的医疗行业格局正在发生趋势性转变，政府公办医院占绝对主导的局面不可持续，私立与公立医疗并存的局面已经形成，并正在进入竞争格局。根据国家卫计委的最新数据，截至 2015 年底，民营医院达到 1.45 万家，占全国医院总数的 52.7%（数量上已经超过了公立医院。但是床位数还只有总数的 19.4 %）。长远来看，民营医疗未来可能会像美德日这些发达国家一样，成为市场主流，不仅是数量，在技术和品质上，也领先于公立医疗机构。

私立医疗大发展的驱动力主要来自两个方面：

一是经济发展带来的需求扩张和升级。

经过 30 多年的发展，在经济较为发达的一二线城市，已形成大约一亿的中产消费者。他们已经摆脱了物美价廉的消费心理，更加关注产品或服务的品质和体验。面向这个群体定位的中高端私立医院，业务量和收入增长速度很快，特别是市场化程度较高的专科领域，如妇儿，美容，牙科等。以笔者所在的妇幼领域为例，中高端私立产科医院年分娩量的增速约为 16%，从北京市朝阳区（经济水平位于北京前列的区）的数据来看，已有大约四分之一的产妇选择私立妇儿医院分娩。所谓"高端"的外资医院或私立医院，已经成为中产阶级而不单单是少数富人或明星地选择了。

二是工作者自由度的提高。

随着多点执业，事业单位编制改革等政策推出，医生走出体制成为社会人，自由流动的空间正在打开。虽然离独立的自由执业还很遥远，但聪明的市场和医生们已经用各种方法 - 从私下的飞刀走穴到公开的医生工作室等，不断尝试突破医院的围墙。近年来医生集团的兴起，更是迅速引爆了社会和资本的想象空间。从 2014 年第一个医生集团"张强医生集团"开始，到 2015 年末国内已经涌现出大大小小不下百个各种形式的医生组织，包括创建于体制内的"大家医联"，专注于妇产科领域的风信子妇儿私家医院、心脏领域的哈特瑞姆医生集团等，美国医疗行业中最普遍的 PHP（Physician-Hospital Partnership）模式已经初现端倪。不仅医生，第一个护士集团，"医护到家"旗下的"三甲护士集团"，也在 2015 年正式浮出水面。

政策的支持，不断提升的需求，强力注入的资本，非公医疗市场的前景看起来一片光明。但丰满的理想下面，现实却还是骨感得多。虽然民营医院的数量已经超过公立医院，但从门急诊量，出院量和收入来看，公立医院仍然占有 70% 以上的市场份额。民营医院在现阶段，还面临很多现实的挑战：如国家医疗保险支付水平过低，商业保险不成熟，税费水平高等等。这其中最大困难是优质专业技术人员（主要是优质的医生）的短缺。虽然民营医院在薪酬、工作环境、工作强度和无科研压力等方面，具有一定的吸引力，但在技能培养和"江湖地位"这两个医生非常看重的地方，还没有足够吸引力。绝大多数民营医院现阶段，只能对现有医生资源进行组合，但无法解决新资源的产生和持续培养的问题。

事实上，优质医生资源的紧缺，在未来十年甚至更长的时间内都不会缓解，甚至进一步恶化，原因包括：

医疗环境的恶化动摇了几代人从医的信心。调查显示，绝大多数医疗行业从业者都不建议自己的子女学医，很多医学院或综合大学的医学专业，已经从择优录取的好专业变成了降分调剂的二三流专业；

医学院校的基础医学教育从学制、师资、考核标准来讲千差万别，缺乏统一可控标准；

■ 进入住院医阶段的执业训练，因为所在体系不同或医院不同，培训内容和标准更难保持一致，而且很多医院无法保证住院医有充分的实践机会，很多时间花在毫无意义的简单重复劳动中，比如抄写病历、贴化验单、简单的手术配合等，白白浪费了可以学习和成长的宝贵时间。

百歌医学的创始人之一李旸医生对中国的医生培训问题的精辟总结就是"钱少，时间长，还学不到东西"。

我从百歌医学的诞生和发展可以看到，起初他们是一群高端私立医院中追求上进的医生和一群医学院中追求上进的医学生，都是对国内的医学教育和医疗培训不太满意，都是因 USMLE 这个机缘巧合凑在了一起，而共同另辟蹊径自我教育和相互教育的过程，进而才形成现在的百歌医学这种以专业的医学教育为核心的实体机构。这其实反映了越来越多的年轻医生和医学生宁可选择挑战高难的 USMLE，赴美行医，也不愿在国内接受低效率和低回报培训的一种事实。

总结说，一方面精英人才不断流失，不愿意在国内从医行医；另一方面留下来的人，现实所迫造成成材率低、成材速度缓慢。所以无论是普通民营医院还是高端私立医院或诊所的管理者会逐渐发现，可以投入很多钱提升硬件设备或者装修，但受过扎实全面的训练，能够独当一面的好医生难求！

行业的痛点、难点往往也是行业的突破点。当本土的医生不能满足医疗市场对优质医生资源的需求时，从国际市场输入人才成为一个重要的选择。对在美国接受住院医培训的年轻中国医生而言，未来的机遇就不单单是在美国了，而我们的祖国也是一片热土。过去数年中，我数次访问美国顶级的医疗机构，梅奥，康奈尔，哈佛大学 BIDMC 医学中心等，接触到很多华人医生都有回国发展或者交流的兴趣，甚至在美国执业的医生已经有主动向中国回流的迹象。中国医疗市场正在发生的激烈变革，给医生提供的选择是异常丰富的。可以办医生集团，以轻资产模式与现有医疗机构合作；可以做创办实体企业，在医疗外做经营管理；可以参与互联网企业，开拓移动医疗的新模式；也可以把美国医疗保险或医院管理的经验移植过来做本地化的改革和创新；还可以进入医疗投融资领域，从资本的角度影响和改变医疗行业。

虽然在美国，医生也可以去搞研发，去经商，去做管理，但作为引领潮流者，引领并参与颠覆一个旧体制，创造一个新体系，是美国医疗体系里没有的、甚至无法想象的机会。

从现实角度上讲，回国从医的路也越来越宽阔。一线城市的私立医疗机构正在迅速向市场化和国际化的标准靠拢，医院管理的专业性和规范性也日益成熟。例如，业内广泛认可的联合委员会国际部（JCI）评审，截止到 2016 年 1 月，已经有超过 40 多家公立和私立医院通过。JCI 因其独立、严格和精细，而一直被誉为医院管理和医疗质量评价的金标准。这套标准作为一整套精益管理的方法学和工具，在美国已经进入医学院，是执业医师考试（USMLE）和训练的一个组成部分了。而国内培训的医生这种思维和工作方式的训练，基本上还是一片空白，这又是美国临床培训的医生独特的优势。

当然，现阶段回国从医的挑战还是很大的。首先国内地区间发展不均衡，一线城市存在诸多机会，但二三线城市整体仍然缺乏足够的经济基础。其次，医患关系处于前所未有的低点，"冰冻三尺，非一日之寒"，这改善也不是一夜之间的事。患者整体科学素养严重不足，频频爆发的伤医杀医事件，各种荒诞离奇的媒体制作的医疗报道大行其道，都说明患者教育任重道远。另外，美国培训的医生回国后会发现，工作中合作的多数同事还是从公立医院来，专业知识和技能参差不齐，诊疗规范不统一，依赖经验和年资，缺少循证医学的意识，不容易做好团队合作。还有，多数医院在管理上还是人治，而非用一套成型的规则管理，这也会影响到工作开展的顺利程度。

总之，这是个混沌复杂的年代，也是个激荡创新的时代，最适合描述这个时代的大概是狄更斯在《双城记》里的话："这是最好的时代，这是最坏的时代，这是智慧的时代，这是愚蠢的时代；这是信仰的时期，这是怀疑的时期；这是光明的季节，这是黑暗的季节；这是希望之春，这是失望之冬；人们面前有着各样事物，人们面前一无所有。"

聪明的医学生和医生们，在这个时代，我们要创造出什么给困境中的医疗行业和民众呢？

（张宇晖）

第 10 章
USMLE 资料库

#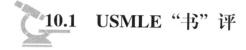

http://baigemed.com/
newbie/18581/

本节内容叫做【USMLE "书"评】，衍生于著名的 "尚客 USMLE '书'评"。之所以用引号的 "书"，是因为并非介绍的所有都是书，还有些是影音素材或题库的印刷版本等。

从传递普通的 "了解性知识" 的角度来说，"书" 是一种轻松愉快的方式。但请所有读者理解，同时也是敬告：对 USMLE 考试（尤其是竞争压力大、要求高的 Step1 考试）来说，"书" 能提供的知识和训练是远远达不到要求的。对最终考试成绩影响最大的因素，按照顺序为：正确的题库练习 > 充分参加百歌医学精讲系列讲座 > 读书。所以，如果仅仅是想了解整个去美国做医生的过程，持有本书即可。如果真的是要参加考试，请绝不要先匆忙购置下述书籍来体验购物的快感，请先认真阅读《2.3 科学地备考 Step1：Step1 路标系统》，否则基本下述所有的书，都将成为负担和累赘。

当已经正确理解了上述的 "书" 评了之后，可以开始向后阅读正文啦！

全程指南

本书《赴美行医：故事、观点与指南》：由真正的 USMLE 考试者和正在美国行医的中国医学毕业生们书写，深入浅出地介绍与分析 USMLE 方方面面的指南性书籍。它可以当做一本 USMLE 和美国行医的启蒙书；也可以查询具体问题的工具书；它是一本具有鲜明思辨色彩的书，对一些常年具有争议性的话题有崭新而科学的剖析；它是一本温情的书，每个作者都讲述着一个个鲜活的奋斗故事；它也是一本设计独具匠心的书，除了从头到尾浏览之外，还根据读者需求，设计三种特殊阅读模式 "鸡汤故事型"、"观点辨析型" 和 "工具指南型"。请有兴趣的读者，翻回到本书的自序部分查看。

Step1 考试复习相关材料

原则：Step1 的知识是所有考试中，覆盖知识点最广的，而却在临床方向的深度有刻意控制的考试，让这个考试最适应的人群，是美国上完四年非医学本科学院后，进入医学院学习到第二年末的医学生。事实上，基础医学任何一个学科的一个领域的一个点就足够一个人研究一生，所以为了考试而推荐的材料当然是走短平快的、甚至实用主义的学习路线。可惜的是，即使这样，后面列出的"书"目仍可以说是"书海"。"书海遨游"恰似大海航行，切忌漫无目和孤身犯险。无针对性的看书、阅读超出"medical significance"的书，是对有限的时间与精力的极大浪费。要做到根据做题过程中和参加培训课程过程中遇到的问题，目标明确地跨入书海，准确的捕捞你最需要的知识宝珠！

圣经：First Aid Step1（简称"FA"）

First Aid 每年一版，畅销全球，其中新更新的知识点往往都会成为下一年考试中的热点。第一句话："认准新版，考试必备"。第二句话："这是一本类似目录的书，太早看基本浪费时间，请严格按照路标系统指示购置。"

奇"书"：Integrated Cases with Dr. Lionel Raymond for USMLE® Step 1

你没看错，就是拥有海量粉丝的 Kaplan 药理和生化视频里的那个 Dr. Raymond。这本书比较适合有一定基础，处于进阶的同学（至少完成第 1 阶段分学科学习）。从单个 case 出发，旁征博引，把涉及到的方方面面，生理生化病理微生物各个学科的知识进行一个串讲，把知识织成了一张大网。有酣畅淋漓，打通任督二脉的爽感。

以上两本书，都是用一册印刷品，把不同章节和不同器官系统都放在一起的。更适于有了相当的基础之后再查阅。下面的"书"，是按照学科的，往往一个学科下面有若干本，质量或者重要性在一个学科之内无先后顺序。

解剖

High-Yield Gross Anatomy，Fifth Edition

High Yield 系列的解剖学复习用书。本书按不同系统，先简略介绍该系统的正常解剖结构，再介绍相关解剖结构的临床意义，并且在每一个系统最后附有临床影像学知识以及临床病例，有助于形成解剖知识与临床知识的桥接。该书较为针对考试，容量较大，能够覆盖大部分的考点，但解释文字以及局部解剖结构图片较少，往往需要解剖图谱等书籍以帮助理解。

■ High-Yield Neuroanatomy 4th

High Yield 系列的神经解剖学 review book。该书以简明的文字描述以及插图，系统介绍了神经系统的胚胎学发育，组织学，以及解剖学的相关知识，并且附有临床影像学知识以及神经系统相关临床疾病的介绍。该书以文字叙述为主，图片相对较少且主要是模式图，适用于神经解剖知识的快速掌握。

■ Essential Clinical Anatomy，Fifth Int. Edition - Moore，Keith L.

经典的解剖学学习教材。对于正常的解剖结构以及临床意义均有较为详细的介绍。本书的配图精美，有利于理解正常的解剖学结构。此外，本书侧重介绍解剖学知识的临床意义，对于 High yield 解剖学有较好的补充作用，特别是上下肢、盆腔的解剖部分。本书可以作为 High yield 解剖学的参考以及复习后期知识点的补充。

■ Neuroanatomy-An Atlas of Structures

经典的神经解剖学图谱。神经解剖作为 Step1 考试中的难点，往往以大体解剖图片或影像学的形式在题目中出现，特别是头颅的断层影像学，以及大脑的大体解剖与功能区的对应。本书适用于作为 High yield 神经解剖图片部分的补充以及题库的参考。

组织学与胚胎学：

■ High-Yield Embryology-5th

High Yield 系列的胚胎学复习用书。按照系统，简明扼要的介绍了 step1 相关的胚胎学知识，与临床疾病联系紧密。但作为一本胚胎学的书籍该书的配图相对较少，对于理解一些抽象的胚胎发育过程可能会有一定困难。适合作为胚胎学系统性的学习材料，以及作为 FA 、题库的参考及补充。

■ High Yield histology

High Yield 系列的组织学复习用书。较为详细地按系统以提纲的形式罗列了组织学的知识点，考点覆盖较为全面。虽然配图不多，但比较针对考试，特别是一些电镜的图片。整体容量偏多，适合作为题库以及 FA 的参考及补充。

生理学：

BRS Physiology 6th

简明扼要的生理学复习用书。提纲式地罗列重点的生理学知识，并且配有精美的插图以及表格帮助理解和总结知识，每章书后面还有对应的习题以帮助知识的巩固和记忆。但本书对于知识点的解释性文字偏少，需要较强的理解能力。此外虽然本书对于 step1 生理学部分大部分考点有覆盖，但仍有少部分细节考点没有涉及。适合作为生理学初始学习材料。

Kaplan physiology（书以及视频）

Kaplan USMLE Step1 系列教程的生理学部分，包含书籍以及配套的视频。本套学习材料针对 Step1 考试将重要的生理学考点进行系统的罗列，并且在每章后面配有相应习题。特点是比较针对考试，对于常见考点都有覆盖，注重生理知识与临床疾病的联系。虽然 Kaplan 生理学知识不够全面系统，但对一些 BRS 上没有的考点有所覆盖，适合作为复习后期 BRS 的补充学习材料。

Physiology-linda costanzo 5th

该书为生理学的迷你教科书，作者与 BRS 生理学为同一作者，因此章节的排布与 BRS 生理学有较好的对应。但不同于 BRS 生理学提纲式的知识点罗列，本书对于知识点的解释更为详细，易于理解。缺点是书籍容量偏大，需要耗费一定时间完成，适合作为学习 BRS 生理学时的参考以及补充。

Guyton -physiology 11 th edition

经典的百科全书式的生理学教材。对于医学生理学的方方面面均有详细的阐述，条理清晰，有助于理解生理学中的难点，特别是一些题目中遇到的而 BRS 系列又没有覆盖的知识点。但书籍本身容量巨大，部分知识点超过了 Step1 的要求，不太适合通读，可作为平时看书做题的参考书籍。

病理学：首先要说一句，是美国的 Pathology 与中国医学院的病理学不是一样的概念。美国的 Pathology 基本是疾病的机理与形态的科学，涵盖范围远远大于国内的病理学。

■ Rapid Review Pathology

■ Goljan 爷爷的这本病理复习用书可以说是一本小内科书（只缺治疗原则），但对于 Step1 的复习的重要性却是仅次于 FA 的。配套的还有 Goljan 在几年前在 Kaplan 讲课的音频，考点把握得很准确，强烈推荐！

■ Pathoma

近年来，病理复习用书中的另一翘楚，常年与 Goljan 的 rapid review 在 FA 上并列 A+ 级推荐。Pathoma 有书以及配套视频，并且每年都会更新。相比 Rapid Review 小内科书式的全面，Pathoma 的重点突出做得更加好，更适合时间有限的复习者。

免疫：

■ Sompayrac How the Immune System Works 4th

短小精悍的免疫学概述。免疫学作为 Step1 中比较难的一门学科，细节知识多，概念难以理解，学习起来往往容易一叶障目，建立不起知识之间的联系。本书用浅显易懂的道理，介绍人体的免疫系统是怎样组成和工作的，有利于建立起整体的免疫学观念，加强知识的理解和记忆。

■ Kaplan lecture notes

简洁。内容不算太深，但是也基本可以覆盖大部分知识点。排版清晰，可以作为 immunology 快速通读的选择，对于个别薄弱的章节，可以再使用更详尽的教材加强。

生化：

■ Lippincott's Illustrated Q&A Review of Biochemistry 6th

全面，重点突出的生物化学教科书。除了详尽的文字叙述外，本书图解非常精美，并且疾病相关的缺陷以及这些疾病的临床表现也会同时在图上标注，对于生化知识以及生化与临床疾病的关系都有很好的串联作用。然而作为一本 text-book 本书如果全部阅读完需要大量的时间，建议在学习其他书籍或者做题的时候作为参考，在有一定生物化学基础后再有选择性的阅读，特别是其中的图解。

🔖 Kaplan video+ lecture notes

大力推荐 Kaplan 的视频，尤其是三大物质代谢的几个章节，看 Dr.Raymond 如何删繁化简，并将这些枯燥难懂的内容和临床相关联。辅以 lecture note 使用效果更佳。可以帮助你打下很好的基础，是生化学习的必备武器。

药理：

🔖 Kaplan lecture notes+ video

说到药理，还是要力荐 Kaplan 的 video，辅之以 Kaplan lecture notes 使用效果更佳。药理可以说是 Step1 考试中的重点和难点之一，对于记忆和理解要求都很高。在视频中 Dr. Raymon 的讲解非常简练但是却把背后的机制阐释的很深刻，某种程度上说，USMLE 考药理是建立在生理和病理机制的基础上的，把各种繁杂药物的作用副作用真正学懂，还有百歌医学精讲那些神奇的口诀来把药名与生理、病理机制的脑洞打通之后，其实死记硬背的负担就微乎其微了。

微生物：

🔖 Microbiology Made Ridiculous Easy

这是一本神奇的书，每个微生物都以漫画的形式向你展示他的特点，把琐琐碎碎的 facts 以趣味的方式串在一起，让枯燥的微生物读起来变得非常有意思。但是这本书的缺点在于篇幅比较长，读起来比较花费时间。

🔖 Kaplan lecture note

与前者完全不同，是以提纲式呈现的，不那么有趣，但是比较清晰、简洁和直接。适合复习时间有限的同学，也是很好的提纲挈领的回顾复习的材料。配套视频中规中矩，一起使用可以加深印象。

行为科学

🔖 Kaplan lecture note+ video

这本教材和配套视频相对来说比较浅显，视频讲解也比较生动，适合初学，对行为医学有个大概的概念。

🔖 BRS Behavioral science

这本书的特点是比较详细，有许多 Kaplan 里面没有的知识点，适合在使用 Kaplan 之后查漏补缺，巩固提高。

■ Kaplan Medical USMLE Medical Ethics：The 100 Cases You Are Most Likely to See on the Exam

主要是医学伦理问题处理的 case，这部分题目对于不熟悉美国医疗伦理的中国学生是一个很大的难点，总是觉得此类题目主观性很大，难以捉摸。这本 ethics100 就是对于这部分的一个强化。其实不仅仅对于应试有帮助，学习这本 ethics100 的过程也是对美国医疗伦理准则的熟悉的过程，对于未来的学习和工作都有所裨益。

■ USMLE World 生物统计专题（BIOSTATISTICS REVIEW）

UWorld 的生物统计专题是以知识点概述 + 题目的形式对生物统计相关知识点进行系统的回顾复习，题量大概为 70 题左右。生物统计为 Step1 行为医学的重点，由于知识抽象，涉及计算，也往往是考试中的难点。UW 生物统计专题很好对应这一难点，知识覆盖范围要大于一般的题库，对生物统计部分的知识有很好的补充作用。

这里再次提醒大家：对最终考试成绩影响最大的因素，按照顺序为：正确的题库练习 > 充分参加课程讲座 > 读书。

以上提到的所有内容，都是效力最低的"读书"。有关读书的 Q&A：

■ 问：为什么读书效力如此差，但是大家都愿意读书呢？考经上不是列出了很多考生"读"过的书吗？

答：中国传统文化中，有"读书人"情节，把读书作为一种优雅高尚的行为，这让大家从情绪上没有将读书作为一种 neutral 的新事物来对待，容易在不判定其有效性的情况下，直接接受这种行为。

读书的时候，只要文字是可识别的，就会给人带来一种"在学习"的感觉，甚至产生一种"学会了"的愉悦感。但是事实上，USMLE 系列考试考得是"是否能够解决问题"，而非"是否读过书"。包括我在内的大量考生都充分体会过"书读得流连忘返，题做得一塌糊涂"的状态。所以，作为过来人，必须在列出书单的同时，强烈提醒读者"要小心长期读书带来的害处"。

考经中列出的书，多数是考生们在备考时期曾经 touch 过的书籍。只要 touch 过，记得住书名，一般来说大家都会写上，原因同"读书人"情节一条。所以，我们并不能理解为他们"读"过这些书，只能理解为他们至少 touch 过这些书，而且记得住书名而已。

问：哪些人可以仅通过读书，就可以提高做题正确率呢？

答：那些在读书之前，就对知识点本身有着极强烈兴趣的人，是可以通过读书来直接滤出知识点的。多数人，如果使用普通浏览的方式读书（就是把读书作为一个学习任务那种），是很难发现或者掌握知识点的。当然，即使是第一种人，也需要通过做题来检验对知识点掌握的深度和广度。同时，极少会有人在一段比较短的时间之内，对连续的知识点自发产生强烈的兴趣，同时正好又有合适的书籍满足需求。这就是为什么出现路标系统提出的"先认真做一道题，再仔细分析答案解释，之后有需要和兴趣的话，再看看书"，以及百歌医学周末 / 假期精讲课后复习指导意见中说的"先 recover 课件知识，填补脑洞，之后有兴趣再看看书"

问：不读书，会不会产生"知识不系统"呢？

答：不知道。但是无论是从 USMLE 考试，还是真实的救治患者，考验的是我们是否能够解决实际问题，知识是否系统并不重要。对知识系统性的要求，只有在写一本大书的时候才需要。

Step2CK 考试复习相关材料

MTB 2 和 3

MTB 全 称 Master The Board，是 Kaplan 推 出 的 快 速 复 习 考 试用书。薄薄一本书当然不可能涵盖内外妇儿的所有知识，如果你只读这书就去考试，即使你 Step1 的基础很扎实，也可能很难冲击到 Step2CK 250 分以上。但是 MTB 内容归纳得十分精炼简约，在充分复习后，以 MTB 上的图表进行最后的总结归纳，效果非常好。本书可以说是 CK 考试必备的丛书。MTB2 推荐阅读内科，MTB 推荐阅读内科以外的其他科。儿科轮转用书，里面会 cover 到不少 Kaplan Lecture Notes 未曾提及的知识点。强烈建议备一本在手，随时翻阅学习。

内科学

Kaplan Lecture notes

厚实的一本大部头。Fisher 医生依旧在视频里面活蹦乱跳地讲课。

内容殷实，但是信息相对落后。如果有充足的时间脱产学习，还是值得一读的。

■ Pocket Medicine（5th edition）

麻省总院版的协和内科住院医师手册。内容殷实，信息即时，内容短小精悍，让你有一种读的每一个字都值回书价的感觉。复习内科时，如果有一块知识点不懂，可以直接通读一章节，感受下知识的浸润。缩写略多，适合在美国有过轮转经历的同学。

■ Step Up to Medicine

也是一本大部头的复习参考书，内容有一些过时且过于简单。美国的第三年医学生几乎人手一本，但是在我看来，更像是人云亦云的结果。

外科学

Kaplan Lecture Notes

整个 CK 的 Kaplan 系列丛书中以外科最为出彩，内容详略得当。知识编排方式充分彰显了外科医生的简洁明了。用过的都说好。有时间可以多读两遍，外科额外考察的知识基本全覆盖。

妇产科学

■ Kaplan Lecture Notes

不可不读的 Kaplan Lecture Notes 之一，内容相对复杂，但是学扎实里面讲的知识，再看 MTB2 及 3 的妇产科总结大表时就可以做到事半功倍的效果。

■ HY Ob/Gyn

可以作为 Kaplan lecture Note 的替代品，章节短小，每个章节都有一堆小 Cases，以 CK 考题的方式呈现出来，非常接地气，把这些考题都掌握了，妇产科至少掌握了 70%。

■ Blueprints Ob/Gyn

妇产科，尤其是产科，会考得很偏。有时间的话可以研读下这本 Blueprints Ob/Gyn，有一些相对不常见的产科急诊的处理原则。学习的时候不仅要学 next step of management，有时候可以再进一步想想，whats next after next step of management。

儿科学

■ Kaplan Lecture Notes

内科学得好的话，儿科已经学好了一半。但有一些内容是要额外学习的，包括新生儿的一些常见病，以及正常异常的判断，生长发育规律及相关的内分泌疾病。Kaplan 的儿科学覆盖的知识点还是很全面的，打基础务必一读。至于那些儿科罕见的遗传病其实绝大多数就是对于 Step1 的生化遗传相关疾病进行再次考察，难度依旧不大。

精神病学及其他行为医学

🔲 Kaplan Lecture Notes

对于中国医学生来说，在考 Step1 的时候，总觉得精神病学和行为医学是一个巨大深坑。待我们在 Step1 复习备考之中填平了这个坑之后，发现 Step2CK 考察的知识点与 Step1 区别不大，这部分学好了之后完全可以吃老本，如果稍有遗忘，可以用一下 CK 配套的 Kaplan Lecture Notes。对于精神病学的用药原则考察可能会稍有加深，建议对于抑郁以及躁狂等常见病的用药停药原则有一定掌握。

Step2CS 考试复习相关材料

🔲 First Aid CS

复习 clinical skill 能读的书很少，因为这是一个靠讲靠练多，靠硬知识少的通过性考试。但是完全不读书却也是万万不能的。First Aid 里有你需要知道的所有框架内容，其中还有 minicase 来帮助你训练鉴别诊断思维，最后还有几十个大 case 供你练习。书不可能涵盖所有考试内容，但如果你把 first aid 吃透，英语不要太烂，过的问题不大。

🔲 Kaplan Core Case

没有 Kaplan 不掺和的 USMLE。如果你练完了 FA 的 case 还想再战，那么少年，这本 Kaplan Core Case 绝对是你的不二之选。这本书里常见各种奇怪的、复杂的、剧情扑朔迷离的病例，一定让你做得欲罢不能。

Step3 考试复习相关材料

Step3 考试只是一个通过性考试，所以我们的用书策略也与前两部考试有所区别。我在这里将考生情况分为两类讨论，一类人是想要快速复习完 step3 过关考试的普通人；另一类人是追求卓越，在考试中学习进步的学霸。对于普通人来讲，有两本书我要推荐，第一本叫做 Master The Board Step3 Review，第二本叫做 Crush Step3 CCS。MTB3 这本书，很多同学可能在考 Step2CK 的时候就已经用过。这本书的优点在于儿科妇产科外科的知识总结得非常精炼，可以让读者在最短的时间里回忆起以前学过的东西。我们很多同学考 Step3 的时候可能已经确定了自己住院医申请的科室，往往对于自己科室内容有比较深入的了解，而对于其他学科的知识已有一些淡忘，MTB 正是为此而设计的一本好书。考试形式上，Step3 与前两步考试最大的不同点是 CCS 的病例。CCS 设计的初衷是希望可以尽可能地模拟一个临床场景，考察考生处理实际病例时能否分清主次，缓急等等实际的问题。因此，在备考中，训练主次缓急的思维方式是至关重要的。Crush Step3 CCS 提供了大量的经典考试病例，对备考有很大的帮助。在读书的基础上在搭配 USMLE-World 题库的洗礼，一月之内赶赴考场可以说是绰绰有余。对于学霸同学们，除了推荐前面的几本书外，我再推荐一本 family practice examination and board review。这是一本百科全书式的复习用书，涉及几乎所有的专科（包括骨科等外科专科）。本书行文诙谐有趣，以病例相关选择题的方式引导学习，在有一定时间的条件下，是不错的学习资料。

美国临床轮转相关材料

■ 内科实习原则

复旦大学出版社出版，为 Brigham and Women's Hospital 的内科住院医 Joshua Liao 所著，站在一个 AMG 的角度详细地阐述了如何在内科实习，也相应地介绍了很多美国的医疗文化以及职业发展道路。

■ First Aid Clerkship

这本书原意是给医学院二年级刚考完 Step1 升入三年级的美国医学生一些如何做轮转的 tips。从零写起的写作风格，当然可以让来自异国他乡的你学到很多东西，里面还有一些常见疾病的处理原则以备你的不时之需。总体来讲，是本值得一读的好书。

■ Pocket Medicine 系列

Pocket Medicine 原本是为住院医设计的，前面提到 Pocket

Medicine 可以在 CK 考试复习中作为辅助用书。在临床轮转中，这本书的用处就更大了。除了 Pocket Medicine 以外，还有 Pocket Pediatrics、Pocket Neurology，即便是为了不爱读书的外科住院医们，也有一本 Pocket Surgery 可供查阅。

Sanford guide

Sanford Guide 是美国最权威的抗生素指南之一。在感染科轮转时可以说是必备的，有很多你听都没听过的病原微生物以及敏感抗生素在这上面一查便知。值得一提的是，本书一年一版，更新也比较多。除了买纸质书外，还能以书的价格购买一年期的 Sanford Guide 手机端使用权。

申请住院医考试复习相关材料

The Successful Match

这本就是口口相传的 Match 红宝书。里面的内容涵盖了 Match 需要注意的方方面面。建议从考完 USMLE 考试，赴美实习时就开始阅读，里面讲的拿推荐信的技巧很是实用。这本书伴随了我整个面试季，在赶赴全美各个地方的面试时，我会不时拿出这本书阅读一番，回忆反思自己是不是有什么可以改进的地方，思考下一步还可以做些什么来 impress 住院医师项目。

USMLE 题库介绍

USMLE World

USMLE World 题库涵盖了每一步 USMLE 考试的精华重点，是整个备考过程中质量最高的题库，建议每一个应试者都应该买。

Kaplan Qbank

Kaplan Qbank 的题目相较于 USMLE World 而言，知识范围偏颇很多。在 Step1 考试中，这些相对偏颇的知识对于应试者扩展知识面还是有一定帮助的。但是在 CK 考试中，由于知识范围进一步增大，题库考点的偏颇反而会使得考试失去对考试重点的把握。总的来说，Kaplan 也是一个比较好的用于学习知识的题库。

USMLE Rx Qmax

First Aid 的衍生题库，出题紧扣 FA 知识点，是复习好帮手。但相较于 USMLE World，题干较短，与真题相差大。

USMLEasy

Mcgraw-Hill 出品的 USMLE 题库，有国内医学院校将其与 access medicine 以及 access surgery 资料库一起打包购入。不妨查询一下学校的图书馆资源。题库题目形式与考试相差大，知识点相差大，仅可供学习参考用。

USMLE consult

Elsiver 出品的题库，涵盖所有 USMLE 考试步骤。其中 Step3 的 CCS 题库是除了 USMLE World 以外的唯一选择。Elsivier 是美国医学教科书的出版巨头，USMLE consult 题库中的一部分习题会随原版书奉送，如购买 Rapid Review of Pathology 即可做 USMLE consult 中病理的题目。题目难度适中，长度较短，值得一做。

USMLE 培训课程介绍

■ 百歌医学：中国本土首个，历史最悠久、也是最大的 USMLE 培训课程。特色是用汉语为主体讲课语言，英文为主的课件，巧妙绕过了语言障碍给中国医学生带来的起步困难，引领大家通向完美的 USMLE 成绩。课件风格"有理、有趣、有辐射"，完整覆盖考试知识点。讲师团为常年从事 USMLE 医学知识教育者和刚完成 USMLE 考试的成绩卓越者的组合。其 Step1 精讲是中国考生必上的课程。从他们的教室中，走出了中国大陆绝大多数的高分考生。这些人很多已经成功登陆美国，成为 Match 美国住院医师的新一代 CMG。

■ Pathoma：是一个专做 Step1 病理复习的培训课程，在网上购买课程后可以看视频，配套教材可以以 PDF 形式下载或者可以加钱购买已经印刷好的。Pathoma 是近两年来最好的 step1 病理复习资料。相比较于 Goljan，Pathoma 知识点几乎全部被视频课程覆盖，适合那些没法完全静下心来读大部头的同学。

■ Doctor In Training：DIT 系列涵盖了 USMLE 的所有上机考。DIT 系列也是每年更新一次，有自成一体的教材与辅导视频。一月期的使用价格只有 650 刀，非常适合考前冲刺使用。

■ Gold USMLE CS review：Dr.Thomas 的 CS 辅导课程，价格比 Kaplan 要低得多，课程中使用的 SP 训练得体、讲义也更新及时，是 Kaplan CS 辅导课程的理想备胎。

■ Kaplan：美国商业考试辅导巨头。每年都会有更新 USMLE Lecture Notes，配合的视频则会每隔几年更新一次。Kaplan 还提供在线直播授课以及现场授课。中国同学接触比较多的是 CS 培训的五天班，据参加过的同学表示，质量不错。

（刘雨洲）

10.2　医疗美剧推荐

不少人对于美国医疗的初体验，是来自于医疗美剧。美国的医疗剧题材从男男女女间的声色犬马到生死伦理中的人性剖析，观众覆盖度极广。美国医疗剧都或多或少呈现了美国医生生活的一方面，对我们了解美国医疗和文化有很好的帮助。

美国的医疗剧编剧团队往往会有极为强大的医学顾问支持，在这些剧中，还会时不常出现 USMLE 的考点，十分寓教于乐。

本书主要为大家介绍一些经典的和对将来美国行医从文化或者知识上有参加价值的医疗美剧。我们把美剧的推荐指数细分为：

▣ 知识性，即里面含有的 USMLE 知识密度；

▣ 现实性，即跟真实美国行医环境的吻合程度；

▣ 娱乐性，即吸引你追剧的能力。

每个指数最低是 1 分，最高是 5 分。

1. Grey's Anatomy

实习医生格雷无疑是医疗美剧中的当家花旦，不管是不是从事医疗相关行业，只要是看美剧的，都一定知道他的大名并或多或少看过几眼。故事从格雷和她同批的住院医开始培训的那天展开，更准确地说是从她开始培训的前一晚睡了她的上级主治开始的。至此，本篇的主线：成长历程加狗血已经奠定。

尽管会吐槽此剧展现出的混乱的医院内部关系，但我也还是乐此不疲地追到了现在，整整 12 季。如果说《豪斯医生》是外行人看热闹，内行人看门道，《实习医生格雷》似乎给了内行人一个借着门道看热闹的机会。除了不得不正视自己内心呼唤八卦的冲动，也必须承认，《格雷》把一个实习医生成长之路描写得绘声绘色，让同样走在成长道路上的我们或多或少看见了自己的影子，又或觉得剧中的人那么亲切，生死进退都牵动着心。

故事总是在格雷那沙沙的嗓音念出的格雷式鸡汤中开始，又在那之中结束。故事里有 Christina 那样骑着摩托车酷酷的学霸，极端的争强好胜，这在美国的亚裔女性中并不少见，十季里，你且看她如何成长为一个看淡名誉的真正的精英。也有像 George 和 Izzie 那样捧着一颗善心就一头扎进了医学的愣头青，住院医繁忙琐碎的现状多少让他们梦碎，剧情有趣之处就在于看他们如何找回梦想和现实的平衡，在做自己的同时逐渐变为好医生，and the list goes on and on。几年过去了，剧中当年的那些 intern 们开始有了自己的 intern，而看剧的你也又长大了几岁。《实习医生格雷》绝不是格雷一人的独角戏，能如此长青的原因正是对戏中每个主角、配角事业上，家庭中出现的矛盾的剖析与处理。

讲到这里不得不提到幕后的金牌编剧：Shonda Rhimes，作为一名非裔女性，要爬到她现在在编剧圈里的位子谈何容易，相信她本人的奋斗史给了她的创作不少灵感，这也难怪在剧中的几位非裔都有着不轻的地位，在其他医疗剧中较为罕见，而女性在职场上的重要性也是反复伸张的主题。

优点：

■ 情节轻松不伤脑。

■ 医患关系描写细腻，时常传递正能量，能治愈上班操劳的心。

■ 帅哥美女多，而且帅哥美女更换频率较为可观。

缺点：

■ 剧情较为狗血，对圈外人士产生了误导，让没下临床的医学生们产生了错误预期。

■ 被强行更换的帅哥美女可能是你的心头好。

■ 实在太长，现在开始从头追，体力活！

推荐指数

知识性：☆☆☆☆

现实性：☆☆☆

娱乐性：☆☆☆☆☆

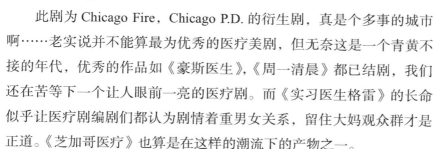

2. Chicago Med

此剧为 Chicago Fire，Chicago P.D. 的衍生剧，真是个多事的城市啊……老实说并不能算最为优秀的医疗美剧，但无奈这是一个青黄不接的年代，优秀的作品如《豪斯医生》,《周一清晨》都已结剧，我们还在苦等下一个让人眼前一亮的医疗剧。而《实习医生格雷》的长命似乎让医疗剧编剧们都认为剧情着重男女关系，留住大妈观众群才是正道。《芝加哥医疗》也算是在这样的潮流下的产物之一。

但我觉得此剧还是有两点新颖之处。之一：在一个以急诊为背景的医疗剧中给一位精神科医生一席之地。真正在美国轮转过急诊科的大家一定知道精神科医生是被叫下来会诊的大热门，自残的，嗑药的，甚至极端不配合的患者都需要精神科医生过目。这位幕后英雄虽然在急诊室中起到了重要作用，但在以往的医疗剧中却鲜有提及。此次，在《芝加哥医疗》中终于站上了舞台。之二：剧中有一个戏份不轻的轮转医学生角色。多叫人亲切呀！这位刚进临床不久的医学生，在兵荒马乱的急诊室里总想帮上点忙，但总是拖后腿的那个；每每来了新的重病号，虽然冲在最前面，但也免不了被主治，护士们嫌弃，最后只能望着推车扬长而去。沮丧的事是没能把针插进患者的静脉，骄傲的事是当面前的患者停搏时自己按下了 code blue 并执行心肺复苏，坚持到大部队来接手。对我们这些在美国医院里实习过的同学来说太真实了，我简直想拥抱她，告诉她"你很棒"。

优点：

■ 在选材上有自己的创新。

缺点：

■ 主角们的性格描写平淡，感情线推进得较为生硬，还不如没有的好。

推荐指数

知识性：☆ ☆ ☆

现实性：☆ ☆ ☆

娱乐性：☆ ☆ ☆ ☆

3. The knick

神剧！神剧！神剧！

由于本剧在国内相对小众，请原谅我如此聒噪地呐喊只为让如此高质量的作品能入看官们的法眼。

场景是 1900 年，纽约。外科作为独立的学科还只是刚刚学会站立的幼童，萨克雷医生和他的恩师在挑战为胎盘前置的孕妇行剖腹产术，失败了。恩师数不清究竟有多少孕妇死在了自己的手术台上，种种情绪涌来，他在自己的办公室里饮弹自尽，留下他的爱徒，萨克雷继续他的事业，坚定而又迷茫。萨克雷像是一百年前的豪斯医生，同样的天赋异禀，言语刻薄，不顾旁人，甚至同样的毒瘾缠身。而这么一个极具魅力的主角甚至都不是此剧最吸引人的地方。所有配角都十分有戏，爱德华医生，一个才华横溢的非裔医生，在医院受尽歧视，患者和同事都毫不忌讳地叫他 "Negro"（黑鬼），罗伯森小姐，医院投资人的女儿，在嫁人前负责医院的各项事务，既有眼界又有责任心，再过一百年出生她就可以是《豪斯医生》里的卡迪院长，但在那个年代，她只能乖乖去嫁人，离开工作。看到这些，你不仅感叹美国社会在过去一百年中为有色人种以及女性平权所作出的努力和已取得的成绩。

同样有趣的还有看剧时的穿越感，在那个年代，X 线机器刚被发明，医院趋之若鹜，而拍一张片子竟要花一个小时。救护车是马车配备一个手摇的汽笛，外科医生们不带口罩手套，手术室更像是一个剧院。也许光做好这些细节的描绘就会让本剧足够好看，但导演编剧们显然不甘于此，1900 年的纽约，被剧组从社会学，宗教学，医学等等纬度营造，360 度无死角。

也难怪了，导演是奥斯卡得奖者史蒂文·索德伯格（Steve Soderbergh），片子拍摄手法流畅而新颖，内容经得起揣摩。而且还会有给医学生们埋下的彩蛋：片中纽约市卫生调查员在研究市内多起伤寒病例的源头，之后发现那几家人家都用了一样的厨子：玛丽。

优点：

■ 题材新颖。

■ 帮助了解近代医疗的发展，产生职业荣誉感。

■ 帮助了解美国社会的进程。

缺点：

■ 跟现代医疗差距较远

推荐指数

知识性：☆☆☆☆☆

现实性：☆☆

娱乐性：☆☆☆☆☆

4. Boston med

波士顿医疗与其说是美剧更像是纪录片，手法和国内的《急诊室故事》类似。波士顿有着全美最优秀的三所医院：麻省总院，布莱根妇女医院，波士顿儿童医院，本片记录了在这三家医院中工作的医务人员的日常。真实生活很少能像电视里演得那样跌宕起伏，但医务人员似乎可以挑战一下这条定律。我喜欢这部剧的真实，并不是所有泡在医院里的住院医们都还能觉得医生是这世上最好的职业，疲倦是正常的，抱怨是正常的，被骂更是正常的。同样，并不是所有你用心去治疗的患者都能好转，排在器官移植队上的患者可能在等来自己匹配的器官前就恶化了，年轻的生命会夭折。但看完你会感动，因为那些拖着疲惫身躯回家的住院医们心里会因为做好了一个手术深感满足，而没能救回的患者家属也能理解医生付出的努力，互相安慰。虽然是纪实片，但在我看来简直描绘的是乌托邦。

优点：

■ 真实展现美国顶级医院内的工作环境，医患关系。

缺点：

■ 片源难找。

推荐指数

知识性：☆☆☆☆

现实性：☆☆☆☆☆

娱乐性：☆☆☆

5. 豪斯医生

《豪斯医生》是一部风靡世界多年的医疗美剧，它的第二季到第四季都是美国收视前十的节目，2008 年甚至被评为世界上观众人数最多的节目。获得的大奖拿到手软，在 2012 年剧终，共八季，算是没有步一般美剧虎头蛇尾的后尘。在相当长的一段时间内，他的知名度甚至盖过了老牌的医疗剧《实习医生格雷》。

因为题材决定了这类医学最好的呈现方式就是每集都有多个新病例的单元剧形式。每一季整个所有人的情节线才会向前移动一些。这些特点让观众们即使拉下某一集，再接着追的时候也不会有太多关键情节损失导致违和感，十分适合学习之余，一边吃着泡面一边刷一集。

与格雷借医学背景演爱情肥皂剧着重描绘医生的情感生活不同，《豪斯医生》这部美剧侧重的更多的是医生的职业生活——治病救人。主角豪斯是一个十分另类的医生，与传统题材着重描绘医者仁心不同，我们的主角豪斯更多的是一个刻薄与智慧并存的大夫。他的人生哲理是"所有人都会撒谎"，所以更多的时候你能看到的是他几乎不采信患者口述的病史，而是通过一些旁门左道偷偷地收集自己的证据。他不是一般的大夫，所以他会当面拆穿患者的谎言，豪斯经常与包括自己诊断小组在内的其他医生发生冲突，因为他对患者病症提出的许多假设都是以微弱或存在争议的见解为基础。他经常无视医院的规章制度，导致与顶头上司冲突不断。

豪斯带领一个诊断小组，在新泽西州一家名为普林斯顿-普兰斯堡（Princeton–Plainsboro）的虚构教学医院工作。他没有固定的专科，知识储备更像是一个全专科加强版的大内科医生（所有专科的都懂）。所以收治的患者也是千奇百怪，下到三岁上到八十，老幼病残通吃。他的存在就是能去看别的医生都看不出来的疑难杂症，所以在剧中即使屡屡违规，还是因为自己的硬实力得以在医院立足。另外一点有意思的是，与其他美剧着重外科和急诊等"动作戏"比较足的科室不同，这部戏的大头在于豪斯和小组医生的"文戏"，诊断思维的碰撞，外行看个热闹，内行要是知识储备足够，完全可以学习到很多独到的见解。事实上，现实生活中的真的有一位德国医生因为这个剧启发，诊断出了一个不典型表现的铅中毒呢。这一切都说明剧本背后扎实的医学顾问，作为医学生来看，每个层次来看都会有不同的感悟。

剧中涉及的疾病谱十分广阔，从微生物寄生虫到自身免疫，再到天马行空的各种中毒，可以说是包罗万象。任何一个经过 USMLE 训练的人都会在其中体会到不一样的，和医学知识联系起来的快乐。他在剧中的诊断小组在现实生活中很罕见，只有少数顶级医院有，可以理解为专攻疑难杂症。正因为是疑难杂症，有的时候就会涉及到很多诸如治疗的风险收益，知情同意等等医学伦理的问题，豪斯也会做一些有别于现实中医生会做的"新潮"选择（拿患者做实验。）。

优点

■ 主角帅，配角美，戏剧张力足，剧本涉及冲突明显。

■ 扎实的医学顾问让病例栩栩如生，甚至可以结合网上的病例总结进行一定程度的"知识学习"。

■ 快言快语，敢冒天下之大不韪，挣脱了很多现实中医生的禁锢，看起来大快人心。

■ 十分流行经典，医学圈外人士也深爱此剧，可谓把妹追帅哥冷场必备神剧，聊聊豪斯，印象分加足～

缺点

■ 几乎违反了医生应该遵守的每一条伦理约束，几乎每一句话说出来都会让患者对你有负面评价。更别提他还各种嗑药。

■ 诊断思维缺乏条理，跳跃太多，不适合从头学习。

■ 主角被神化太多，几乎遇到问题从来不查书，不上 pubmed，不看 UpToDate 等数据库。

■ 不够现实，剧中很多实验室检查，影像学检查，小手术都是医生自己完成，与现实反差太大。

推荐指数

知识性：☆☆☆☆☆

现实性：☆☆☆

娱乐性：☆☆☆☆☆

6. 周一清晨（Monday Mornings）

《周一清晨》是根据神经外科医生、CNN 首席医学记者桑贾伊·古普塔（Sanjay Gupta）尚未出版的小说改编的一部美剧。这部剧在一般观众中不太流行，在医学圈内却是掀起了一阵周一清晨风暴，众多医学圈大 V 都十分推崇此剧。它不像豪斯一样反传统，不像格蕾一样重爱情，而是选择了从戏剧张力不那么足的一些病和患者中挖掘戏剧张力足的角度。

这部剧是少有的几部将医生的内心挣扎用放大镜式的特写展现出来的美剧。剧中的切尔西综合医院每周一的早上，都有一个特别的会议，医生们同聚一堂讨论过去一周的"发病率、治愈率、死亡率与错误率"研讨会——"311 会议"。在这个带有传奇色彩的会议上，主持人 Harding 负责召集每周一早晨的研讨会，赞扬那些工作优秀的医生，批评那些错误频频的医生。他是个光头医生，医学功底扎实，骂起人了一点都不含糊，常常是抿一口水就指名道姓地破口大骂，而且六亲不认，就算是曾经的老师傅也难逃此劫。每一集的故事都是在这里开始，又是在这里结束，以往的医务剧角度所限，我们看到的大多是医患之间的职业戏和医生之间的感情戏。而周一清晨的独到之处就是，他展现了医生之间的职业戏——如果你的同事做错了，你该怎么做。所谓家丑不可外扬，这家丑可全在戏里。因为全都是自己的医生同事，所以所有人都几乎可以毫无保留地表明自己的观点。

美中不足的是因为缺少其他美剧那样短平快的冲突点，导致整个剧十分的慢热，收视率没有上来，一季播出之后就被砍了，竟成绝唱，让人不禁扼腕。

优点

▇ 剧本扎实，人物性格塑造立体，病例不反常。

▇ 戏剧冲突明显，眼光独到，看美国医生之间的职业关系。

▇ 里面的演员颜值极高，看着顺心。

缺点

▇ 单元剧所限，戏剧冲突没铺垫到位就进入周一清晨大会进行总结，个别集数有赶工之嫌。

▇ 无法提供额外的医学知识补充。

推荐指数

知识性：☆ ☆ ☆ ☆

现实性：☆☆☆☆☆

娱乐性：☆☆☆

7. 急诊室的故事

压轴出场的是《ER》,《ER》是一部很难评价的美剧。用数据说话："自 1994 年此片开播以来，共获得创纪录的 21 项艾美奖及 115 项提名"，其成为了今后的医疗剧的鼻祖。

以现今追剧的眼光来看它并不是一部"好看"的电视剧。慢热，题材艰深，颜值不高（乔治·克鲁尼除外），也没有很多情感纠葛来吸引眼球。比起后来的《House MD》,《GA》,《Night Shift》以及最近同在芝加哥拍摄的《Chicago Med》都显得有点乏善可陈。有点书呆子气的 Mark，偏执的 Peter，为情所困的 Carol，从手足无措到游刃有余的 John Carter……这些普通甚至各有缺陷的角色穿梭在 94 年，看上去有点破的 Cook County Hospital，人多到有时候会找不到主角在哪里。但是这部剧的神奇和伟大之处也就于此了，因为看过之后你会觉得这就是生活，这就是美国医生的日常，不知不觉已经感同身受，融入其中。

这是把医生拍得最人性化的一部剧。比起精准再现了 ER 专业场面的技术，我更赞叹编剧对于每一个角色在 ER 之外的刻画，所有的角色都没有之后医疗剧里面医生的亮丽光鲜，甚至总是睡眠不足，有点邋遢，疲于应付高强度工作给生活带来的各种麻烦。每一个人的烦恼，困苦，抉择，都让他们变得与众不同，活灵活现。也让每一个看剧的小医生心有戚戚。

特别喜欢他们在办公室或者护士站里的场景，一群精疲力竭的医生歪七扭八地倚靠在沙发上签着病历，或者和护士们聊天说笑，这差不多是 ER 最平静美好的时光了。

优点：

■ 以急诊为切入，真实展现美国医生的工作现状

■ 医学知识干货多，边看剧边复习 USMLE。

■ 剧中的剧情发生于的芝加哥 Cook County Hospital，目前有很多

中国医生在那里做住院医，已经成为我们 CMG 的一个据点基地，被大家爱称为"厨县人民医院"，值得朝拜一下。

缺点：

■ 古老的片子一贯的问题：片源难找，画质模糊。

推荐指数

知识性：☆☆☆☆☆

现实性：☆☆☆☆☆

娱乐性：☆☆☆☆

（卫　昕　杨　岩）

10.3　考 U 实用工具推荐

学习类：

扇贝单词

扇贝是一个移动互联网英语学习平台。本身自带很多英语学习功能。目前扇贝单词内包括百歌医学单词，免费向公众提供。

Anki

Anki 是一款具有云储存功能、支持多平台、以 flashcard 为媒介的学习软件。通过运用艾宾浩斯曲线，Anki 定时提醒用户复习知识，达到反复刺激强化记忆的效果。值得一提的是，Anki 在除 iOS 外的所有平台客户端都是免费的，而在苹果的 App store 里则是定价 198 元。Anki 是备考 USMLE 最常用的记忆工具之一，虽然不一定适用每个人，但是绝对值得你的尝试！

http://baigemed.com/medical_english_usmle/

社交网络类：

Doximity

Doximity 是医学界的领英。Doximity 的手机客户端基本覆盖了网页版所有的功能。手机客户端上可以直接联系其他注册在 Doximity 的医生，传送病史资料，进行病例讨论。需要指出的是，Doximity 的客户端输出信息是做了加密的，所以用户不需要担心违反 HIPPA。

医学进展学习类：

Journal Club

Journal Club 是 app store 里最好的收费软件之一。这款软件在 App Store 售价仅为 4.99 刀，定时更新，终身使用。Journal Club 收录了几乎所有的路标性研究（Landmark Study），并用询证医学的眼光去分析这些研究结果，让读者可以在最短的时间里了解一个研究的方方面面，从而做出临床决策。

NEJM this week

新英格兰医学杂志是美国乃至全世界最权威的医学杂志之一。NEJM 的刊物兼顾医学教育与研究进展。如果到官网上去订购的话，不含纸质杂志的在线及 ipad 下载版是一年 49 刀。在 iOS 平台上有一款软件叫做 NEJM this week，通过该软件，用户可以直接阅读当期的 NEJM 上的所有文章。每周一期的 NEJM 会定时更新，所有文章只上线一周，过时不候。这在我读来，颇有黄生借书说的感觉。值得一提的是，国内同学如果所在大学有订购 Ovid 数据库的话，里面是包含了所有 NEJM 的阅读下载权限的。

工具类：

Medcalc

Medcalc 是一款医疗计算器，根据询证医学的相关证据，输入相关参数，得出相应的预后、风险预估等结论。Medcalc 也是因为专业，所以更好，内容更新频繁，Bug 少，是一款在美国行医必备的工具软件。

Micromedex

Micromedex 是又一款用药助手软件。Micromedex 强项是其副作用的发生率全部询证标出，帮助临床医生更好地做出决策。Micromedex 的订购既可以个人的，也可以是企业的。国内不少医学院也有订购使用权，大家不妨查一下自己的医学院图书馆的在线资源。

Epocrates

Epocrates 是又一款用药助手。Epocrates 的强项是因为专业，所以更好。这款软件有一个有趣的功能：用户可以输入药品的形状、大小、颜色，软件会给出所有相符的市面上的药物供医生选择。你问这有什么用？每次在急诊收到服药自杀的患者，他们亲友给你的药物描述现在就直接可以和相关药物划等号了。更多功能有待你去发掘。

Medscape

Medscape 软件是 Medscape 的移动平台的延伸。前文说过，丁香园早前的口号就是要做中国的 Medscape。所以，相应的，Medscape 的战略地位与丁香园用药助手是一致的。Medscape 上既可以查询疾病相关的医学信息、也可以查询药物的各种信息、还有大量询证计算公式可以使用。读者自己一耍便知。

UpToDate

UpToDate 是一款实时更新的循证医学软件。针对每一个常见医学疾病的主题都邀请了各行业专家从循证的角度进行阐述，是临床医生工作的得力助手。近年来，越来越多的国内医院也开始引进UpToDate。

UpToDate 移动客户端界面简洁，非常容易上手。在订购了UpToDate 的权限后，可以随时通过手机或者平板电脑阅读。每一个UpToDate 账号可以绑定两个移动端的使用权，完全可以满足个人的需求。

（刘雨洲）

10.4 美国行医相关的信息获取网站

比起书籍，网络传播信息的速度更快，信息更新更及时。但是网络上也经常容易看到假消息或者未经证实的片面消息，希望读者要学会辨别真伪。

网站介绍：

USMLE Forum & USMLE Forums

http://www.usmleforum.com

http://www.usmle-forums.com

两个非常实用的英文 USMLE 相关论坛，讨论的话题主要围绕 USMLE 和 NRMP 的内容。两者名字非常相近，容易混淆。USMLE Forum 风格简单，里面可以找到各种考试复习资料，前人备考经验，和 Match 的统计和讨论帖。USMLE Forums 相比而言更加现代化一些，有很多论坛常见的功能，应用起来更人性化一些。两个论坛基本都是分为 Step1，Step2CS，Step2CK，Step3，和 Match 板块，方便不同话题的分开讨论。两个论坛的内容有很多重叠的部分，不过还是很适合读者全面的了解世界各地医学生关于赴美行医的准备和看法。

Student Doctor Network

http://forums.student-doctor.net

在美国非常热门的一个以医学生为主体的论坛，其重要面向群体是美国医学生及毕业生。其涉及的内容更加细致，也有比常规 USMLE 论坛更广泛的话题。对于 IMG 而言，Student Doctor Network（SDN）是一个非常适合了解不同专业和学习美国医学院文化的一个网站。上面也有很多关于申请 Fellowship 以及就业等住院医阶段需要参考的内容。关于 Match 统计信息，SDN 是以美国医学生为主体的，所以有些内容并不适用于 IMG。不过该论坛上还是有很多有趣的信息值得读者拿来参考的。

AMA-Freida

http://www.ama-assn.org/ama/pub/education-careers/gradu-ate-medical-education/freida-online.page

Freida 是 American Medical Association 旗下的一个免费项目查询

网站。在 Freida 上你只需要注册一个账户，即可享受非常人性化的项目搜索服务。它的搜索功能非常的强大，可以按照不同专业，不同地域，不能项目属性来查找项目。而且里面关于项目的内容也是每年都在更新，虽然有些信息可能稍有偏差，但是总体上来讲这个网站是现有的最全面，更新度最高的项目查询网站。在各位读者报志愿前，请来此网站上一探究竟，保证不会让您后悔的。

Mitbbs- 医学职业版

这个论坛版曾经是考 USMLE 的重要中文论坛。经过好几代版主的无私奉献，这个论坛积累了相当丰富的 USMLE 和进入美国住院医培训的资源。这个论坛的传统是崇尚民主自由和公益奉献，在意见领袖活跃的时期，这个版面非常活跃，大家都争先恐后地张贴各种考经和经验。但在 2009 年 Mitbbs 这个主论坛被中国关在墙外，使广大中国大陆用于与这个网站无缘。又在 2011 年前后，版上的几个意见领袖因为观点冲突而相继出走，另起炉灶，自此这个论坛的活跃度大不如前，但在观点的多样性方面仍不失为一个好补充。

www.mitbbs.com

百歌医学

百歌医学官网是考 USMLE 不可不看的中文网站。历史传承上，这个网站原本是早年"古 BUG"从搜狐博客撤出之后，单独注册和经营的，后来讨论组们将所有对外公益事业集约化，连同路标系统、公邮系统、走遍中国医学院等等，于 2011-2012 年前后逐渐交给百歌医学维护和经营的。

www.BAIGEMED.com

■【新手指南】里有对于 USMLE 和 Match 的各种入门文章及深度分析文章；

■【路标系统】是一份不断通过科学方式汇总更新的 USMLE 考试的指南；

■【考经汇总】里面汇集了全中国 90% 以上考生的考试经验和 Match 经验；

■【百歌医学文库】是一个考 USMLE 中文博客群，里面有很多非常有个性的作者和原汁原味的原创文章；

■【百歌医学电台】有百歌医学制作的各种有声读物及在线讲座的录音；全国各地的 USMLE 讨论组都在

■【全国讨论组】里面驻扎，可以通过百歌医学找到自己当地的学习小组以及加入学习小组的细则。

此外，百歌医学也会在这里发布各种相关培训信息、"走遍中国医学院"讲座信息和在线讲座的信息。

AAMC

www.aamc.org

全称为 Association of American Medical College，是美国医学院协会的官方网站。这个网站有大量资源可以使用。这里简介两个：第一，ERAS，全称是 Electronic Residency Application System，是住院医师申请的电子系统；第二是 MedEd Portal，这是一个美国特色。我们都知道美国很重视医疗教育，那如何能量化医学教育的成果呢？方法之一就是发表文章。MedEd Portal 里的文章不少都是教学创新展示，值得一读。这里面的文章会受到不少 program director 的关注，如果想要作为 IMG 向美国的 PD 传递一些信息，在这上面发表文章也是一个不错的选择。

Doximity

https：//www.doximity.com

Doximity，顾名思义，是一个 doctor 的 community，设计的初衷是针对美国医生的专业社交网络，相当于是医学版的领英。IMG 用户要注册入网需要提交 ECFMG 认证的扫描件。为了对 Doximity 进行商业推广，五年前，Doximity 与 US World and News Report 签订了一纸五年的合约，请他们对美国住院医师项目进行排名，由 Doximity 做成 Residency Program Navigator 供用户查阅。为了鼓励更多的美国医生注册，Residency Program Navigator 充分利用了各位医生对母项目情节，只有注册的住院医师以及毕业生才能自评和互评住院医师项目，从而提高项目的声望。除去查住院医师项目外，Doximity 也可以被用于检索一位医生的职业履历，文章发表等信息。在与每个项目面试前读一下 Program Director 以及 Associate Program Director 的个人信息，可以让你做面试时胸有成竹，有的放矢，惊艳全场。

Medscape

www.medscape.com

Medscape 是一个综合的医学网站，其内容涵盖了医学新闻，毕业后医学教育，医学计算器，循证医学，用药助手等等。读到这里，你是不是感觉这与中国的丁香园有异曲同工之妙？没错！丁香园当年可是立志要做中国的 Medscape 的。Medscape 的 app 以及网站从中国大陆网络都可以直接访问国外服务器。大家不妨尝试下这个美国的丁香园，看看是外国的月亮更圆，还是祖国的佳酿更甜。

NEJM

www.nejm.org

请问这世界上影响因子最高的杂志是哪本？是广大中国的白衣实验室天使梦寐以求可以发上一篇的 Science，Cell 和 Nature 吗？答案是否定的。人的世界为什么要让老鼠和细胞的研究占了头条？多年以来，New England Journal of Medicine 都是引用量最高的杂志之一，常年的影响因子可以徘徊在 50 分左右。NEJM 的网站立足自己成功的杂志，又相继推出了大量其他医学教育专栏。我常用的一个叫做 integrative clinical cases，平均每两个月更新一个 case，精美的幻灯片，严谨的循证资料，以及完整的文献链接，让你从每一个病例中都可以深入浅出地收获良多。NEJM 还有一些其他的独立收费项目，包括 Knowledge Plus 等等，针对 ABIM 考试的内容设计，是除了 MKSAP 外少有的权威复习资料。要是大家学习累了，还可以看看 NEJM 的招聘广告，看看未来一年 30 ～ 40 万刀年薪的工作合同，是不是觉得马上又有动力学习了？

（刘雨洲）

作者信息集